Είπαν για το βιβλίο ..

«Κάντε χώρο στη βιβλιοθήκη σας. Το βιβλίο της Δρ Brenda Montecalvo της *"Visual Secrets for School success"* (Όραση, Μυστικά για Σχολική Επιτυχία) είναι ένας θησαυρός γνώσεων και πρακτικών συμβουλών. Τα «μυστικά» της είναι προϊόν της προσωπικής και επαγγελματικής της ζωής. Η ιστορία για το πώς κατέληξε σε αυτές, κάνει την ανάγνωση συναρπαστική, γεμάτη έμπνευση. Τι δώρο σε αυτή τη γενιά των νέων μαθητών και των γενεών που ακολουθούν!»

—Adele Faber,
συγγραφέας του *How to Talk So Kids Will Listen & Listen So Kids Will Talk*

«Ως γονιός, μπορώ να μιλήσω για την αλλαγή που έφερε η Δρ Montecalvo στη ζωή του γιού μου. Ο σύζυγός μου και εγώ αποδώσαμε κάποιες συμπεριφορές του, όταν ξεκίνησε στο σχολείο, στην ηλικία, στην αδεξιότητα και στην απροσεξία. Πήγαμε αρχικά να δούμε έναν οφθαλμίατρο και προμηθευτήκαμε τα γυαλιά που πρότεινε. Ωστόσο, τα θέματα συνεχίστηκαν. Μόνο όταν επισκεφτήκαμε την Δρ Montecalvo μάθαμε ότι το παιδί δεν είχε καθόλου αντίληψη βάθους, ότι τα γυαλιά του ήταν λάθος και ότι τα μάτια του δεν συνεργάζονταν καλά μεταξύ τους. Έτσι εξηγήθηκε το ότι αγαπούσε την ανάγνωση όταν του διαβάζαμε εμείς, αλλά ήταν διαρκώς απρόθυμος να διαβάσει από μόνος του. Ως εκπαιδευτικός, είμαι ευγνώμων για τις περιεκτικές στρατηγικές που παρουσιάζονται σε αυτό το βιβλίο για την υποστήριξη των μαθητών που δυσκολεύονται. Το βιβλίο, μας βοηθά επίσης να καταλάβουμε ότι καλό είναι να αναζητούμε βοήθεια όταν αυτό που γνωρίζουμε δεν είναι αρκετό.»

—Jill Holland Beiser,
Διευθύντρια, Συντονίστρια προγράμματος σπουδών,
Black River School District

«Διαπίστωσα ότι αυτό το βιβλίο είναι πολύ καλά γραμμένο, ενημερωτικό και εύκολο στην ανάγνωση. Αποτελεί σημαντική προσθήκη στη βιβλιογραφία και θα δώσει σε γονείς, δασκάλους και άλλους επαγγελματίες χρήσιμες πληροφορίες, που θα βοηθήσουν πολλά παιδιά που αγωνίζονται να επιτύχουν στο σχολείο και στη ζωή.»
—Robert B. Sanet, OD, FCOVD,
Πρώην Πρόεδρος του COVD

«Το βιβλίο *Όραση, Μυστικά για Σχολική Επιτυχία* είναι εξαιρετικό για όσους ενδιαφέρονται να βοηθήσουν τα παιδιά να μαθαίνουν πιο αποτελεσματικά και τελικά να τα καθοδηγήσουν σε συναισθηματική ελευθερία για ό,τι συναντήσουν στη ζωή τους. Ως αναπληρωτής διευθυντής που έχει εργαστεί με μαθητές για 28 χρόνια, μπορώ σίγουρα να πω ότι αυτές οι τεχνικές θα έχουν θετική επίδραση στους μαθητές κάθε ηλικίας.»
—Jim Heinke, Αναπληρωτής Διευθυντής,
Γυμνάσιο West De Pere, De Pere, WI

«Ένα βιβλίο που πρέπει να διαβαστεί από γονείς με παιδιά που δυσκολεύονται στο σχολείο. Η Δρ. Montecalvo παρουσιάζει βήμα προς βήμα οδηγίες και ασκήσεις που κάνουν την εργασία του σχολείου πιο εύκολη, ακόμα και διασκεδαστική.»
—Susan R. Barry, Ph.D.
Συγγραφέας του *Fixing My Gaze:
A Scientist's Journey Into Seeing In
Three Dimensions*

«Συνιστάται ιδιαίτερα σε όσους ενδιαφέρονται να διερευνήσουν τον τρόπο με τον οποίο θα κερδίσουν χρόνο χρησιμοποιώντας την όραση πιο αποτελεσματικά. Διαβάστε το βιβλίο και αλλάξτε τη ζωή του μαθητή σας.»
—Glen T. Steele, OD, FCOVD, FAAO,
Υποψήφιος: Optometry Hall of Fame 2019,
και Καθηγητής Παιδιατρικής Οπτομετρίας στο
Southern College of Optometry

«Πρέπει να διαβαστεί από γονείς με παιδιά σχολικής ηλικίας. Το βιβλίο *Όραση, Μυστικά για Σχολική Επιτυχία*, είναι γεμάτο από ιδέες που κάνουν τη μάθηση ευκολότερη. Οι τεχνικές της Δρ Montecalvo δεν είναι μόνο αποτελεσματικές, αλλά και διασκεδαστικές!»
—Robert Fox, OD, FCOVD, FCSO,
Πρώην μέλος της Διεθνούς Εξεταστικής και παροχής Πιστοποίησης Επιτροπής του COVD

«Τα παιδιά δεν «έρχονται» με λίστα οδηγιών, αλλά αυτό το βιβλίο θα σας βοηθήσει με στρατηγικές που μπορούν να βοηθήσουν το παιδί σας να αποδίδει καλύτερα και με λιγότερη προσπάθεια.»
—Curt Baxstrom, OD, FCOVD, FNORA,
Πρώην Πρόεδρος του NORA

«Ο χρόνος είναι πολύτιμος και το βιβλίο αυτό είναι σαφώς μια αξιόλογη επένδυση! Το άκρως ενημερωτικό βιβλίο της Δρ Montecalvo θα βοηθήσει τους μαθητές με τη γραφή, τα μαθηματικά, την ορθογραφία και την ανάγνωση, δίνοντας τους αυτοπεποίθηση και κυρίως ελεύθερο χρόνο!»
—Joanna Carter, OD, FCOVD,
Ιδρύτρια του VTODs on Facebook

«Ένας ρεαλιστικός και πρακτικός οδηγός για γονείς και δασκάλους ώστε να βοηθήσουν τα παιδιά τους να μάθουν να χρησιμοποιούν την όραση τους πιο αποτελεσματικά. Αποτέλεσμα: η σχολική εργασία γίνεται ευκολότερη, πιο διασκεδαστική και ολοκληρωμένη!»
—Lynn F. Hellerstein, OD, FCOVD, FAAO,
Βραβευμένη συγγραφέας του *See it. Say it. Do it!*

«Αυτό το βιβλίο θα είναι μια σημαντική προσθήκη στην φροντίδα των ασθενών μου. Έχω χρησιμοποιήσει αποτελεσματικά πολλές από τις δραστηριότητες του βιβλίου για πολλά χρόνια στα προγράμματα vision therapy. Θα είναι υπέροχο να έχουμε μια πηγή για τη βελτίωση των ακαδημαϊκών δεξιοτήτων και της μελέτης αφού έχουμε διορθώσει κάποιο λειτουργικό πρόβλημα όρασης!»

—Kellye Knueppel OD, FCOVD,
Οπτομέτρης της Χρονιάς στο Wisconsin

ΟΡΑΣΗ, ΜΥΣΤΙΚΑ ΓΙΑ ΣΧΟΛΙΚΗ ΕΠΙΤΥΧΙΑ

Διαβάστε Γρηγορότερα, Γράψτε Καλύτερα,
Κατακτήστε Μαθηματικά και Ορθογραφία

Δρ. BRENDA MONTECALVO

Υπεύθυνος ελληνικής έκδοσης - Μετάφραση
Φώτης Βελισσαράκος, Αναπτυξιακός Οπτομέτρης FCOVD

Visual Secrets for School Success
Read Faster, Write Better, Master Math and Spelling

©2020 by Brenda Montecalvo.
All rights reserved.

Printed in the United States of America
Published by Author Academy Elite
P.O. Box 43, Powell, OH 43035

All rights reserved. This book contains material protected under International and Federal Copyright Laws and Treaties. Any unauthorized reprint or use of this material is prohibited. No part of this book may be reproduced or transmitted in any form or by any means, electronic or mechanical, including photocopying, recording, or by any information storage and retrieval system, without express written permission from the author.

Identifiers
CCN: 2021910681
ISBN: 978-1-64746-816-3 (paperback)
ISBN: 978-1-64746-817-0 (ebook)

Available in paperback and e-book.

Any internet addresses (websites, blogs, etc.) and telephone numbers printed in this book are offered as a resource. They are not intended in any way to be or imply an endorsement by Author Academy Elite, nor does Author Academy Elite vouch for the content of these sites and numbers for the life of this book.

Illustrations by Madilyn Heinke and Natalie Montecalvo, MS, OD

Disclaimer

The author and publisher of this book have used their best efforts in preparing the materials and activities described herein. The information in this book is for educational purposes only. It does not replace any medical advice by your optometrist or physician. The reader should regularly consult with a licensed optometrist for vision-related issues. The information provided herein is provided without any representations or warranties, be they expressed or implied. Mention of specific companies, organizations, or authorities does not imply endorsement by the author or publisher, nor does mention of specific companies, organizations, or authorities imply that they endorse this book, its author, or publisher. The author and publisher disclaim any liability for any medical outcomes or physical complications that may occur as a result of the application of methods suggested in this book.

Some names and identifying details in this book have been changed for confidentiality.

Αφιέρωση

Αυτό το βιβλίο είναι αφιερωμένο στους Andrew, Clarice και Natalie, οι οποίοι με ενέπνευσαν να συγκεντρώσω τις ιδέες που μοιράζομαι εδώ, ώστε να μπορούμε να περνάμε περισσότερο ποιοτικό χρόνο μαζί.

ΠΕΡΙΕΧΟΜΕΝΑ

Ευχαριστίες xi
Εισαγωγή από τον υπεύθυνο της
ελληνικής έκδοσης – μετάφρασης xiv
Εισαγωγή: Τίνος είναι τα παιδιά αυτά; xviii

Μέρος Ι:
Η παγίδα: «Υπερφόρτωση» με τη δουλειά για το σπίτι

Κεφάλαιο 1: Όχι άλλο δουλειά για το σπίτι; *Περισσότερος χρόνος για την οικογένεια και τους φίλους* 3
Κεφάλαιο 2: Σταματήστε την εξάντληση των μαθητών! *Δημιουργήστε τις συνθήκες για επιτυχία στο σχολείο* 13
Κεφάλαιο 3: Τι είναι η Όραση; *Η οπτική οξύτητα 10/10 δεν αρκεί για τη σχολική επιτυχία* 29

Μέρος ΙΙ:
Η τεχνική: τα μυστικά όρασης για τη μάθηση

Κεφάλαιο 4: Μυστικά Όρασης για τη Γραφή. *Η γραφή και οι πρώτες εντυπώσεις διαρκούν για μια ζωή* 45
Κεφάλαιο 5: Μυστικά Όρασης για την Ορθογραφία. *Λάθος λέξεις μπορεί να δώσουν μια αρνητική πρώτη εντύπωση* 73

Κεφάλαιο 6:   Μυστικά Όρασης για την Έκθεση. *Οι εξαιρετικοί συγγραφείς κερδίζουν υποτροφίες* ...93
Κεφάλαιο 7:   Μυστικά Όρασης για τα Μαθηματικά. *Καλύτερη δουλειά με εξέχουσες μαθηματικές δεξιότητες*..........105
Κεφάλαιο 8:   Μυστικά Όρασης για την κατανόηση στην ανάγνωση. *Αυτοεκτίμηση και αναγνωστική ικανότητα*..........143

**Μέρος ΙΙΙ:
Ο θησαυρός: Καιρός για Υπέρβαση**

Κεφάλαιο 9:   Εκμεταλλευτείτε τον ελεύθερο χρόνο στο σχολείο. *Ο χρόνος δεν πρέπει να σπαταλάται*..179
Κεφάλαιο 10: Μείνετε οργανωμένοι. *Δημιουργήστε εστιασμένη παραγωγικότητα* 195
Κεφάλαιο 11: Δουλέψτε πιο έξυπνα, όχι πιο σκληρά. *Επιλέξτε τη ζωή σας* 213

Παραρτήματα..........229
Βιβλιογραφικές αναφορές..........247
Σχετικά με τη Συγγραφέα 251
Σχετικά με τον υπεύθυνο της ελληνικής έκδοσης - μετάφρασης..........253
Κάντε το επόμενο σας βήμα 255

ΕΥΧΑΡΙΣΤΙΕΣ

Είκοσι πέντε χρόνια πριν, ο Δρ Ameil Franke άκουσε τις ιδέες μου σχετικά με τη βελτίωση της Ακαδημαϊκής απόδοσης και είπε, "Brenda, πρέπει να γράψεις ένα βιβλίο". Ποτέ δεν ξέχασα εκείνη τη στιγμή και τελικά έγινε πραγματικότητα. Σας ευχαριστώ Δρ. Franke που πιστέψατε στη δυναμική αυτού του βιβλίου.

Η βαθύτατη ευγνωμοσύνη και οι ευχαριστίες μου πηγαίνουν στους μέντορες, συναδέλφους και φίλους μου που με προκάλεσαν, μου έδωσαν καθοδήγηση, και με έκαναν να σκεφτώ: Δρ Marilyn Heinke, Δρ John Streff, Δρ. Baxter Swartwout, Δρ. Robert και Linda Sanet, Δρ Al Sutton, Δρ William και Diana Ludlam, Δρ Donald Heiden, Δρ Donald Getz, Δρ Gerry Getman, Δρ Harold Haynes, Δρ Felisa Fernandez Lombardero, Δρ Cordula Stocker-Klug, Dr. Kellye Knueppel, Δρ. Robert Fox, Dr. Brandon Begotka, Δρ. John Pulaski, Dr.Valerie Frazer, Δρ Jeff Getzell, Δρ Mary VanHoy, Δρ CurtBaxstrom, Δρ Dean Streff, Δρ Carl Hillier, Δρ Lynn Hellerstein, Δρ Glen Steele, Δρ Glen Swartwout, Δρ Gary Busch, Δρ Rachael White, ο Δρ Michael Earley και η Δρ Susan Barry.

Στους ασθενείς μου, οι οποίοι είναι και δάσκαλοι μου, σας ευχαριστώ. Από εσάς μαθαίνω λίγο περισσότερο κάθε μέρα. Εκτιμώ την εμπιστοσύνη σας στην εξειδίκευση μου και στις ιδέες μου που σας βοηθούν να φτάσετε τους στόχους σας.

Στο προσωπικό της Nova Vision Care, είμαι υπόχρεη σε όλη την ομάδα για την υποστήριξή σας. Είστε πάντα εκεί ανά πάσα στιγμή για να βοηθήσουμε και να εξυπηρετήσουμε ο ένας τον άλλον και τους ασθενείς μας. Κάθε μέρα αλλάζουμε τις ζωές ανθρώπων μαζί. Χωρίς την αφοσίωσή σας δεν θα ήταν εφικτό. Σας ευχαριστώ για την υπομονή σας μέσα από αυτό το μακρύ ταξίδι συγγραφής του βιβλίου.

Στους Anthony Montecalvo, Δρ Kellye Knueppel, Megan Hook, Δρ Clarice Montecalvo, Δρ Natalie Montecalvo, και Laura Zeitner, είμαι τόσο τυχερή να έχω τόσο αφοσιωμένους επιμελητές. Η υπομονή σας, η καθοδήγηση και η προσοχή στη λεπτομέρεια με βοήθησαν να δημιουργήσω ένα αξιόλογο αποτέλεσμα. Σας ευχαριστώ Δρ Jamie Jacobs, Jennifer Buzecky, Charleen Heinke, Jim Heinke, Madilyn Heinke, Δρ Cathy Stern και Δρ Joanna Carter που διαβάσατε το πρόχειρο χειρόγραφο και μου είπατε τη γνώμη σας.

Στη δυνατή, εμψυχωτική, ασταμάτητη μητέρα μου, Δρ. Marilyn Brenne Heinke, είσαι ένας φάρος στη ζωή μου τόσο για την επαγγελματική σου αριστεία όσο και για την αφοσίωση σου στην οικογένειά μας. Η εμπιστοσύνη σου σε μένα και η καθοδήγησή σου στον τομέα της Οπτομετρίας μου επέτρεψαν να συνεχίσω την εξαιρετική φροντίδα που εσύ έδινες στους ασθενείς σου για 70 χρόνια. Πάντα έψαχνες καλύτερους τρόπους να βοηθήσεις τους ανθρώπους να είναι πιο επιτυχημένοι. Εύχομαι να μπορώ να συνεχίσω να μεταδίδω την αγάπη σου για το επάγγελμά μας και την ειδική φροντίδα που παρέχουμε σαν οπτομέτρες με εξειδίκευση στην εξάσκηση της όρασης (vision therapy).

Στην υπέροχη οικογένειά μου, σας ευχαριστώ για την αγάπη και την υποστήριξη σας. Andrew, οι αγκαλιές και η ευγενική, αξιαγάπητη προσωπικότητα σου είναι η χαρά που γεμίζει την καρδιά μου. Clarice, το βάθος σου στη φροντίδα και το αφοσιωμένο πνεύμα στους φίλους και την οικογένεια με εμπνέει να δω την ομορφιά παντού. Natalie, η ευαισθησία και η προθυμία σου να με υποστηρίζεις σημαίνει τα πάντα για μένα. Γνωρίζω ότι και οι τρεις, θα είστε εκεί για πάντα ό,τι και αν συμβεί.

Για τον Anthony, τον αγαπημένο μου σύζυγο και το πιο σημαντικό πρόσωπο στη ζωή μου. Είσαι ο βράχος μου. Αδιάκοπα με βοηθάς, με καθοδηγείς και με εμπνέεις. Χωρίς εσένα δεν θα ήμουν αυτή που είμαι σήμερα. Δεν υπάρχουν λέξεις που να μπορούν να περιγράψουν όλα όσα σημαίνεις για την οικογένεια μας. Σε ευχαριστώ πολύ για τα τόσα χρόνια στήριξης, για την εξαιρετική σου ικανότητα στη φροντίδα και καθοδήγηση σου ώστε να βελτιώνομαι. Σ' αγαπώ περισσότερο από ότι μπορώ να πω ή να γράψω. Είμαι τόσο ευγνώμων που ο Θεός σε επέλεξε για μένα. Σ' αγαπώ.

Τέλος, ευχαριστώ τον Κύριο και Σωτήρα μου για όλα όσα Έχει Θυσιάσει για μένα και για τις πολλές ευλογίες που μου Έδωσε. Αγωνίζομαι κάθε μέρα για να προσπαθώ να προσφέρω σε άλλους, όπως Εκείνος μας δίδαξε.

ΕΙΣΑΓΩΓΗ ΑΠΟ ΤΟΝ ΥΠΕΥΘΥΝΟ ΤΗΣ ΕΛΛΗΝΙΚΗΣ ΕΚΔΟΣΗΣ - ΜΕΤΑΦΡΑΣΗΣ

Αμέσως μόλις έμαθα ότι η *Brenda Montecalvo* θα έγραφε ένα βιβλίο με θέμα την όραση των μαθητών, ανυπομονούσα να το διαβάσω. Είχα την τύχη να την γνωρίσω από κοντά το 2019 στο Kansas City σε ένα συνέδριο οπτομετρών. Μου έκανε εντύπωση η απλότητα του λόγου της, κάτι που διαπίστωσα και στα σεμινάριά της. Η απλότητα στο λόγο σημαίνει αλήθεια, σύμφωνα με τον Ευριπίδη και τον Αισχύλο, και είναι αυτή η αξία που μαζί με τη δοτικότητα πρέπει να χαρακτηρίζουν έναν επιστήμονα, ο οποίος επιλέγει να μεταφέρει τη γνώση του σε άλλους.

Διαβάζοντας το βιβλίο, *Όραση, Μυστικά για Σχολική Επιτυχία* συνειδητοποίησα ότι έχω κατασταλάξει στις ίδιες παρατηρήσεις και συμπεράσματα με αυτά που παρουσιάζονται στα επιμέρους κεφάλαια του βιβλίου της Brenda. Τα συμπεράσματα αυτά προκύπτουν μέσα από τα 18 χρόνια επαγγελματικής μου αφοσίωσης στην οπτομετρική φροντίδα της όρασης παιδιών αλλά και μέσα από τις προσωπικές μου εμπειρίες ως μαθητής. Στα μαθητικά μου χρόνια αντιμετώπιζα κάποια μορφή διάσπασης προσοχής (αδιάγνωστη τότε). Οι αναμνήσεις μου από τα χρόνια αυτά, η μετέπειτα «ανακάλυψη» της αιτίας των δυσκολιών μου, καθώς και η αυτοβελτίωση που κατάφερα με κίνητρο την αγάπη και το ενδιαφέρον για την επιστήμη μου, έγιναν τα επιπλέον εφόδια μου στην κατανόηση και αποτελεσματική φροντίδα παιδιών με δυσκολίες στο σχολείο.

Θυμάμαι μια μέρα στην Α΄ Γυμνασίου. Γενικά, η συμμετοχή μου στα μαθήματα της τάξης ήταν μικρή και οι δάσκαλοί μου στους ελέγχους συχνά ανέφεραν ότι έχω δυνατότητες, αλλά δεν προσπαθώ αρκετά. Εκείνη την ημέρα, σπάνιο για εμένα, σήκωσα το χέρι μου για να διαβάσω ένα κείμενο φωναχτά στην τάξη. Η δασκάλα μου τελικά δεν με επέλεξε να διαβάσω και εγώ έβαλα τα κλάματα μέσα στην τάξη. Δεν ξέρω γιατί τότε θεώρησα ότι θα έπρεπε να με επιλέξει. Ίσως γιατί, σύμφωνα με τη δική μου ενσυναίσθηση, νόμιζα ότι αντιλαμβανόταν την υπέρβαση μου. Σε αντίθεση, ακόμα θυμάμαι το χειροκρότημα μιας ολόκληρης παραλίας όταν στην ηλικία των $14^{ων}$ ετών, κατάφερα να σηκώσω το πανί της ιστιοσανίδας. Η επιβράβευση αυτή με έκανε να νιώσω ξεχωριστός. Αγάπησα αυτό το άθλημα και εξακολουθώ να το κάνω μέχρι και σήμερα. Τι τελικά αποζητούν τα παιδιά; Κάποιον να κατανοεί τις δυσκολίες τους και να επιβραβεύει τις προσπάθειες τους. Μόλις αυτή η σχέση εδραιωθεί, η συμπεριφορά των παιδιών αλλάζει προς το καλύτερο.

Το βιβλίο της Brenda, *Όραση, Μυστικά για Σχολική Επιτυχία*, πέρα από το βασικό του σκοπό, προσφέρει χρήσιμες συμβουλές σε γονείς πάνω στις βασικές τεχνικές θετικής καθοδήγησης (προπόνησης) και καλλιέργειας κινήτρου μαθητών και μαθητριών, προκειμένου να στηριχθεί η αυτοπεποίθησή τους και να αντιμετωπιστεί με θετικό τρόπο κάθε εμπόδιο ή δυσκολία. Όταν η πρώτη επαφή ενός μικρού παιδιού με μια σχολική δραστηριότητα, όπως η γραφή ή η ανάγνωση, είναι αρνητική, ειδικά για ένα παιδί με κάποια μορφή δυσκολίας, απαιτείται ειδική αντιμετώπιση. Αυτές οι αρχικές εμπειρίες είναι συνήθως καθοριστικές για τη διαμόρφωση των μηχανισμών συμπεριφοράς και άμυνας απέναντι στη δυσκολία. Ο ενημερωμένος γονέας θα είναι σε θέση να αντιμετωπίσει σωστά κάθε τέτοια κατάσταση.

Ο βασικός σκοπός του βιβλίου *Μυστικά Όρασης για Σχολική Επιτυχία* είναι να ενημερωθούν οι γονείς, οι εκπαιδευτικοί και άλλοι ειδικοί που ασχολούνται με παιδιά, για τον ρόλο της όρασης στην μαθησιακή διαδικασία αλλά και να εξοικειωθούν με απλές και εύκολα εφαρμόσιμες τεχνικές, ασκήσεις, παιχνίδια – *μυστικά όρασης* – που «παντρεύουν» τις οπτικές δεξιότητες με τη γραφή, την ορθογραφία, τα μαθηματικά, την έκθεση, την ανάγνωση και κατανόηση κειμένου με σκοπό τη βελτίωση τους. Η όραση είναι η κυρίαρχη αίσθηση. Ο κύριος όγκος πληροφοριών μάθησης είναι από οπτικά ερεθίσματα. Πολές γνωστικές λειτουργίες βασίζονται στην όραση. Οι μαθησιακές διαδικασίες απαιτούν επάρκεια οπτικών δεξιοτήτων. Κάποια παιδιά διαθέτουν αυτήν την επάρκεια αλλά δεν την χρησιμοποιούν στη μάθηση. Άλλα παιδιά δεν τη διαθέτουν και πρέπει πρώτα να την αναπτύξουν για να μπορέσουν να ωφεληθούν από τα *μυστικά όρασης* του βιβλίου. Η εκπαίδευση των οπτικών δεξιοτήτων (vision therapy – vision training) γίνεται από τον εξειδικευμένο οπτομέτρη και το βιβλίο της *Brenda* επιτυγχάνει να θέσει γνωστό τον ρόλο του στην αντιμετώπιση οπτικών δυσλειτουργιών και αδυναμιών.

Οι δυσλειτουργίες και οι αδυναμίες της όρασης, αναμφισβήτητα, επηρεάζουν την απόδοση των παιδιών στο σχολείο. Εμφανίζονται σε ποσοστό 5 με 10% σε μαθητές χωρίς μαθησιακές δυσκολίες και σε ποσοστό 60% σε μαθητές με μαθησιακές δυσκολίες. Τα παραδείγματα είναι πολλά και μάλιστα, έχουν αυξητική πορεία. Συμβαίνει συχνά, κατά την διάρκεια μιας οπτομετρικής αξιολόγησης, ο μαθητής να αναφέρει για πρώτη φορά μπροστά στους γονείς του ότι έχει εναλλαγές θολής–καθαρής όρασης όταν διαβάζει ή ότι βλέπει διπλά όταν κουράζεται στη γραφή. Ή σε άλλες περιπτώσεις, οι ίδιοι οι γονείς διαπιστώνουν πόσο δύσκολο είναι για το παιδί τους, να μην χάνεται στο βιβλίο, να θυμηθεί σχήματα που μόλις είδε, να ενώσει δύο κομμάτια ενός παζλ, να αντιγράψει ένα τρίγωνο που βλέπει, να διακρίνει εικόνες που μοιάζουν οπτικά. Τα τελευταία χρόνια παρατηρείται αύξηση των οπτικών δυσλειτουργιών-αδυναμιών. Η αλλαγή στη χρήση ψηφιακών συσκευών (οθόνες, video games), η μείωση του χρόνου κινητικής άσκησης, παιχνιδιού και εκτόνωσης των παιδιών σε εξωτερικούς χώρους, οι αλλαγές στον τρόπο επικοινωνίας και έκφρασης μεταξύ των παιδιών και δυστυχώς η πρόσφατη πανδημία (2020-2021) με τις αλλαγές που έχει φέρει σε εκπαιδευτικό και κοινωνικό επίπεδο, είναι παράγοντες που, μεταξύ άλλων, συντελούν στην αύξηση αυτή.

Τέλος, το βιβλίο της *Brenda* δίνει συμβουλές για τη διαμόρφωση του χώρου μελέτης ενός μαθητή ή μιας μαθήτριας (θέση, στάση, φωτισμός, γραμματοσειρά κ.α.) και την καλλιέργεια της υπευθυνότητας στον προγραμματισμό των εργασιών τους, στη διαχείριση του χρόνου και στην οργάνωση του χώρου τους.

Το βιβλίο *Όραση, Μυστικά για σχολική επιτυχία*, είναι γραμμένο σύμφωνα με τα αμερικανικά δεδομένα τόσο σε σχέση με το εκπαιδευτικό σύστημα και τη γλώσσα, όσο και σε σχέση με τις οικογενειακές συνήθειες. Παρόλα αυτά, το 85% όσων αναφέρονται είναι εφαρμόσιμα και στα δικά μας, ελληνικά εκπαιδευτικά και κοινωνικά δεδομένα.

Φώτης Βελισσαράκος
Αναπτυξιακός Οπτομέτρης FCOVD

ΕΙΣΑΓΩΓΗ:
ΤΙΝΟΣ ΕΙΝΑΙ ΤΑ ΠΑΙΔΙΑ ΑΥΤΑ;

Μια μουντή ημέρα του Νοέμβρη κοίταξα έξω από το παράθυρο της τραπεζαρίας μου, παρατηρώντας το φωτεινό κίτρινο σχολικό λεωφορείο να στρίβει στη γωνία και να πλησιάζει στο σπίτι. Αφού το λεωφορείο σταμάτησε με τα κόκκινα φώτα να αναβοσβήνουν, οι πόρτες άνοιξαν και τα τρία παιδιά μας ξεπρόβαλαν. Τα χαμόγελα κοσμούσαν τα πρόσωπά τους καθώς έτρεχαν στο πεζοδρόμιο με σχεδόν άδειες τσάντες να κρέμονται από τους ώμους τους. Βλέποντας αυτή τη σκηνή η καρδιά μου γέμισε με αγάπη και χαρά, παρόλο που ήμουν λίγο ανήσυχη καθώς εκείνη η ημέρα ήταν ημέρα σχολικής αναφοράς προόδου.

Πίσω στον Σεπτέμβριο, η ζωή ήταν δραστικά διαφορετική. Νωρίτερα το καλοκαίρι, η οικογένειά μας είχε μετακινηθεί από τα προάστια στην εξοχή. Το νέο μας σπίτι ήταν κοντά σε μια μικρή πόλη, πράγμα που σήμαινε ότι τα παιδιά μας θα αντιμετώπιζαν όχι μόνο ένα νέο σχολικό σύστημα, αλλά και ένα εντελώς διαφορετικό ακαδημαϊκό πρόγραμμα. Στο προηγούμενο σπίτι μας, τα παιδιά μας είχαν εγγραφεί σε ιδιωτικό σχολείο Montessori στο οποίο είχαν χαρεί τη μάθηση. Ήταν αποδεκτό να καθυστερήσεις ένα λεπτό. Ποτέ δεν έπρεπε να φορούν παπούτσια στην τάξη. Μπορούσαν να μάθουν με τους δικούς τους ρυθμούς. Ποτέ δεν είχαν εργασία για το σπίτι και δεν έπαιρναν βαθμούς. Δεδομένου ότι το νέο μας σπίτι ήταν πολύ μακριά από το πλησιέστερο σχολείο Montessori, τους γράψαμε στο τοπικό δημόσιο σχολείο. Το σχολικό έτος ξεκίνησε με κάποιο άγχος, που περιλάμβανε μεγάλο όγκο εργασίας στο σπίτι, παπούτσια όλη την ημέρα, και φόβο για τιμωρία, για να μην αναφέρω ένα εντελώς νέο σύνολο υποψήφιων φίλων.

Το να καταλάβω το νέο, αρκετά διαφορετικό από αυτό που ήμασταν συνηθισμένοι σχολικό σύστημα, ήταν πιο δύσκολο από όσο περίμενα, αλλά προσαρμοστήκαμε στην περίσταση. Κάναμε πολλές προσαρμογές στο πως τα παιδιά θα αντιμετώπιζαν την ολοκλήρωση όλων των εργασιών που είχαν. Την Πέμπτη της δεύτερης εβδομάδας του σχολείου, ο Andrew είχε μια λίστα λέξεων στο φάκελο των εργασιών του. Τον ρώτησα τι πρέπει να κάνει με αυτές. Η απάντησή του ήταν: «Τίποτα, μαμά». Πρότεινα να μάθει να τις γράφει σωστά μόνο σε περίπτωση που υπήρξε κάποιο τεστ. Με μέτρια αντίσταση, συμφώνησε. Όπως ήταν αναμενόμενο, την επόμενη μέρα στο σχολείο έγινε ένα τεστ για τις λέξεις. Όντας το νέο παιδί από μια σχολή Montessori, δεν ήταν συνηθισμένο σε εβδομαδιαία τεστ ορθογραφίας. Η πέμπτη τάξη είχε δοκιμασία ορθογραφίας κάθε Παρασκευή και όλα τα παιδιά το γνώριζαν εκτός από τον Andrew.

Η ενημέρωση των δασκάλων για την απόδοση των παιδιών μας ήταν επίσης διαφορετική. Η Clarice έκανε το πρώτο τεστ μαθηματικών της στην τρίτη τάξη. Ακόμη και αν ήταν σε θέση να πολλαπλασιάζει και να διαιρεί τριψήφιους αριθμούς στο σχολείο Montessori, δεν είχε ποτέ χρονομετρηθεί. Έλαβε το πρώτο της «F» και ακόμα θυμάται να παίρνει το τεστ πίσω και το πώς αισθανόταν εκείνη τη στιγμή.

Στην πρώτη τάξη η Natalie διδάχθηκε να κάνει τα μαθηματικά χρησιμοποιώντας τα δάκτυλα της. Παρόλο που είχε μάθει την πρόσθεση και την αφαίρεση με χειροπιαστά εργαλεία μαθηματικών (manipulatives) και μπορούσε επίσης να το κάνει με το μυαλό της, η συνήθεια να χρησιμοποιεί τα δάχτυλά της χρειάστηκε χρόνια για να σπάσει.

Επιπλέον, υπήρχαν κεφάλαια για διάβασμα, μαθηματικά προβλήματα για επίλυση και μια ποικιλία άλλων εργασιών που έπρεπε να ολοκληρωθούν. Ξοδεύαμε το μεγαλύτερο μέρος του απογεύματος προσπαθώντας να τα κάνουμε όλα. Κάπως, συμπιέζαμε το δείπνο και τις περιστασιακές αθλητικές δραστηριότητες. Είτε τρέχαμε σε μια αθλητική διοργάνωση είτε κάναμε μελέτη στο σπίτι. Περιττό να πω, ήμουν απογοητευμένη με την έλλειψη χρόνου για την οικογένεια. Τον προηγούμενο χρόνο, είχαμε χρόνο να παίξουμε παιχνίδια, να μιλάμε, να περπατάμε, και να συναντάμε φίλους. Το να προσπαθούμε να τα καταφέρουμε όλα χωρίς τα διαλείμματα που είχαμε συνηθίσει, είχε το τίμημά του, ακόμη και σε τόσο σύντομο χρονικό διάστημα.

Οι πιέσεις του σχολείου άρχισαν να επηρεάζουν την αυτοεκτίμηση στο κάθε μου παιδί. Ως οπτομέτρης που δουλεύω με παιδιά με μαθησιακού τύπου δυσκολίες στο σχολείο, είχα δει από πρώτο χέρι πόσο δύσκολο και στρεσογόνο είναι το θέμα της εργασίας στο σπίτι για τις οικογένειες των παιδιών που δυσκολεύονται. Έμαθα σε πολλούς γονείς πώς να βοηθήσουν τα παιδιά τους να επιτύχουν. Οι ασθενείς μου, είδαν βελτίωση στη σχολική τους απόδοση αφού ολοκλήρωσαν ένα πρόγραμμα οπτομετρικών ασκήσεων (Vision Therapy) για τη βελτίωση των οπτικών τους δεξιοτήτων. Ήμουν σε θέση να τους βοηθήσω να μάθουν να χρησιμοποιούν τις νέες οπτικές τους δεξιότητες σε κάθε μία από τις μαθησιακές διαδικασίες και ήξερα ότι έπρεπε να κάνω κάτι για τα δικά μου παιδιά πριν το άγχος προκαλέσει μόνιμη αλλοίωση στο πώς αισθάνονταν για τον εαυτό τους.

Προς τα μέσα Σεπτεμβρίου, ήμουν έτοιμη να πάρω πίσω την οικογένειά μου. Αποφάσισα ότι ήταν τα παιδιά *μου* μετά τις 3:00 μ.μ., όχι του σχολείου, και έπρεπε να βρω μια καλύτερη λύση. Ευτυχώς, σαν οπτομέτρης που ειδικεύεται στην Οπτομετρική Θεραπεία Όρασης, είχα πολλές ιδέες στη διάθεσή μου. Για να αποφύγω να είμαι ο τσαγκάρης με τα παιδιά χωρίς παπούτσια, κάθισα και ανέπτυξα στρατηγικές για τα παιδιά μου, ώστε να είναι πιο αποτελεσματικά στην ολοκλήρωση των σχολικών τους εργασιών. Διαχώρισα τα διάφορα θέματα της γραφής, της ορθογραφίας, της έκθεσης, των μαθηματικών και της κατανόησης κειμένου, σε απλά-κατανοητά παιχνίδια για τα παιδιά μου. Αυτές οι τεχνικές τους επέτρεψαν να μάθουν να χρησιμοποιούν τις οπτικές τους δεξιότητες αποτελεσματικά. Η οπτική λειτουργία του ανθρώπου συγκεντρώνει πληροφορίες και τις μεταβιβάζει στον εγκέφαλο πιο γρήγορα από ότι κάνουν οι άλλες αισθήσεις και το να χρησιμοποιείς την όραση στην υψηλότερη λειτουργικότητά της, σώζει χρόνο. Αυτό επέτρεψε στα παιδιά μου να μάθουν επιπλέον ύλη ή να απολαύσουν περισσότερο ελεύθερο χρόνο. Αναφέρομαι στις τεχνικές αυτές ως *Μυστικά Όρασης για Σχολική επιτυχία*.

Σε σύντομο χρονικό διάστημα τα παιδιά μου έμαθαν πώς να γίνουν αποδοτικοί μαθητές, πώς να ολοκληρώνουν το μεγαλύτερο μέρος της εργασίας τους από το σχολείο, και να εξακολουθούν να παίρνουν καλούς βαθμούς. Είμαι στην ευχάριστη θέση να πω ότι κατά τη διάρκεια του δημοτικού και του γυμνασίου, τα παιδιά μου έφεραν στο σπίτι πολύ λίγη εργασία. Είχαν μάθει πώς να διαβάζουν πιο γρήγορα, να μαθαίνουν ορθογραφία με μια ματιά και να υπολογίζουν απλά προβλήματα μαθηματικών στο μυαλό τους. Ενώ άλλοι μαθητές χρειάζονταν περισσότερο χρόνο σε δοκιμασίες-τεστ στην τάξη, τα παιδιά μου ολοκλήρωναν τα τεστ γρήγορα και στη συνέχεια ξεκινούσαν τις εργασίες για το σπίτι. Τα Μυστικά Όρασης επέτρεψαν τελικά μεγαλύτερη σχολική επιτυχία και συμμετοχή σε πληθώρα αθλημάτων, χρόνο με φίλους και αποφοίτηση ανάμεσα στους κορυφαίους της τάξης.

Σήμερα, όλα τα παιδιά έχουν ολοκληρώσει μεταπτυχιακά προγράμματα. Ο Andrew, ο μεγαλύτερος, έχει master of science ως μηχανικός, και η Clarice, το δεύτερο παιδί μας, είναι ιατρός. Η Natalie, η νεότερη, ακολουθεί τα βήματα της γιαγιάς και της μητέρα της ως οπτομέτρης, και έχει επίσης αποκτήσει ένα master of science. Η διδασκαλία των Μυστικών Όρασης σε εκείνα βοήθησε στην οικοδόμηση μιας γερής βάσης για μάθηση.

Για πάνω από 20 χρόνια δίδαξα σε εκατοντάδες παιδιά τα *Μυστικά Όρασης για σχολική επιτυχία*, που είχε σαν αποτέλεσμα λιγότερη εργασία στο σπίτι και καλύτερους βαθμούς. Οι ιδέες σε αυτό το βιβλίο έχουν αποτέλεσμα! Με πιο αποτελεσματική μάθηση έρχεται περισσότερος ελεύθερος χρόνος και λιγότερο άγχος, και τα παιδιά με μειωμένη πίεση έχουν καλύτερη αυτοεκτίμηση.

Η οικογένειά μου ανακάλυψε ότι οι απαιτήσεις της απογευματινής μελέτης στο σπίτι μας στέρησε τον ποιοτικό μας χρόνο μαζί. Ο ποιοτικός χρόνος βελτιώνει την αυτοεκτίμηση, δημιουργώντας έτσι μια καλύτερη ζωή. Αυτός είναι ο τελικός στόχος για όσους ολοκληρώσουν τις δραστηριότητες που περιγράφονται λεπτομερώς σε αυτό το βιβλίο. Θέλω οι μαθητές να απολαμβάνουν τη μάθηση, να ξοδεύουν λιγότερο χρόνο σε μαθησιακές δραστηριότητες και να αισθάνονται καλά που μπορούν να τα κάνουν αυτά. Με τη δημιουργία αυτού του θετικού περιβάλλοντος μάθησης, οι μαθητές θα συνεχίσουν να πετυχαίνουν τους στόχους τους με λιγότερο στρες και τελικά να ζουν πιο γεμάτες ζωές.

ΜΕΡΟΣ Ι

Η ΠΑΓΙΔΑ: «ΥΠΕΡΦΟΡΤΩΣΗ» ΜΕ ΤΗ ΔΟΥΛΕΙΑ ΓΙΑ ΤΟ ΣΠΙΤΙ

1
ΟΧΙ ΑΛΛΗ ΔΟΥΛΕΙΑ ΓΙΑ ΤΟ ΣΠΙΤΙ; ΠΕΡΙΣΣΟΤΕΡΟΣ ΧΡΟΝΟΣ ΓΙΑ ΤΗΝ ΟΙΚΟΓΕΝΕΙΑ ΚΑΙ ΤΟΥΣ ΦΙΛΟΥΣ

Η ζωή προσφέρεται μια φορά, αξιοποίησέ την καλά.

—Pranav Malhotra

Δεν θα ήταν υπέροχο να μπορούσαν τα παιδιά να γυρίσουν στο σπίτι χωρίς ασκήσεις κι εργασίες και έχοντας λάβει καλούς βαθμούς, χαρούμενα που θα ζήσουν τη ζωή τους στο μέγιστο; Μήπως το βάρος των σχολικών εργασιών υπονομεύει το κίνητρο και την αυτοπεποίθηση των μαθητών; Δεν πρέπει οι μαθητές να έχουν ελεύθερο χρόνο με την οικογένεια και τους φίλους τους; Η απάντηση είναι ναι! Εδώ, θα δείτε πώς αυτό μπορεί να πραγματοποιηθεί για τους μαθητές, τόσο τους μικρούς, όσο και τους πιο μεγάλους.

ΕΝΑΣ ΝΕΟΣ ΤΡΟΠΟΣ

Για να δημιουργηθεί αυτό το ιδανικό περιβάλλον, οι μαθητές χρειάζονται βοήθεια για να κατανοήσουν τις πληροφορίες αποτελεσματικά και σε σύντομο χρονικό διάστημα. Πώς θα σας φαινόταν να μπορούν οι μαθητές να κάνουν τις εργασίες τους στα διαστήματα μεταξύ των μαθημάτων τους στη σχολική τάξη ή στο τέλος του μαθήματος, ενώ οι υπόλοιποι ακόμα δουλεύουν; Θα είχαν πολύ περισσότερο χρόνο να κάνουν ό,τι επιθυμούν για ψυχαγωγία.

Για περισσότερα από 25 χρόνια διοργανώνω σεμινάρια στο γραφείο μου για ασθενείς, εκπαιδευτικούς και επαγγελματίες υγείας για το πώς να βελτιώσουν και να χρησιμοποιήσουν τις οπτικές δεξιότητες, ώστε να ενισχύσουν τη διαδικασία της μάθησης. Οι ασθενείς μου έχουν σημειώσει μεγάλη επιτυχία σε τομείς όπως η γραφή, η ορθογραφία, η έκθεση, τα μαθηματικά και η ανάγνωση, ενσωματώνοντας τις ιδέες αυτού του βιβλίου. Αυτός ο νέος τρόπος μάθησης χτίζει το κίνητρο και την αυτοπεποίθηση ενός μαθητή που δυσκολεύεται, ενώ ταυτόχρονα μειώνει το άγχος του. Οι έννοιες που αναλύονται στα *Μυστικά Όρασης για σχολική επιτυχία* μπορούν να βοηθήσουν όλους τους μαθητές να κατακτήσουν περισσότερα, με ελάχιστη ή καθόλου δουλειά στο σπίτι, ενώ παράλληλα θα λάβουν εξαιρετικούς βαθμούς.

Οι μαθητές μπορούν να χρησιμοποιούν τον ελεύθερο χρόνο τους στην τάξη για να ολοκληρώνουν τις εργασίες τους σε κάθε μάθημα. Όταν επιστρέψουν σπίτι, ο χρόνος τους μπορεί να αφιερωθεί στην οικογένεια και στους φίλους τους. Φανταστείτε να ζητούσατε από έναν υπάλληλο να εργάζεται σκληρά όλη την ημέρα, ακόμη και στα μεσημεριανά του διαλείμματα, και να συνεχίσει να εργάζεται στο σπίτι: Ο εξαντλημένος εργαζόμενος θα αποθαρρυνόταν και θα έψαχνε για άλλη δουλειά. Οι μαθητές όμως, φορτωμένοι με τις σχολικές απαιτήσεις, δεν μπορούν να αλλάξουν τάξεις, όπως οι υπάλληλοι μπορούν να αλλάξουν θέσεις εργασίας. Έχουν λίγο ή και καθόλου λόγο για το μαθησιακό τους περιβάλλον.

Είναι ανακουφιστική η ολοκλήρωση του μεγαλύτερου μέρους των ασκήσεων και εργασιών στην τάξη, ώστε να απομένει διάβασμα στο σπίτι που απαιτεί χρόνο λιγότερο από 30 λεπτά. Φανταστείτε πόσο θαυμάσιο θα ήταν το απόγευμα για την οικογενειακή ζωή αν τα παιδιά μπορούσαν να χαλαρώσουν και να μην ανησυχούν για το απαιτητικό σχολικό διάβασμα!

Ένας στόχος των *Μυστικών Όρασης για Σχολική Επιτυχία* είναι να ανακτήσετε ποιοτικό οικογενειακό χρόνο. Οι ιδέες που αναλύονται θα βοηθήσουν τον γονιό να καθοδηγήσει τον μαθητή να γίνει πιο αποτελεσματικός στη μάθηση και να επιτύχει υψηλότερα από τα αναμενόμενα αποτελέσματα στους τομείς της γραφής, ορθογραφίας, έκθεσης, μαθηματικών και ανάγνωσης.

ΠΡΟΠΟΝΗΣΗ

Να είστε έτοιμοι να αναλάβετε έναν προπονητικό ρόλο και όχι ρόλο γονέα. Το να υποδεικνύετε αντί να ρωτάτε είναι μη παραγωγικό και η προπόνηση θα βοηθήσει να δοθούν κίνητρα σε έναν μαθητή που δυσκολεύεται, χτίζοντας την αυτοπεποίθηση του.

___
ΚΑΝΤΕ ΕΡΩΤΗΣΕΙΣ ΑΝΤΙ ΝΑ ΔΙΝΕΤΕ ΣΤΟ ΜΑΘΗΤΗ ΣΑΣ ΤΗ ΣΩΣΤΗ ΑΠΑΝΤΗΣΗ ΑΜΕΣΩΣ
___

Κάντε ερωτήσεις στον μαθητή σας, αντί να του δίνετε την απάντηση, έτσι ώστε να μπορεί να την ανακαλύψει μόνος του. Χρησιμοποιείτε πάντα θετικές διατυπώσεις. Το να δείχνετε στον μαθητή τι έκανε σωστά είναι πιο χρήσιμο από ό,τι να επισημαίνετε πάντα τα λάθη. Για παράδειγμα, όταν μαθαίνει την ορθογραφία της λέξης "reptile", αν ο μαθητής σας το συλλαβίζει "reptil" πρέπει να πείτε, «*Έχεις πέντε από τα έξι γράμματα σωστά*», αντί να πείτε, «*Το έγραψες λάθος*». Βοηθήστε τον μαθητή να αξιολογήσει τον εαυτό του, ώστε να μπορέσει να αξιοποιήσει σωστά αυτή την ικανότητα όταν δεν θα έχει δίπλα του κάποιον προπονητή να τον βοηθήσει.

Στη διάρκεια των ετών εμπειρίας μου, έχω δει μαθητές να αντιμιλούν στους γονείς ή δασκάλους τους και να μην τους επιτρέπουν να τους βοηθήσουν. Με την κατανόηση των *Μυστικών Όρασης*, ο μαθητής πρέπει να αντιμετωπίζει τον γονέα του σαν να είναι ένα είδος προπονητή. Μπορεί να χρειαστεί να του υπενθυμίσετε ότι οι προπονητές αθλημάτων δεν ακούν φράσεις όπως, «*δεν μπορώ*», «*δεν θέλω*» ή «*δεν θέλω να το προσπαθήσω*» από τους παίκτες.

Ο Ethan νόμιζε ότι ήταν χαζός

Οι γονείς έφεραν τον Ethan στο γραφείο μας με την ελπίδα να βρουν απαντήσεις στο γιατί δυσκολευόταν στο σχολείο. Ο Ethan είχε περάσει επιτυχώς όλα τα screening όρασης, γιατί με αυτά εξετάζονταν μόνο οι οπτικές οξύτητες και οι οποίες ήταν φυσιολογικές (10/10). Αυτό έδωσε στους γονείς μια ψευδή αίσθηση ότι τα μάτια του ήταν καλά. Ωστόσο, με την αναλυτική οπτομετρική αξιολόγηση που πραγματοποιήθηκε στο γραφείο μας, διαπιστώθηκε ότι τα μάτια του Ethan δεν είχαν ομαλή κινητικότητα και έτσι έχανε συχνά τη θέση του όταν διάβαζε. Είχε προβλήματα εστίασης που έκαναν δύσκολη την αντιγραφή από τον πίνακα. Η συνεργασία των ματιών ήταν κακή και αυτό του προκαλούσε διπλή εικόνα στην ανάγνωση όταν ήταν κουρασμένος. Έδειξε δυσκολία με την πλευρίωση που σχετιζόταν με τις αντιστροφές των γραμμάτων και αριθμών. Δεν είχε επίσης καμία δυνατότητα να δημιουργεί μια εικόνα στο μυαλό του της λέξης που διάβαζε, οπότε έπρεπε να την συλλαβίζει κάθε φορά που συναντούσε την ίδια λέξη.

Όταν εξήγησα στον Ethan ότι ήταν πολύ έξυπνος, αλλά τα μάτια του δεν τον βοηθούσαν να αποδίδει σε υψηλό επίπεδο, τα χείλη του άρχισαν να τρέμουν και ένα δάκρυ κύλησε στο μάγουλό του. Είπε, «*Νόμιζα ότι ήμουν πολύ χαζός για να μάθω*». Η καρδιά μου ράγισε και γνώριζα ότι θα μπορούσα να βοηθήσω τον Ethan να αλλάξει τη ζωή του.

Τα προβλήματα λειτουργικής όρασης του Ethan επιλύθηκαν μετά την ολοκλήρωση ενός προγράμματος οπτομετρικής θεραπείας (vision therapy). Έπειτα, έπρεπε να μάθει να χρησιμοποιεί τις νέες του οπτικές δεξιότητες. Χρησιμοποιώντας τα *Μυστικά Όρασης για σχολική επιτυχία*, οι γονείς του και ο ίδιος άρχισαν να αντιμετωπίζουν το κάθε θέμα με τη σειρά, μέχρις ότου όλες οι δραστηριότητες να γίνονται εύκολα χωρίς προσπάθεια.

Ο Ethan συνέχισε και έγινε μαθητής του «Α» και κυρίως, απολάμβανε τη μάθηση. Οι γονείς του σχολίασαν σε μια από τις ετήσιες αξιολογήσεις ότι αγαπούσε το διάβασμα και πάντα είχε ένα βιβλίο στο χέρι του.

Μην κάνετε τις δραστηριότητες που παρουσιάζονται στο βιβλίο με τα αδέλφια του μαθητή παρόντα. Ο αδελφικός ανταγωνισμός μπορεί να είναι αρνητικός, ειδικά όταν ο μαθητής που χρειάζεται τη βοήθεια δυσκολεύεται περισσότερο με τις δραστηριότητες.

ΤΙ ΝΑ ΠΕΡΙΜΕΝΕΤΕ

Τα επόμενα κεφάλαια σας καθοδηγούν, βήμα-βήμα, μέσα από τη διαδικασία βελτίωσης και υιοθέτησης συγκεκριμένων οπτικών δεξιοτήτων για την ομαλή παρακολούθηση διαφόρων μαθημάτων που διδάσκονται στο σχολείο. Θα μάθετε να εκτιμάτε αν το παιδί σας έχει σωστά ανεπτυγμένες οπτικές δεξιότητες, πώς να εντοπίσετε εκείνες τις δεξιότητες που δεν είναι καλά ανεπτυγμένες, και στη συνέχεια πώς να προπονείτε το παιδί/μαθητή σας στο να χρησιμοποιεί αυτές τις δεξιότητες για μέγιστη απόδοση. Αυτό θα εξοικονομήσει χρόνο για όλους. Εξάλλου, έχουμε περιορισμένο χρόνο σε αυτόν τον πλανήτη. Όσο μεγαλώνουμε, τόσο πιο προφανές γίνεται αυτό. Ο στόχος μου είναι να βοηθήσω τους μαθητές να βελτιστοποιήσουν το χρόνο τους, έτσι ώστε να είναι για πάντα αποδοτικοί, και να συνεχίσουν να πραγματοποιούν τα όνειρά τους.

Ετοιμαστείτε να μάθετε πώς να βελτιώσετε τη γραφή, καθώς αυτή καθορίζει την πρώτη καλή εντύπωση. Η εκμάθηση της επισεσυρμένης γραφής (cursive) αυξάνει τη δραστηριότητα στις ίδιες περιοχές του εγκεφάλου που γίνεται η επεξεργασία για την κατανόηση στην ανάγνωση. Σε αυτό το βιβλίο θα ανακαλύψετε πώς να βελτιώσετε την ορθογραφία, η οποία είναι μια σημαντική δεξιότητα που μπορεί να καθορίσει μια μελλοντική συνέντευξη για δουλειά. Η γραφή και η ορθογραφία, ενώ δεν εξαρτώνται από το επίπεδο της νοημοσύνης κάποιου, είναι εξαιρετικά σημαντικές για τη δημιουργία μιας καλής εντύπωσης. Η φτωχή γραφή ή ορθογραφία επηρεάζουν αρνητικά τη γνώμη των άλλων για τις δικές σας ικανότητες και συχνά μειώνουν τις προσδοκίες τους. Αυτό μπορεί να επηρεάσει πιθανές προαγωγές θέσεων εργασίας ή το πώς οι άλλοι αντιλαμβάνονται την ικανότητά σας να φέρετε εις πέρας μια δουλειά.

Αυτό το βιβλίο παρέχει επίσης πληροφορίες σχετικά με το πώς να αναπτύξετε την ικανότητα να γράφετε εξαιρετικές εκθέσεις. Η εν λόγω ικανότητα είναι σημαντική όταν υποβάλλετε αίτηση υποτροφίας, αίτηση για εισαγωγή σε πανεπιστημιακά ιδρύματα, όταν πρέπει να γράψετε μια ευχαριστήρια επιστολή, μια επιχειρηματική πρόταση, ή όταν πρόκειται να δημοσιεύσετε το πρώτο σας βιβλίο.

Τα μαθηματικά μπορούν να είναι εύκολα για όλους, όχι μόνο για τους εξαιρετικά υψηλού επιπέδου μαθητές. Τα μαθηματικά σχετίζονται με τη μέτρηση του χώρου με πολλούς διαφορετικούς τρόπους, κάτι που βασίζεται κατά πολύ στην όραση. Βοηθώντας τους μαθητές να *βλέπουν* τι απεικονίζουν τα μαθηματικά, μπορούμε να τα κάνουμε ευκολότερα για εκείνους να τα καταλάβουν. Το αντίστοιχο κεφάλαιο για τα μαθηματικά, συνεπώς, προσφέρει στρατηγικές για το πώς τα παιδιά μπορούν να μάθουν εύκολα και ευχάριστα να κάνουν μαθηματικές πράξεις, οι οποίες δεν στηρίζονται στην απλή απομνημόνευση. Καθώς στα περισσότερα παιδιά δεν αρέσουν οι καρτέλες γρήγορης προβολής (flashcards), το βιβλίο που κρατάτε στα χέρια σας διδάσκει μαθηματικές δεξιότητες με τη χρήση διαφορετικών δραστηριοτήτων. Γνωρίζοντας νέους τρόπους εξάσκησης με μαθηματικές πράξεις, ο μαθητής έχει τη δυνατότητα να κάνει σωστά πιο δύσκολες μαθηματικές ασκήσεις, σε μικρότερο χρονικό διάστημα.

Το κεφάλαιο 8 αφορά στην κατανόηση κειμένου ανάγνωσης. Ενώ ενδεχομένως είναι μια από τις δεξιότητες που είναι πιο δύσκολο να βελτιωθούν, είναι η σημαντικότερη – όχι μόνο για την ακαδημαϊκή επιτυχία ενός ατόμου, αλλά και για την ενίσχυση της αυτοεκτίμησης και την εκπλήρωση των στόχων ζωής του. Η ευχάριστη ανάγνωση ανοίγει αμέτρητες ευκαιρίες δια βίου μάθησης, προσωπικής εξέλιξης και σταδιοδρομίας. Οι δραστηριότητες που αναλύονται σε αυτό το κεφάλαιο θα βοηθήσουν τους μαθητές να αγαπήσουν την ανάγνωση και να βελτιώσουν το επίπεδο κατανόησης.

Τα κεφάλαια 9 έως 11 παρουσιάζουν τη σημασία της ενίσχυσης των οπτικών δεξιοτήτων για εφ' όρου ζωής υψηλής ποιότητας μάθησης. Εξηγούν τη σημασία κάθε δευτερολέπτου που περνά και πόσο σημαντικό είναι να μην ξοδεύεται αναίτια ο χρόνος. Αυτά τα κεφάλαια καθοδηγούν τον μαθητή να αναπτύξει οργανωτικές και διαχειριστικές δεξιότητες, ώστε να εφαρμόσει αποτελεσματικά τα *Μυστικά Όρασης για Σχολική Επιτυχία*.

ΠΩΣ ΝΑ ΠΡΟΧΩΡΗΣΩ

Τα *Μυστικά Όρασης για Σχολική Επιτυχία* περιλαμβάνουν σημαντικές ιδέες που θα βελτιώσουν τις ικανότητες μάθησης ενός μαθητή. Για να ξεκινήσετε τη διαδικασία χρήσης αυτών των *Μυστικών*, ρωτήστε τον μαθητή ποιον τομέα θα ήθελε να βελτιώσει πρώτα. Συχνά, αυτός είναι ο καλύτερός του τομέας, πράγμα που δεν είναι απαραιτήτως κακό. Η βελτίωση μιας δεξιότητας, στην οποία ο μαθητής ήδη είναι αρκετά καλός, θα είναι πιο γρήγορη και θα δημιουργήσει ένα θετικότερο περιβάλλον από το να εργαστεί εξαρχής σε μια δυσκολότερη για αυτόν δεξιότητα.

Μετά την μελέτη των ιδεών που προβάλλει αυτό το βιβλίο, οι μαθητές και οι προπονητές τους μπορεί να αισθάνονται «πνιγμένοι» από τον όγκο των πληροφοριών. Για να το διαχειριστείτε, να εστιάζετε σε ένα θέμα κάθε φορά, όχι περισσότερο από 30 λεπτά τη φορά. Κάθε κεφάλαιο αυτού του βιβλίου αναλύεται σε τμήματα:

Ενότητα	Εφαρμογή
Στοιχεία και Έννοιες	Τα διακριτά μέρη κάθε θεματικού τομέα
Ανάπτυξη Δεξιοτήτων	Ανάπτυξη της ικανότητας του μαθητή να χρησιμοποιεί τα μέρη και τις έννοιες
Πρακτική	Δραστηριότητες για την ανάπτυξη αυτοματοποίησης και την αποφυγή χρήσης μη γενικευμένων δεξιοτήτων

Αντιμετώπιση Προβλήματα	Προσδιορισμός εμποδίων που παρεμβαίνουν στην ικανότητα του μαθητή να αναπτύξει τις δεξιότητές του, και προτεινόμενες λύσεις για την αντιμετώπισή τους

Το παρακάτω παράδειγμα δείχνει μια εβδομάδα δραστηριοτήτων. Ένα ολοκληρωμένο πρόγραμμα 12 εβδομάδων δίνεται στο Παράρτημα #4. Χρησιμοποιήστε αυτό το πρόγραμμα ως οδηγό και προσαρμόστε το στις ανάγκες του μαθητή σας.

Εβδομάδα 1	Διάρκεια	Κεφάλαιο	Δραστηριότητες Ορθογραφίας
Ημέρα 1	2 ώρες	2	Στήσιμο χώρου μελέτης
Ημέρα 2	10 λεπτά	5	Stacking Cups
Ημέρα 2	15 λεπτά	5	Τεχνική MONTECALVO για 10 λέξεις
Ημέρα 3-5	10 λεπτά	5	Parquetry Blocks για μνήμη
Ημέρα 3-5	15 λεπτά	5	Τεχνική MONTECALVO για 10 λέξεις
Ημέρα 6	20 λεπτά	5	Εξάσκηση Τεστ Ορθογραφίας
Ημέρα 7			Χαρείτε το χρόνο με την οικογένεια Χρόνος για παιχνίδι

Αν ο μαθητής σας έχει κατακτήσει την ικανότητα να χρησιμοποιεί τα επιμέρους στοιχεία και τις έννοιες, μπορείτε να παραλείψετε την ενότητα *Ανάπτυξη Δεξιοτήτων* και να εκτελέσετε τις δραστηριότητες *Πρακτικής* μέχρι να είναι εύκολες και αυτόματες για εκείνον.

Αν ο μαθητής σας δυσκολεύεται με την ενότητα *Ανάπτυξη Δεξιοτήτων*, μπορείτε χωρίς πρόβλημα να αυξήσετε τις ημέρες που προτείνονται στο παραπάνω παράδειγμα μέχρι να κατακτήσει τις δεξιότητες. Θυμηθείτε να αλλάζετε συχνά τις δραστηριότητες για να αποφύγετε την πλήξη.

ΠΕΡΙΛΗΨΗ

Η εφαρμογή των *Μυστικών Όρασης για Σχολική Επιτυχία* είναι ένας νέος τρόπος μάθησης. Πρόκειται για ένα βιβλίο που διδάσκει τεχνικές γραφής, ορθογραφίας, έκθεσης, μαθηματικών και κατανόησης κειμένου, καθώς και δεξιότητες οργάνωσης και διαχείρισης. Οι γονείς δρουν ως προπονητές. Οι μαθητές που μπορούν να ολοκληρώσουν τις ασκήσεις στην τάξη κατά τη διάρκεια του χρόνου μελέτης στο σχολείο θα έχουν ελάχιστο ή καθόλου διάβασμα για το σπίτι και λιγότερο άγχος. Θα είναι πιο ευτυχισμένοι, επειδή θα έχουν περισσότερο χρόνο για την οικογένεια, τους φίλους και τις εξωσχολικές δραστηριότητες. Η μεγαλύτερη ευημερία τους θα έχει θετική επίδραση στην προσέγγισή τους στις σχολικές υποχρεώσεις και σε άλλες απαιτήσεις. Έτσι, θα αποκτήσουν κίνητρο και αυτοπεποίθηση για τις ικανότητές τους, θα διαπρέψουν και θα υπερβούν τις προσδοκίες των ίδιων και των γονέων/δασκάλων τους, γεγονός που θα τονώσει την αυτοεκτίμησή τους. Με την εφαρμογή των ιδεών που αναλύονται στα *Μυστικά Όρασης για Σχολική Επιτυχία*, θα δείτε τον μαθητή σας να μεταμορφώνεται!

2

ΣΤΑΜΑΤΗΣΤΕ ΤΗΝ ΕΞΑΝΤΛΗΣΗ ΤΩΝ ΜΑΘΗΤΩΝ!
ΔΙΑΜΟΡΦΩΣΤΕ ΤΙΣ ΣΥΝΘΗΚΕΣ ΓΙΑ ΕΠΙΤΥΧΙΑ ΣΤΟ ΣΧΟΛΕΙΟ

> *Είτε νομίζετε ότι μπορείτε είτε νομίζετε ότι δεν μπορείτε, έχετε δίκιο.*
>
> —Henry Ford

Μια μπαλαρίνα ηλικίας έξι ετών ήταν στη σκηνή για την πρώτη της παράσταση. Κατά τη διάρκεια της παράστασης, το διασκέδασε – αν και έπεσε πάνω στη μπαλαρίνα στα δεξιά της και έστριψε στη λάθος κατεύθυνση αρκετές φορές. Στο δρόμο για το σπίτι, οι γονείς της μίλησαν με τα καλύτερα λόγια για το πόσο καλά τα πήγε και πόσο σκληρά είχε δουλέψει για να μάθει τα βήματα του χορού. Εκτίμησαν ότι μια μέρα θα γινόταν μια πρίμα μπαλαρίνα.

Ένας εξάχρονος παίκτης του μπέιζμπολ ήταν έτοιμος να χτυπήσει με το ρόπαλο στο πρώτο του παιχνίδι. Η πρώτη βολή ήταν αποτυχία. Στη δεύτερη κατάφερε χτύπημα. Έτρεξε όσο πιο γρήγορα μπορούσε στην τρίτη βάση, όχι στην πρώτη. Το πλήθος γέλασε λίγο, αλλά επιδοκίμασε έντονα. Στο δρόμο για το σπίτι, οι γονείς του τον ονόμασαν τον μικρό τους μαχητή και είπαν ότι μια μέρα θα γινόταν ένας διάσημος παίκτης του μπέιζμπολ.

Το κοριτσάκι και το μικρό αγόρι ήταν στην ίδια τάξη μαζί και μόλις είχαν ολοκληρώσει την πρώτη τους γραπτή άσκηση. Όταν πήραν τα χαρτιά τους πίσω, υπήρχαν παντού διορθώσεις με κόκκινο στυλό.

Υπήρχαν ορθογραφικά και γραμματικά λάθη και το γραπτό τους ήταν δύσκολο να διαβαστεί. Όταν τα παιδιά πήγαν σπίτι, οι γονείς τους έδειξαν δυσαρέσκεια και τους είπαν ότι έπρεπε να προσπαθήσουν σκληρότερα. Γιατί, στην ηλικία των έξι ετών, περιμένουμε απόδοση ενήλικα στις σχολικές ασκήσεις, αλλά όχι σε άλλους τομείς της ζωής τους; Πριν να εισέλθουν στο σχολείο, οι μαθητές δεν έχουν εκτεθεί σε μεγάλη αποτυχία. Έχουν παίξει με φίλους, έχουν διασκεδάσει στο νηπιαγωγείο και οι γονείς τους πρόσεχαν σαν κόρη οφθαλμού. Κατά την είσοδο στο σχολείο, ο μαθητής που δεν επιτυγχάνει στις σχολικές απαιτήσεις, περνάει από τον θετικά φορτισμένο κόσμο σε μια καθημερινή κριτική. Η οικογενειακή ζωή περνά από την αρμονία στην ένταση.

> ΠΡΟΤΟΥ ΞΕΚΙΝΗΣΕΤΕ ΤΗ ΔΙΑΔΡΟΜΗ ΑΛΛΑΓΗΣ ΤΟΥ ΤΡΟΠΟΥ ΠΟΥ ΟΙ ΜΑΘΗΤΕΣ ΜΑΘΑΙΝΟΥΝ, ΕΙΝΑΙ ΣΗΜΑΝΤΙΚΟ ΝΑ ΔΙΑΜΟΡΦΩΣΕΤΕ ΤΙΣ ΣΥΝΘΗΚΕΣ ΓΙΑ ΒΕΛΤΙΣΤΗ ΜΑΘΗΣΗ.

Τα *Μυστικά Όρασης* για *σχολική επιτυχία* βοηθούν στο να περιοριστούν αυτές οι πιέσεις. Προτού ξεκινήσετε τη διαδρομή αλλαγής του τρόπου που οι μαθητές μαθαίνουν, είναι σημαντικό να διαμορφώσετε τις συνθήκες για βέλτιστη μάθηση. Σκεφτείτε όλες τις αισθήσεις σας. Κάθε μια επηρεάζει το πως λειτουργείτε, αισθάνεστε και σκέφτεστε. Οι αισθήσεις της όρασης, της όσφρησης, της αφής, της γεύσης και της ακοής θα πρέπει όλες να λαμβάνονται υπόψη όταν διαμορφώνετε την τέλεια περιοχή μελέτης στο σπίτι σας. Αυτό το κεφάλαιο εξετάζει τον τρόπο με τον οποίο μπορείτε να σχεδιάσετε τον χώρο μελέτης για τον μαθητή σας. Συμμεριστείτε τον μαθητή σας όταν επιλέγετε ορισμένα από τα στοιχεία που αναφέρονται παρακάτω. Ωστόσο, ο προπονητής θα πρέπει να παρακάμψει την επιλογή που θα διαμορφώσει έναν χώρο μελέτης με αρνητική χροιά που παρεμβαίνει στη σχέση ματιού-εγκεφάλου.

Παρακάτω θα βρείτε μια λίστα σημαντικών παραμέτρων που πρέπει να λάβετε υπόψη, ώστε να προσφέρετε το καλύτερο δυνατό μαθησιακό περιβάλλον στο μαθητή:

1. Φωτισμός
2. Εργονομικά σωστά έπιπλα
3. Μουσική
4. Χρώμα
5. Θερμοκρασία
6. Ενυδάτωση
7. Διατροφή
8. Διαλείμματα για την όραση και ασκήσεις
9. Άρωμα
10. Χρήση ψηφιακής συσκευής
11. Ύπνος
12. Διάθεση/θετική καθοδήγηση

ΦΩΤΙΣΜΟΣ

Σήμερα υπάρχει μια τάση για περισσότερο φθορίζοντα φωτισμό στο σχολείο και στο σπίτι για την εξοικονόμηση χρημάτων και μια πιο φιλική προς το περιβάλλον στάση. Αν και αυτές οι προβλέψεις είναι σημαντικές, πρέπει επίσης να λάβουμε υπόψη πώς το φθορίζον φως επηρεάζει τη φυσιολογία μας και την διαδικασία ματιού-εγκεφάλου.[1] Κλινικά, οι ασθενείς μου με αυτισμό, εγκεφαλικό επεισόδιο και εγκεφαλικό τραύμα έχουν πιο έντονα συμπτώματα οπτικού στρες όταν βρίσκονται υπό φθορίζον φως παρά υπό το φως λυχνίας πυρακτώσεως.

Το πιο «υγιές» φως είναι το φως του ήλιου ή το φως των κεριών, ακολουθούμενο από τον φωτισμό πυρακτώσεως ευρέος φάσματος, φως αλογόνου, φως τύπου LED και συμπαγές φθορίζον φως (CFL). Οι λάμπες φθορισμού είναι η πιο κοινή μορφή φωτισμού στα σχολεία, ωστόσο, είναι οι πιο δύσκολες για να διαβάσει-μελετήσει κάποιος και μπορεί να είναι πολύ ενοχλητικές για τα μάτια ενός αναγνώστη και για την οπτική λειτουργία.

Αυτή είναι μια λίστα με μερικές από τις πιθανές παρενέργειες του φθορίζοντα φωτισμού.[2]

1. Ενόχληση ματιών
2. Πόνος στα μάτια ή φλεγμονή
3. Θολή ή μειωμένη όραση
4. Δυσκολία στην ανάγνωση ή την εστίαση
5. Πονοκέφαλοι ή ημικρανίες
6. Ίλιγγος ή ζάλη
7. Τάση για λιποθυμία
8. Δύσπνοια
9. Ναυτία
10. Λήθαργο
11. Άγχος
12. Αίσθημα κατάθλιψης
13. Διαταραχές ύπνου

Άλλες επιδράσεις του φωτισμού φθορισμού περιλαμβάνουν:

1. Νευροτοξικότητα από τον υδράργυρο στο εσωτερικό της λάμπας[3]
2. Εκπομπή ακτινοβολίας, καθώς υπάρχουν ορισμένοι τύποι ακτινοβολίας που μπορεί να είναι επιβλαβείς[3]
3. Υψηλές ποσότητες μπλε φωτός που επηρεάζουν τον ύπνο[3]
4. Δυνητική αύξηση της υπερκινητικότητας[4]
5. Μεγαλύτερη δυσκολία για τον εγκέφαλο να επεξεργάζεται τις πληροφορίες[5, 6]
6. Ένταση στους μυς[3]

Μια μελέτη που έγινε σε μια αίθουσα της Α΄ τάξης του Δημοτικού έδειξε ότι το δυναμικό φως είχε θετική επίδραση στην ευχέρεια της προφορικής ανάγνωσης.[7] Το δυναμικό φως ορίζεται ως η μεταβολή της ποιότητας του φωτισμού και της θερμοκρασίας του χρώματος του φωτός με βάση τη δραστηριότητα που εκτελείται. Το δυναμικό φως αλλάζει ανάλογα με τις ανάγκες του μαθητή κατά τη διάρκεια της ημέρας. Για παράδειγμα: ένα είδος φωτισμού μπορεί να χρησιμοποιηθεί για τις ώρες χαλάρωσης και ένα διαφορετικό για τις ώρες που ο μαθητής πρέπει να είναι πιο ενεργός.

ΕΡΓΟΝΟΜΙΚΑ ΕΠΙΠΛΑ

Ο Darrell Boyd Harmon, PhD ειδικεύτηκε στη μελέτη της διαδικασίας ανάπτυξης παιδιών σχολικής ηλικίας, με έμφαση στις ψυχο-φυσιολογικές και επικεντρωμένες στην όραση πτυχές της μάθησης, μαζί με τις επιπτώσεις του περιβάλλοντος σε αυτές τις διαδικασίες. Ο Δρ Harmon δημοσίευσε αρκετές εργασίες σχετικά με τη βελτίωση των εργονομικών συνθηκών στην τάξη. Κατέληξε στο συμπέρασμα ότι η βελτίωση στην εργονομία θα βοηθούσε την καλύτερη γραφή, κατανόηση και απόδοση.[8]

Η άνεση είναι ανεκτίμητη όταν μελετάς και μαθαίνεις νέες δεξιότητες. Για αυτόν τον λόγο, ο χώρος μελέτης πρέπει να είναι σωστά μελετημένος και να περιλαμβάνει το σωστό ύψος γραφείου και καρέκλας για τον μαθητή. Εάν ένας μαθητής κάθεται άβολα καθώς εκτελεί τις δραστηριότητες που αναφέρονται σε αυτό το βιβλίο, θα είναι δύσκολο γι' αυτόν να συγκεντρωθεί. Μια καρέκλα που έχει το σωστό ύψος θα επιτρέψει στον μαθητή να έχει τα πόδια του στο πάτωμα με τα γόνατα λυγισμένα σε γωνία 90 μοιρών. Τα αιωρούμενα πόδια δεν επιτρέπουν μια σωστή στάση και αυτό επηρεάζει τη λειτουργία της όρασης. Η καλή στάση επιτρέπει καλύτερο μυϊκό τόνο του σώματος και καλή κυκλοφορία του αίματος, ώστε το οξυγόνο να μπορεί να φτάσει με επάρκεια στον εγκέφαλο. Η καλή στάση του σώματος βοηθά στην εγρήγορση, τη συγκέντρωση και την άνεση.

Το ύψος του γραφείου πρέπει να επιτρέπει στον μαθητή να γράψει ή να διαβάσει τα πράγματα στο τραπέζι σε απόσταση γνωστή ως απόσταση Harmon. Στην Εικόνα #1, από το "Ε" στο "b" είναι η απόσταση από τον αγκώνα έως τη μεσαία άρθρωση των δακτύλων (του μέσου). Αυτή είναι ίση με την απόσταση από το "a" στο "b", η οποία είναι και η απόσταση που πρέπει να έχουν τα μάτια από το βιβλίο. Αν το γραφείο είναι πολύ ψηλό, τα μάτια θα είναι πολύ κοντά στο βιβλίο και δεν θα υπάρχει άνεση. Αν το γραφείο είναι πολύ χαμηλό, ο μαθητής θα σκύβει πάνω από το βιβλίο ή τετράδιο, γεγονός που επηρεάζει την κυκλοφορία και την άνεση της πλάτης.

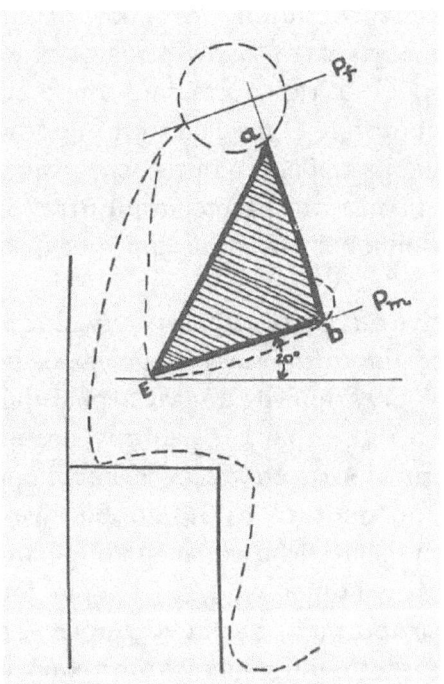

Εικόνα # 1: Κατάλληλη θέση καθίσματος και επιφάνειας εργασίας (Journal of Optometry History, vol. 49 (4), 2018)

ΜΟΥΣΙΚΗ

Η μουσική επηρεάζει τη διάθεση και τη συμπεριφορά. Η έρευνα έχει δείξει ότι η μουσική μπορεί να δημιουργήσει μια ευχάριστη διάθεση και μπορεί να αλλάξει τον τρόπο που ο εγκέφαλος επεξεργάζεται τις πληροφορίες. Επιπλέον, μπορεί να έχει θετική επίδραση στην προσοχή κατά την ολοκλήρωση μιας εργασίας. Σε μια μελέτη διαπιστώθηκε ότι η μουσική βοηθά τον εγκέφαλο να εστιάζει.[9] Ο τύπος της μουσικής που επιλέχθηκε, επίσης, επηρέασε την λειτουργία του εγκεφάλου και βελτίωσε τη γνωστική ικανότητα, ενώ ταυτόχρονα βελτιωνόταν η συναισθηματική κατάσταση του μαθητή.[10] Η μελέτη με μουσική μπορεί να είναι επωφελής επειδή η μουσική, η μνήμη και τα συναισθήματα συνδέονται στενά.[11]

Η προσεκτικά επιλεγμένη, ήσυχη μουσική υπόκρουση μπορεί να βελτιώσει την ικανότητα του μαθητή σας να συγκεντρώνεται. Το οπτομετρικό vision therapy (OVT) ενισχύει την πολυ-αισθητηριακή εκτέλεση διαδικασιών, και οι μαθητές που ολοκληρώνουν ένα τέτοιο πρόγραμμα αναπτύσσουν την ικανότητα να μην διασπάται η προσοχή τους από διάφορους θορύβους τριγύρω. Αυτό καθιστά δυνατή τη βελτίωση της απόδοσης μέσα από την μουσική. Σημείωση: Ένας μαθητής που έχει δυσκολία στην αισθητηριακή ολοκλήρωση μπορεί να βρει τη μουσική ενοχλητική.

ΧΡΩΜΑ

Το μπλε ενισχύει το φόντο, ενώ το κόκκινο ενισχύει το αντικείμενο του ενδιαφέροντος. Εάν τοποθετήσετε σε ένα μπλε φόντο μια κόκκινη τσάντα στο κέντρο, τα μάτια θα εστιάσουν αυτόματα στην κόκκινη τσάντα επειδή η κεντρική όραση προσελκύεται περισσότερο από το κόκκινο.[12] Το πολύ κόκκινο, ωστόσο, αποτελεί υπερβολικό ερέθισμα. Χρησιμοποιήστε ένα κόκκινο μολύβι και σημαδέψτε το σημείο μιας εργασίας που χρειάζεται προσοχή. Μην κάνετε ολόκληρη την εργασία κόκκινη με κόκκινα γράμματα.

Το χρώμα μπορεί να επηρεάσει τη διάθεση και τα συναισθήματα. Έχει διεξαχθεί σημαντική έρευνα σχετικά με τη χρήση χρώματος στις πωλήσεις και το marketing το αποδεικνύει. Τα χρώματα μπορούν να επηρεάσουν τον χρόνο που ξοδεύει κάποιος σε ένα κατάστημα, τον βαθμό ευχαρίστησης από τις αγορές, τον αριθμό των αγορών και την εικόνα του καταστήματος. Για τις βιτρίνες καταστημάτων, το κόκκινο τείνει να είναι πιο αρνητικό, ενώ το μπλε πιο θετικό.[13] Χρησιμοποιήστε αυτές τις ιδέες για να διαμορφώσετε τον χώρο μελέτης και να δημιουργήσετε τα κατάλληλα συναισθήματα για μάθηση. Μερικοί μαθητές θα πρέπει να χαλαρώσουν και να αποβάλουν το άγχος, ενώ άλλοι μπορεί να χρειαστεί να αφυπνιστούν. Κάθε παιδί είναι ξεχωριστό, συνεπώς οι γονείς-προπονητές πρέπει να παρακολουθούν, να ακούν και να μαθαίνουν τι είναι καλύτερο για τους μαθητές τους.

Η χρωματική διαφάνεια είναι ένα διάφανο πλαστικό φύλλο που τοποθετείται πάνω από το υλικό ανάγνωσης για να συμβάλει στην άνεση των ματιών κατά την ανάγνωση. Μια διαφάνεια δεν θα βλάψει το οπτικό σύστημα αν ο μαθητής αισθάνεται ότι τον βοηθά να συγκεντρωθεί. Ωστόσο, οι έρευνες για την αποτελεσματικότητα των διαφανειών δεν κατέληξαν σε κάποιο συμπέρασμα.

Οι έγχρωμοι φακοί (φίλτρα) στα γυαλιά έχουν μεγαλύτερη επίδραση στη σχέση όρασης-εγκεφάλου από ό,τι έχουν οι διαφάνειες. Εάν χρησιμοποιείτε χρωματιστά φίλτρα, μην ξεπερνάτε τα 20 λεπτά, επειδή η υπερβολική χρήση ενός χρώματος μπορεί να οδηγήσει σε ακραίες μεταβολές της διάθεσης είτε προς το άγχος είτε προς την κατάθλιψη.

Πρέπει επίσης να ληφθεί υπόψη το χρώμα της επιφάνειας εργασίας. Μια πράσινη ή μπλε επιφάνεια εργασίας μπορεί να είναι ωφέλιμη και να διασπά την προσοχή λιγότερο.

Να αποφεύγετε το μαύρο, το γκρι, ή το υπερβολικό πορτοκαλί και κόκκινο. Η ακόλουθη λίστα δείχνει τις πιθανές επιδράσεις διαφορετικών χρωμάτων.

Χρώμα	Επίδραση
Πράσινο	Ξεκούραστο στα μάτια, μειώνει την κούραση των ματιών
Πορτοκαλί	Διεγείρει και αυξάνει την εγκεφαλική δραστηριότητα
Κίτρινο	Χαρά
Μπλε	Χαλάρωση και σταθερότητα
Μαύρο	Επιθετικότητα
Μπλε/πράσινο	Ηρεμία, αισιοδοξία, μειώνει το στρες
Γκρι	Παθητικότητα, έλλειψη ενέργειας

Και πάλι, ο τρόπος με τον οποίο ένας μαθητής αντιδρά στα διάφορα χρώματα είναι συγκεκριμένος και αφορά αποκλειστικά τον ίδιο. Οι επιπτώσεις στον ανωτέρω πίνακα είναι γενικές. Εάν επιλέξετε ένα χρώμα και είναι δυσάρεστο ή προκαλεί άγχος, δοκιμάστε ένα διαφορετικό χρώμα. Ορισμένοι οπτομέτρες που παρέχουν vision therapy εκπαιδεύονται επίσης στη χρήση χρωματικών φίλτρων για την υποβοήθηση της θεραπείας. Πρόκειται για μια ιδιαίτερη εξειδίκευση, γνωστή ως syntonics. Αυτοί οι οπτομέτρες είναι συνήθως μέλη του College of Syntonic Optometry και μπορούν να σας βοηθήσουν να καθορίσετε το καλύτερο χρώμα για τον μαθητή σας.

ΑΡΩΜΑ

Ένα ευχάριστο άρωμα μπορεί να δημιουργήσει μια θετική νοητική κατάσταση και συμπεριφορά. Οι μνήμες συχνά συνδέονται με συγκεκριμένα αρώματα. Ευχάριστες μυρωδιές μπορούν να επηρεάσουν το χρονικό διάστημα κατά το οποίο ένας αγοραστής θα παραμείνει σε ένα κατάστημα. Για παράδειγμα, το άρωμα του ψωμιού σε ένα αρτοποιείο μπορεί να επηρεάσει τον πελάτη να αγοράσει περισσότερα προϊόντα.[14] Η μυρωδιά της σοκολάτας σε ένα βιβλιοπωλείο έχει θετική επίδραση στις πωλήσεις βιβλίων μαγειρικής.[15] Η λάθος μυρωδιά, ωστόσο, μπορεί να προκαλέσει μια άσχημη αντίδραση, όπως ναυτία.

Υπάρχει στενή νευρολογική σύνδεση ανάμεσα στην όσφρηση και την μνήμη, επειδή ο συναισθηματικός εγκέφαλος συνδέεται στενότερα με τους υποδοχείς όσφρησης από ό,τι με οποιαδήποτε άλλη αίσθηση. Ανακαλύψτε ποιο άρωμα είναι ευχάριστο για τον μαθητή σας. Μπορείτε να χρησιμοποιήσετε ορισμένα αρώματα για να κατευθύνετε ορισμένες συμπεριφορές, αλλά η υπερβολή σε ένα άρωμα μπορεί να έχει αρνητικές επιπτώσεις. Κατά την άποψη μου, μεγάλη ποσότητα αποσμητικού χώρου μπορεί να είναι υπερβολική και πλέον όχι ευχάριστη. Από προσωπική εμπειρία, το λιγότερο είναι πάντα καλύτερο. Η αχνή μυρωδιά στο χώρο είναι πιο ευχάριστη από μια δυνατή, και είναι ανεκτή για μεγαλύτερο χρονικό διάστημα.

Παρακάτω παρατίθεται ένας κατάλογος πιθανών επιδράσεων των αρωμάτων.

Άρωμα	Επίδραση
Βανίλια	Μειώνει το άγχος
Καφές	Δημιουργεί εγρήγορση
Λεμόνι	Βοηθά τη συγκέντρωση
Δενδρολίβανο	Βοηθά τη μνήμη
Μέντα	Ευνοεί την καθαρή σκέψη
Λιβάνι	Βελτιώνει την επίλυση προβλημάτων
Κανέλα	Μειώνει την νοητική κούραση
Λεβάντα	Αυξάνει την ακρίβεια

ΘΕΡΜΟΚΡΑΣΙΑ

Μια μελέτη από το Πανεπιστήμιο Cornell διαπίστωσε ότι η μείωση της θερμοκρασίας του δωματίου στους 20 βαθμούς Κελσίου ή πιο χαμηλά είχε ως αποτέλεσμα οι εργαζόμενοι να κάνουν σε ποσοστό 44% περισσότερα λάθη στην εργασία τους.[16] Η μελέτη προσδιόρισε ότι η ιδανική θερμοκρασία δωματίου ήταν 25 βαθμοί Κελσίου, σημειώνοντας ότι, όταν ένα άτομο κρυώνει, η ενέργειά του καταναλώνεται στο να το διατηρεί ζεστό παρά στο να ενισχύει την ικανότητα συγκέντρωσής του. Η ίδια μελέτη ανέφερε ότι η ιδανική θερμοκρασία στο δωμάτιο καθιστά τα άτομα πιο χαρούμενα. Ακόμη κι εγώ, όταν είμαι έξω για φαγητό με την οικογένειά μου, πάντα έχω μαζί μου ένα πουλόβερ. Αν το εστιατόριο είναι κρύο, δεν θα μπορέσω να απολαύσω το χρόνο με την οικογένειά μου ή το γεύμα μου.

ΜΙΑ ΜΕΛΕΤΗ ΑΠΟ ΤΟ ΠΑΝΕΠΙΣΤΗΜΙΟ CORNELL ΚΑΤΕΛΗΞΕ ΣΤΟ ΟΤΙ Η ΜΕΙΩΣΗ ΤΗΣ ΘΕΡΜΟΚΡΑΣΙΑΣ ΤΟΥ ΔΩΜΑΤΙΟΥ ΣΤΟΥΣ 20 ΒΑΘΜΟΥΣ ΚΕΛΣΙΟΥ Ή ΠΙΟ ΧΑΜΗΛΑ ΕΙΧΕ ΩΣ ΑΠΟΤΕΛΕΣΜΑ ΟΙ ΕΡΓΑΖΟΜΕΝΟΙ ΝΑ ΚΑΝΟΥΝ ΚΑΤΑ 44% ΠΕΡΙΣΣΟΤΕΡΑ ΛΑΘΗ.

Αν ο χώρος μελέτης είναι δύσκολο να θερμανθεί χωρίς να γίνει ολόκληρο το σπίτι πολύ ζεστό, μπορείτε να χρησιμοποιήσετε μια κουβέρτα ή ένα μικρό θερμαντικό κατά τη διάρκεια των ωρών μελέτης. Να έχετε ένα θερμόμετρο κοντά για να παρακολουθείτε τη θερμοκρασία. Αυτό θα εξυπηρετήσει δύο σκοπούς:

1. Να διατηρήσετε το δωμάτιο στη σωστή θερμοκρασία
2. Να δείξετε στο μαθητή πώς να διαβάζει τη θερμοκρασία

ΕΝΥΔΑΤΩΣΗ

Τα σώματά μας αποτελούνται από 60% νερό, που είναι αγωγός όλων των ηλεκτρικών ερεθισμάτων που δέχεται το σώμα μας. Υπάρχουν εκατομμύρια ερεθίσματα που λαμβάνουν χώρα κάθε δευτερόλεπτο στην οπτική επεξεργασία (μάτι-εγκέφαλος). Όταν ένας μαθητής αφυδατωθεί, η σύνδεση ματιού-εγκεφάλου δεν θα είναι η καλύτερη. Έχει αποδειχθεί ότι τα παιδιά που είναι καλά ενυδατωμένα έχουν καλύτερη μνήμη.[17] Πονοκέφαλοι, κόπωση και ζάλη είναι πρώιμα σημάδια αφυδάτωσης. Για να ελέγξετε το επίπεδο ενυδάτωσης ενός μαθητή στο σπίτι, πιέστε το δέρμα στο πίσω μέρος του χεριού, κρατήστε το για λίγα δευτερόλεπτα και στη συνέχεια αφήστε το. Αν το δέρμα αργήσει να επιστρέψει στο φυσιολογικό, το παιδί είναι αφυδατωμένο. Είναι σημαντικό να ενθαρρύνετε την επαρκή πρόσληψη νερού.

ΔΙΑΤΡΟΦΗ

Τα Κέντρα Ελέγχου και Πρόληψης Νοσημάτων ανέφεραν ότι μια καλά ισορροπημένη διατροφή παρέχει τα απαραίτητα θρεπτικά συστατικά, ώστε να σταθεροποιούνται τα επίπεδα ενέργειας που με τη σειρά τους διαμορφώνουν τη βέλτιστη εγρήγορση, την εστίαση και την βελτιωμένη συνολική ακαδημαϊκή απόδοση.[18]

Τρόφιμα που μπορούν να βοηθήσουν στην ενίσχυση της μνήμης:

- Φυλλώδη πράσινα λαχανικά
- Σολομός και άλλα ψάρια ψυχρού νερού
- Μούρα και σκούρα φρούτα
- Καφές και σοκολάτα
- Έξτρα παρθένο ελαιόλαδο
- Παρθένο λάδι καρύδας

Τι κοινό έχουν όλα τα παραπάνω; Περιέχουν θρεπτικά συστατικά που έχουν άμεση επίδραση στη σχέση ματιού-εγκεφάλου. Όταν η τροφή είναι υψηλή σε ωμέγα 3, λουτεΐνη και ζεαξανθίνη, υπάρχει βελτιωμένη γνωστική ικανότητα. Εκτός από τις θετικές επιπτώσεις στη σχέση ματιού-εγκεφάλου, αυτά τα τρόφιμα κάνουν επίσης καλό στη συνολική υγεία. Σνακ υψηλής περιεκτικότητας σε ζάχαρη και υδατάνθρακες δεν δημιουργούν την καλύτερη δυνατή σχέση ματιού-εγκεφάλου. Η κατανάλωσή τους με μέτρο δεν επιφέρει ιδιαίτερα αρνητικές επιπτώσεις. Σε μεγάλες ποσότητες, ωστόσο, μπορεί να έχουν τεράστιο αρνητικό αντίκτυπο στη σχέση όρασης-εγκέφαλου[18]. Ενδεικτικά, σημειώνεται η υπνηλία ή υπολειτουργία, που μερικές φορές αναφέρεται ως «ομίχλη του εγκεφάλου».

ΔΙΑΛΕΙΜΜΑΤΑ ΟΡΑΣΗΣ

Όλοι, τόσο οι μαθητές όσο και οι προπονητές, χρειάζονται ένα διάλειμμα. Κάθε μαθητής είναι μοναδικός και ο χρόνος εργασίας μεταξύ των διαλειμμάτων θα διαφέρει. Οι νεότεροι φοιτητές χρειάζονται πιο συχνά διαλείμματα, τα οποία πρέπει να περιλαμβάνουν κίνηση, όπως το περπάτημα μέχρι την κουζίνα για ένα ποτήρι νερό. Αντιθέτως, η επιλογή του μαθητή να καθίσει για διάλειμμα στον καναπέ για να παρακολουθήσει τηλεόραση δεν συνιστάται, επειδή η όραση και ο εγκέφαλος δεν θα ξεκουραστούν. Επιπλέον, είναι σημαντικό κάθε δεκαπέντε λεπτά ο μαθητής να κοιτάει έξω από το παράθυρο εστιάζοντας σε κάτι, και να σκεφτεί τι είναι αυτό που παρατηρεί. Αυτό δίνει στην οπτική επεξεργασία μια γρήγορη απόδραση, που μειώνει το στρες. Το να λάβει και το «συναίσθημα» που εμπλέκεται είναι ακόμα καλύτερο. Η παρατήρηση ενός πτηνού που ψάχνει επίμονα για σκουλήκια προκειμένου να ταΐσει όλα τα μωρά του είναι ένα τέτοιο παράδειγμα.

Τα κινητικά διαλείμματα πρέπει να γίνονται κάθε 30 με 45 λεπτά για τους νεότερους μαθητές, και κάθε μια ώρα για τους μεγαλύτερους. Αν ένας μαθητής έχει σημαντικό πρόβλημα προσοχής, συνιστάται να κάνει συχνότερα διαλείμματα.

Κάθε διάλειμμα καλό είναι να διαρκεί 5 με 10 λεπτά μόνο. Γι' αυτό, να επιλέξετε μια δραστηριότητα που δεν είναι πολύ δεσμευτική.

Ακολουθούν μερικές ιδέες για διαλείμματα:

- Δέκα πηδηματάκια με διάταση ποδιών – χεριών (jumping jacks)
- Πλύσιμο πιάτων
- Μερικές βολές μπάσκετ
- Παιχνίδι με τη γάτα ή το σκύλο
- Τάισμα της γάτας ή του σκύλου

TO ΔΙΑΛΕΙΜΜΑ ΕΙΝΑΙ ΜΙΑ ΕΥΚΑΙΡΙΑ ΓΙΑ ΤΟΝ ΕΓΚΕΦΑΛΟ ΝΑ ΔΩΣΕΙ ΝΟΗΜΑ ΣΕ ΑΥΤΟ ΠΟΥ ΕΜΑΘΕ ΠΡΟΣΦΑΤΑ.

Το διάλειμμα είναι μια ευκαιρία για τον εγκέφαλο να δώσει νόημα σε αυτό που έμαθε πρόσφατα. Η ξεκούραση επιτρέπει στον μαθητή να απελευθερώσει τη συσσωρευμένη ένταση και να κατευθύνει τον προβληματισμό του από τον εξωτερικό στον εσωτερικό κόσμο.[19]

ΑΣΚΗΣΗ

Η τακτική άσκηση είναι καλή τόσο για τον προπονητή όσο και για τον μαθητή. Περπατήστε μαζί, βγάλτε το σκύλο βόλτα, πηγαίνετε για ποδήλατο ή συμμετέχετε σε μια τάξη γυμναστικής μαζί, κάντε πεζοπορία στο δάσος ή ιππασία. Αυτό θα δημιουργήσει τη συνήθεια του να εξοικονομείτε πάντα χρόνο για άσκηση. Ένα γυμνασμένο και υγιές σώμα έχει περισσότερες πιθανότητες να παραμείνει συγκεντρωμένο κατά τη διάρκεια της μελέτης και οι μαθητές με καλή φυσική κατάσταση αισθάνονται καλύτερα για τον εαυτό τους.

ΨΗΦΙΑΚΕΣ ΣΥΣΚΕΥΕΣ

Μειώστε το χρόνο που αφιερώνετε σε ψηφιακές συσκευές που δεν είναι απαραίτητες για το σχολείο. Ο ψηφιακός εθισμός είναι υπαρκτός και μπορεί να βλάψει την ικανότητα του μαθητή να νοηματοδοτήσει μια γραπτή λέξη. Η παθητική παρακολούθηση επί μακρόν εικόνων σε ψηφιακές συσκευές οδηγεί τον εγκέφαλο στην παθητική διέγερση. Αυτό συμβαίνει επειδή όλες οι οπτικές εικόνες είναι ήδη διαθέσιμες για τα μάτια και τον εγκέφαλο. Η δημιουργική και αμφίδρομη λειτουργική σχέση των ματιών και του εγκεφάλου είναι ελάχιστα ενεργή όταν κάποιος απλά κοιτάει τις ψηφιακές συσκευές. Η ανάγνωση, ωστόσο, είναι μια ενεργή διαδικασία, επειδή το μάτι και ο εγκέφαλος πρέπει να μετατρέψουν μια πληθώρα μαύρων γραμμάτων σε οπτικό νόημα ή νοερή εικόνα.

Όταν το περιεχόμενο είναι περίπλοκο, είναι ευκολότερο για τον εγκέφαλο να προχωρά στην ενεργή επεξεργασία του. Η πολύ παθητική μάθηση κάνει τη επεξεργασία του ματιού-εγκεφάλου «τεμπέλικη». Υπάρχει μικρή εμπειρία ή ενδιαφέρον για τη μετατροπή των πληροφοριών, επειδή αυτές έχουν ήδη δοθεί έτοιμες. Όσο πιο δύσκολη είναι η ανάγνωση για τον μαθητή, τόσο σημαντικότερο είναι να μειωθεί η χρήση των ψηφιακών συσκευών.

Ο ΨΗΦΙΑΚΟΣ ΕΘΙΣΜΟΣ ΕΙΝΑΙ ΥΠΑΡΚΤΟΣ ΚΑΙ ΜΠΟΡΕΙ ΝΑ ΒΛΑΨΕΙ ΤΗΝ ΙΚΑΝΟΤΗΤΑ ΤΟΥ ΜΑΘΗΤΗ ΝΑ ΝΟΗΜΑΤΟΔΟΤΗΣΕΙ ΜΙΑ ΓΡΑΠΤΗ ΛΕΞΗ.

Η ποιότητα του ύπνου μπορεί να επηρεαστεί αρνητικά από την υπερβολική χρήση ψηφιακών συσκευών, όπως κινητά τηλέφωνα, tablet, laptop ή επιτραπέζιοι υπολογιστές και τηλεόραση. Αποφύγετε την χρήση οποιασδήποτε ψηφιακής συσκευής δύο ώρες πριν τον ύπνο. Παίξτε ένα επιτραπέζιο παιχνίδι, διαβάστε ή πηγαίνετε για μια βόλτα.[20]

ΣΤΑΣΗ

Να είστε ένας προπονητής που δίνει κίνητρο, για να προκαλέσετε τη θετική στάση του μαθητή σας. Αν δεν λάβετε τη σωστή αντίδραση ή απάντηση, δεν κάνατε τη σωστή ερώτηση. Βοηθήστε τον μαθητή να ανακαλύψει πώς να κάνει μια δραστηριότητα, αντί να του λέτε πώς γίνεται. Όταν ο μαθητής είναι συγχυσμένος, μην προσπαθήσετε να κάνετε προτάσεις για τη βελτίωση της κατάστασης. Αντ' αυτού, επαναλάβετε το πρόβλημα όπως αναφέρεται από τον μαθητή και περιμένετε ή ενθαρρύνετε τον μαθητή να βρει μια λύση. Ρωτήστε, «*Τι νομίζετε ότι πρέπει να κάνετε σχετικά με ...*».

Δημιουργήστε το πιο θετικό περιβάλλον που μπορείτε. Μπορεί να είναι εξαιρετικά απογοητευτικό όταν ένας μαθητής αντιμετωπίζει προκλήσεις στην προσπάθεια του να αποκτήσει νέες γνώσεις. Όταν και ο προπονητής και ο μαθητής είναι απογοητευμένοι, κάντε ένα διάλειμμα και αναδιοργανωθείτε, κάνοντας κάτι που απολαμβάνετε μαζί. Προσπαθήστε να αποφύγετε τη χρήση ψηφιακών συσκευών κατά τη διάρκεια του διαλείμματος. Μερικές προτάσεις: κάντε μια βόλτα, παίξτε ένα επιτραπέζιο παιχνίδι ή ένα παιχνίδι με χαρτιά, ρίξτε μερικά καλάθια, ή ψήστε ένα κέικ. Υπάρχουν πολλές επιλογές! Καθίστε κάτω με τον μαθητή σας σε χρόνο εκτός μελέτης και κάντε μια λίστα με τα αγαπημένα του πράγματα. Εξηγήστε ότι η λίστα μπορεί να είναι πολύ δημιουργική. Επίσης, εξηγήστε ότι δεν επιτρέπονται δραστηριότητες με ψηφιακές συσκευές.

Φροντίστε να πραγματοποιείτε τις τεχνικές από τα *Μυστικά Όρασης* στα Κεφάλαια 4 έως 8 τουλάχιστον πέντε ημέρες την εβδομάδα για να εδραιωθεί μια θετική συνήθεια μάθησης.

ΠΕΡΙΛΗΨΗ

Η δημιουργία ενός θετικού περιβάλλοντος μάθησης για τη μεγαλύτερη δυνατή επιτυχία κατά τη διάρκεια των ωρών μελέτης περιλαμβάνει πολλές παραμέτρους. Το να διαμορφώσετε έναν ιδιαίτερο χώρο που είναι ευχάριστος θα βοηθήσει το μαθητή σας να μείνει συγκεντρωμένος όταν το μαθησιακό υλικό είναι δύσκολο. Θυμηθείτε, κάθε μαθητής είναι ένα ξεχωριστό άτομο με συγκεκριμένες προτιμήσεις (υπάρχουν πράγματα που του αρέσουν ή όχι). Η συμμετοχή του μαθητή σας στη δημιουργία του ειδικού χώρου μελέτης θα βοηθήσει στο να αισθάνεται ήρεμος και καλά με τον χώρο μελέτης του.

3

ΤΙ ΕΙΝΑΙ Η ΟΡΑΣΗ;
Η ΟΠΤΙΚΗ ΟΞΥΤΗΤΑ 10/10 ΔΕΝ ΑΡΚΕΙ ΓΙΑ ΤΗ ΣΧΟΛΙΚΗ ΕΠΙΤΥΧΙΑ

Όταν η όραση λειτουργεί καλά καθοδηγεί και κατευθύνει.
Όταν δεν λειτουργεί καλά, εμποδίζει.

—John Streff, Οπτομέτρης

Η ΟΡΑΣΗ ΚΑΙ Η ΟΠΤΙΚΗ ΟΞΥΤΗΤΑ

Το 80% του συνόλου των εισερχόμενων πληροφοριών από τα αισθητηριακά όργανα είναι οπτικές. Χρησιμοποιούμε την όραση για να κατανοήσουμε το περιβάλλον και τη θέση μας μέσα σε αυτό, καθώς είναι η μόνη αίσθηση που απαιτεί μυϊκή/κινητική δράση, όπως όταν πετάμε μια μπάλα. Οι αισθήσεις της οσμής, της γεύσης, της ακοής και της αφής είναι παθητικές. Η όραση δεν συμβαίνει στα μάτια, συμβαίνει στον εγκέφαλο.

Οι συνήθεις εξετάσεις ματιών ελέγχουν το μάτι σαν όργανο, αλλά όχι τη σχέση ματιού-εγκεφάλου (οπτική επεξεργασία). Κάποιος μπορεί να έχει φυσιολογική (10/10) οπτική οξύτητα και να εξακολουθεί να έχει κάποια οπτική δυσλειτουργία που να δυσκολεύει τη μάθηση. Έτσι, τα προβλήματα όρασης των μαθητών συνήθως δεν εντοπίζονται, επειδή δεν σχετίζονται με την οπτική οξύτητα. Είναι η σύνδεση ματιού-εγκεφάλου που μπορεί να μην λειτουργεί σωστά. Υπάρχουν τουλάχιστον είκοσι οπτικές δεξιότητες που είναι απαραίτητες για τη μάθηση και οι οποίες δεν εξαρτώνται απευθείας με την «τέλεια» 10/10 οπτική οξύτητα για μακρινές αποστάσεις. Αν αυτές οι οπτικές δεξιότητες είναι ανεπαρκώς αναπτυγμένες, μπορεί να είναι πιο δύσκολο για κάποιον να φτάσει στο μέγιστο του δυναμικού του.

> ΥΠΑΡΧΟΥΝ ΤΟΥΛΑΧΙΣΤΟΝ ΕΙΚΟΣΙ ΟΠΤΙΚΕΣ ΔΕΞΙΟΤΗΤΕΣ ΠΟΥ ΕΙΝΑΙ ΑΠΑΡΑΙΤΗΤΕΣ ΓΙΑ ΤΗ ΜΑΘΗΣΗ ΚΑΙ ΟΙ ΟΠΟΙΕΣ ΔΕΝ ΕΞΑΡΤΩΝΤΑΙ ΑΠΕΥΘΕΙΑΣ ΜΕ ΤΟ ΝΑ ΔΙΑΘΕΤΕΙ ΚΑΠΟΙΟΣ «ΤΕΛΕΙΑ» 10/10 ΟΠΤΙΚΗ ΟΞΥΤΗΤΑ ΓΙΑ ΜΑΚΡΙΝΕΣ ΑΠΟΣΤΑΣΕΙΣ.

Τα προβλήματα στο σχολείο μπορεί να προέρχονται από μια αδιάγνωστη οπτική δυσκολία που σχετίζεται με τη μάθηση. Από τη στιγμή που ένα στα τέσσερα παιδιά έχει κάποιο πρόβλημα όρασης που παρεμβαίνει στη μάθηση, δεν αποτελεί έκπληξη το γεγονός ότι οι μαθητές που ταλαιπωρούνται συχνά στο σχολείο έχουν προβλήματα όρασης που δεν έχουν εντοπιστεί.[21] Οι τύποι των οπτικών δυσλειτουργιών που επηρεάζουν τη μάθηση σπάνια σχετίζονται με την οπτική οξύτητα. Τα πιο συνηθισμένα προβλήματα όρασης που επηρεάζουν τη μάθηση είναι η ακρίβεια στις κινήσεις των ματιών, η εστίαση σε κοντινές αποστάσεις ανάγνωσης και γραφής, η ικανότητα συντονισμού των δύο ματιών μεταξύ τους, και η οπτική-αντιληπτική επεξεργασία (ή σχέση ματιών-εγκέφαλο). Αυτά τα είδη προβλημάτων όρασης ενισχύονται με την κόπωση, την υπερβολική εργασία σε κοντινές στα μάτια αποστάσεις (20-40 εκ.) και την αυξημένη χρήση ψηφιακών συσκευών.

Τα προβλήματα όρασης, στην πλειοψηφία τους, δεν είναι εμφανή. Μπορεί να αναπτυχθούν με τον χρόνο, ή μπορεί να προκύψουν σαν αποτέλεσμα διάφορων μορφών εγκεφαλικών τραυματισμών (ακόμα και ήπιων). Αν δεν αντιμετωπιστούν, μπορεί να καταλήξουν σε δυσκολία στην εκτέλεση καθημερινών δραστηριοτήτων, σε κόπωση, σύγχυση ή άγχος, καθώς η οπτική εισροή στον εγκέφαλο δεν ταυτίζεται με τις υπόλοιπες αισθητηριακές πληροφορίες ή τον πραγματικό φυσικό κόσμο.[22]

Περισσότερο από το 80% των πληροφοριών μάθησης στην σχολική τάξη εξαρτάται από την όραση.[23] Πολλοί μαθητές με δυσλειτουργίες όρασης σχετιζόμενες με τη μάθηση, ωστόσο, περνούν επιτυχώς από τον έλεγχο της οπτικής οξύτητας που γίνεται στο σχολείο ή στον παιδίατρο.

Αυτό μπορεί να προκαλέσει σύγχυση, γιατί θεωρείται ότι η 10/10 οπτική οξύτητα είναι η καλύτερη όραση. Ωστόσο, οι περισσότερες οπτικές δυσλειτουργίες στη συνεργασία των ματιών (διόφθαλμη συνεργασία) καθώς και στην οπτική επεξεργασία και προσοχή, δεν έχουν επίπτωση στην οπτική οξύτητα, δηλαδή ένας μαθητής μπορεί να έχει κάποια οπτική δυσλειτουργία, παρ' ότι βλέπει καθαρά.

ΤΟ ΟΠΤΙΚΟ ΣΥΣΤΗΜΑ

Το ανθρώπινο οπτικό σύστημα είναι άμεσα συνδεδεμένο με τον εγκέφαλο μέσα από μια σύνθετη, περίπλοκη διαδικασία που επηρεάζει όλα όσα κάνει ένα άτομο. Η όραση συμμετέχει σε όλες τις δραστηριότητες που απαιτούνται στο σχολείο, τα αθλήματα, τα χόμπι και την εργασία. Είναι εξαιρετικά σημαντικό η όραση ενός ατόμου να λειτουργεί όσο το δυνατόν καλύτερα για να επιτρέπει τη βέλτιστη απόδοση σε όλες τις δραστηριότητες.

Ο Δρ Darrell Groman, που εξειδικεύεται στο Οπτομετρικό Vision Therapy (OVT) 25 χρόνια, σημειώνει ότι στο σχολείο πάντα μαθαίναμε για το ανθρώπινο μάτι σαν να υπήρχε μόνο ένα. Δείτε την Εικόνα # 2. Τι είναι αυτό που λείπει στην εικόνα όταν μαθαίνουμε για το ανθρώπινο μάτι; Λείπει το άλλο μάτι! Οι άνθρωποι έχουν δύο μάτια, και είναι τα μοναδικά κινούμενα μέρη του εγκεφάλου.

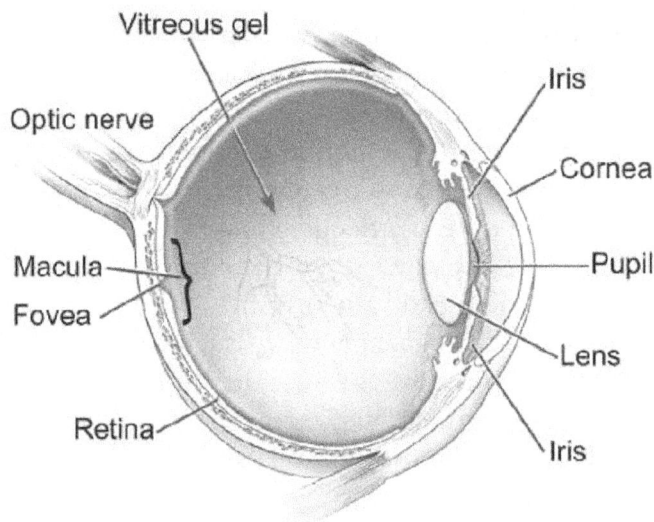

Εικόνα # 2: Το ανθρώπινο μάτι

Ωστόσο, η ανατομία του ανθρώπινου ματιού εξακολουθεί να διδάσκεται με τον ίδιο παλιό τρόπο, με την καθιερωμένη αντίληψη ότι η 10/10 οπτική οξύτητα είναι το μόνο που απαιτείται για τη φυσιολογική και τέλεια όραση. Η έννοια του ανθρώπινου ματιού, στον ενικό αριθμό, αναφέρεται στο Δημοτικό Σχολείο - και μετέπειτα συνεχίζει να διδάσκεται στα πεδία της ιατρικής, νοσηλευτικής, ψυχιατρικής και σε άλλα επαγγέλματα που αφορούν τη μελέτη της ανάπτυξης του ανθρώπου, παρά το γεγονός ότι οι άνθρωποι έχουν δύο μάτια.

Η αναλογία της κάμερας χρησιμοποιείται συχνά στην ανάλυση του τρόπου που δουλεύουν τα μάτια. Αυτή είναι μια άστοχη αναλογία. Η μόνη ομοιότητα μεταξύ μιας φωτογραφικής μηχανής και ενός ματιού είναι ότι και στις δύο περιπτώσεις το φως μπαίνει μέσα από ένα διάφραγμα ή μια κόρη· από εκεί και μετά, η διαδικασία είναι δραματικά διαφορετική. Η κάμερα έχει ένα διάφραγμα και το μάτι έχει μια κόρη. Και τα δυο αλλάζουν σύμφωνα με την ένταση του φωτός. Οι κάμερες αποτυπώνουν εικόνες. Τα μάτια στέλνουν πληροφορίες στον εγκέφαλο, ώστε να οργανωθούν οι πληροφορίες και να παραχθεί νόημα που να μπορεί να γίνει κατανοητό. Το μάτι και η οπτική διαδικασία είναι σαν μια φωτογραφική μηχανή, μόνο στην περίπτωση που θα τραβήξουν μια ταινία και θα συμπεριλάβουν τον φωτογράφο και τον σκηνοθέτη της ταινίας. Για να δείτε και να καταλάβετε τι βλέπετε, το φως από τα δύο μάτια πρέπει να συντονιστεί πριν ο εγκέφαλος καταλάβει τι να κάνει με αυτό. Αυτός ο συντονισμός του φωτός από τα δύο μάτια είναι πολύ πιο εύκολος εάν η κάθε εικόνα είναι καθαρή, ενιαία, και μοιάζει να έχει το ίδιο μέγεθος, σχήμα και θέση στο χώρο. Αυτή η διαδικασία περιλαμβάνει όλα τα μέρη των δύο ματιών, τα μονοπάτια που πηγαίνουν σε όλες τις περιοχές του εγκεφάλου, προηγούμενες οπτικές εμπειρίες, και ένα πλήθος από διαδικασίες νευρολογικής ανάδρασης που τελειοποιούν και δίνουν νόημα σε αυτό που βλέπουμε.

Δεν μπορούν όλοι να εστιάσουν και τα δύο μάτια στην ίδια θέση (απόσταση) την ίδια στιγμή. Υπάρχουν πολλοί που έχουν διπλή όραση (διπλωπία), η οποία δεν μπορεί να εντοπιστεί όταν εξετάζεται ένα μάτι κάθε φορά. Επιπλέον, η εστίαση και η προσοχή καθίστανται δύσκολες όταν υπάρχει θολή αντί για καθαρή όραση, διπλή αντί για ενιαία όραση, υπερβολική οπτική προσπάθεια αντί για άνετη όραση. Αυτό που δεν είναι επίσης κατανοητό είναι ότι η όραση συνδέεται με την ανθρώπινη συμπεριφορά.

ΑΥΤΟ ΜΟΙΑΖΕΙ ΠΕΡΙΠΛΟΚΟ!

Ναι, είναι περίπλοκο και σύνθετο και χρειάζεται ένας οπτομέτρης να κάνει πολλά χρόνια μεταπτυχιακή εκπαίδευση για να κατανοήσει το σύνολο της σχέσης ματιού-εγκεφάλου. Μετά την αποφοίτηση, μόνο μερικοί οπτομέτρες συνεχίζουν να μαθαίνουν για αυτές τις διαδικασίες. Οι πλειοψηφία μένει περισσότερο επικεντρωμένη σε άλλα θέματα που αφορούν τον οφθαλμό και την καθαρή 10/10 οπτική οξύτητα. Στην πραγματικότητα, η οπτική οξύτητα αντιπροσωπεύει περίπου 1-2% της συνολικής οπτικής επεξεργασίας.

Πολλά άτομα ελέγχουν μόνα τους την όρασή τους με το να εκτιμούν πόσο καθαρά φαίνονται αυτά που κοιτάζουν. Με αυτόν τον τρόπο, πολλά λειτουργικά προβλήματα όρασης, αλλά και προβλήματα που σχετίζονται με την υγεία των ματιών μένουν αδιάγνωστα και δεν αντιμετωπίζονται έγκαιρα. Ο καθένας πρέπει να κάνει έναν τακτικό και πλήρη έλεγχο της υγείας των ματιών στον οφθαλμίατρο και μια οπτομετρική αξιολόγηση της λειτουργικής και αντιληπτικής όρασης από έναν εξειδικευμένο οπτομέτρη. Η όραση είναι ένα από τα πολυτιμότερα δώρα. Πρέπει να την φροντίζετε διαρκώς.

Για να κατανοήσετε καλύτερα την «μεγάλη εικόνα» της όρασης θα βοηθούσε να μάθετε ποιες οπτικές δεξιότητες συμμετέχουν στην οπτική διαδικασία.

ΟΠΤΙΚΕΣ ΔΕΞΙΟΤΗΤΕΣ

Υπάρχουν πολλές οπτικές δεξιότητες. Δεν χρειάζεται να κατανοήσετε κάθε οπτική δεξιότητα, αλλά ο οπτομέτρης σας πρέπει να είναι ενήμερος. Μια πλήρης οπτομετρική αξιολόγηση από έναν εξειδικευμένο οπτομέτρη εξασφαλίζει ότι πιθανές δυσλειτουργίες και αδυναμίες της όρασης του μαθητή σας, θα εντοπιστούν και θα αντιμετωπιστούν. Στη συνέχεια ο μαθητής σας θα είναι σε θέση να χρησιμοποιήσει αποτελεσματικά τα *Μυστικά Όρασης για Σχολική Επιτυχία* που αναλύονται στα κεφάλαια 4-8.

Οι εξειδικευμένοι οπτομέτρες αναλύουν περισσότερες οπτικές δεξιότητες από την οπτική οξύτητα. Είναι καλά εκπαιδευμένοι να αξιολογούν τις οπτικο-κινητικές και αντιληπτικές δεξιότητες που είναι σημαντικές για τη μάθηση, και να παρέχουν Οπτομετρικό Vision Therapy (Training) όταν είναι απαραίτητο.

Οι οπτικές δεξιότητες που είναι κρίσιμες για τη βέλτιστη απόδοση αναλύονται στα επόμενα κεφάλαια. Κάθε τομέας της γραφής, της ορθογραφίας, της έκθεσης, των μαθηματικών και της ανάγνωσης απαιτούν ένα ξεχωριστό σύνολο οπτικών δεξιοτήτων. Συνδυαστικά, υπάρχουν πολλές οπτικές δεξιότητες σημαντικές για τη μάθηση. Έτσι, υπάρχουν πολλές περιοχές της όρασης που μπορούν να βοηθήσουν ή να παρεμποδίσουν την απόδοση. Δείτε το Παράρτημα #1 για μια λίστα οπτικών δεξιοτήτων που είναι σημαντικές για τη μάθηση.

ΠΩΣ ΝΑ ΓΝΩΡΙΖΩ ΠΟΙΟΝ ΕΙΔΙΚΟ ΟΡΑΣΗΣ ΝΑ ΕΠΙΣΚΕΦΘΩ;

Ο οπτομέτρης ειδικεύεται στη μέτρηση και ανάλυση της όρασης και των οπτικών δεξιοτήτων. Το αντικείμενο σπουδών του περιλαμβάνει τη μέτρηση διαθλαστικών ανωμαλιών (πρεσβυωπία, μυωπία, υπερμετρωπία, αστιγματισμό), την μέτρηση άλλων παραμέτρων της διόφθαλμης όρασης, των οφθαλμικών κινήσεων και της οπτικής επεξεργασίας. Είναι εκείνος που αξιολογεί και προτείνει την εφαρμογή απλών ή ειδικών φακών επαφής, βοηθημάτων χαμηλής όρασης και που παρέχει συμβουλές υγιεινής των ματιών και εργονομίας της όρασης. Σε κάποιες χώρες έχει περισσότερα δικαιώματα από ό,τι σε άλλες.

Εδώ και πολλές δεκαετίες οι οπτομέτρες έχουν αναγνωρίσει το σημαντικό ρόλο της οπτικής λειτουργίας σε όλες σχεδόν τις γνωστικές, αντιληπτικές και εκτελεστικές ανθρώπινες διαδικασίες. Σήμερα, ολοένα και περισσότερα παιδιά αντιμετωπίζουν αναπτυξιακού ή λειτουργικού τύπου οπτικές αδυναμίες. Ο οπτομέτρης είναι σε θέση να αξιολογήσει αυτές τις δυσλειτουργίες και αδυναμίες και να προσδιορίσει το βαθμό συμμετοχής τους σε μαθησιακές, κινητικές, γνωστικές δυσκολίες. Οι οπτομέτρες με αυτή την εξειδίκευση, αφιερώνουν πολλές ώρες κάθε χρόνο σε συνεχή εκπαίδευση μέσα από σεμινάρια, μεταπτυχιακά προγράμματα, ημερίδες και συνέδρια αποκλειστικά πάνω στην εξειδίκευση αυτή.

Στα Παραρτήματα #2-3 θα βρείτε περισσότερες λεπτομέρειες για τις ερωτήσεις που μπορείτε να κάνετε σε έναν οπτομέτρη σχετικά με την εξειδίκευσή του και την ακολουθία των τεστ που έχει στη διάθεσή του για μια πλήρη αξιολόγηση των οπτικών δεξιοτήτων που σχετίζονται με τη σχολική, οπτοκινητική και γνωστική απόδοση.

Η εξέταση της υγείας των ματιών και του οπτικού συστήματος αφορά τον οφθαλμίατρο και καλό είναι να γίνεται ο τακτικός οφθαλμολογικός έλεγχος, ώστε να εξασφαλίζεται η υγεία του οπτικού συστήματος. Πολλοί οφθαλμίατροι συνεργάζονται με οπτομέτρες για την ολοκληρωμένη διαχείριση προβλημάτων της όρασης.

ΓΙΑΤΙ ΧΡΕΙΑΖΟΜΑΙ ΕΝΑΝ ΕΞΕΙΔΙΚΕΥΜΕΝΟ ΟΠΤΟΜΕΤΡΗ ΓΙΑ ΤΗΝ ΑΞΙΟΛΟΓΗΣΗ ΤΗΣ ΟΡΑΣΗΣ;

Το επίπεδο νοημοσύνης ενός μαθητή είναι λιγότερο κρίσιμο για τη μάθηση από το να γνωρίζει πώς να χρησιμοποιεί αποτελεσματικά ορισμένες δεξιότητες. Κάθε μαθητής με ένα φυσιολογικό επίπεδο νοημοσύνης θα πρέπει να είναι σε θέση να έχει ευανάγνωστη γραφή, να γράφει σωστά όλες τις λέξεις σε ένα τεστ ορθογραφίας, να θυμάται μαθηματικές έννοιες, να γράφει μια ενδιαφέρουσα ιστορία, να απολαμβάνει την ανάγνωση. Όταν υπάρχει μια οπτική δυσλειτουργία ή αδυναμία, αυτές οι δεξιότητες δεν αποκτώνται εύκολα. Πριν δοκιμάσετε τα *Μυστικά Όρασης για Σχολική Επιτυχία*, είναι σημαντικό να έχετε κάνει μια ολοκληρωμένη, αναλυτική οπτομετρική αξιολόγηση οπτικών δεξιοτήτων από έναν οπτομέτρη, ο οποίος κατανοεί τον τρόπο με τον οποίο η όραση σχετίζεται με τη σχολική απόδοση. Σημαντικό επίσης είναι ένας οφθαλμίατρος να έχει ελέγξει ότι κάθε οφθαλμός, βυθός και οπτικό νεύρο είναι υγιή, χωρίς παθολογία.

ΟΠΤΟΜΕΤΡΙΚΗ ΑΞΙΟΛΟΓΗΣΗ ΟΡΑΣΗΣ

Συχνά, όταν οι μαθητές έχουν αναπτύξει νέες οπτικές δεξιότητες, δεν τις χρησιμοποιούν αυτόματα στους διάφορους τομείς μάθησης. Αυτό το βιβλίο συμβάλλει στη γεφύρωση του χάσματος, ώστε οι μαθητές να μπορούν να έχουν ακαδημαϊκή επιτυχία όταν χρησιμοποιούν αυτές τις ιδέες. Ως εκ τούτου, το βιβλίο δεν προορίζεται για να υποκαταστήσει μια οπτομετρική αξιολόγηση ή το οπτομετρικό vision training (ακολουθία εκπαίδευσης οπτικών δεξιοτήτων). Είναι σχεδιασμένο για μαθητές, οι οποίοι έχουν αναπτύξει τις οπτικές δεξιότητες που απαιτούνται για την εκτέλεση ακαδημαϊκών διαδικασιών όπως η γραφή, η ορθογραφία, η έκθεση, τα μαθηματικά και η ανάγνωση. Εάν ο μαθητής σας περάσει μια οπτομετρική αξιολόγηση και ο οπτομέτρης σας διαπιστώσει ότι όλες οι οπτικές δεξιότητες έχουν αναπτυχθεί και λειτουργούν σωστά, θα βρείτε τις συμβουλές του βιβλίου για κάθε μαθησιακή διαδικασία πολύ χρήσιμες. Όταν μια ή περισσότερες οπτικές δεξιότητες δεν έχουν ακόμη αναπτυχθεί σωστά, ένα πρόγραμμα Οπτομετρικού Vision Therapy (Training) υπό την καθοδήγηση ενός οπτομέτρη ίσως χρειαστεί για να «χτίσει» αυτές τις δεξιότητες. Δείτε στο Παράρτημα #3 το πλήθος των οπτικών δεξιοτήτων που αναλύονται, καθώς και των κατάλληλων τεστ που χρησιμοποιούνται για την ανάλυση των δεξιοτήτων που σχετίζονται με τη μάθηση.

ΤΟ ΒΙΒΛΙΟ ΔΕΝ ΠΡΟΟΡΙΖΕΤΑΙ ΓΙΑ ΝΑ ΥΠΟΚΑΤΑΣΤΗΣΕΙ ΜΙΑ ΟΠΤΟΜΕΤΡΙΚΗ ΑΞΙΟΛΟΓΗΣΗ Ή ΤΟ ΟΠΤΟΜΕΤΡΙΚΟ VISION TRAINING (ΑΚΟΛΟΥΘΙΑ ΕΚΠΑΙΔΕΥΣΗΣ ΟΠΤΙΚΩΝ ΔΕΞΙΟΤΗΤΩΝ). ΕΙΝΑΙ ΣΧΕΔΙΑΣΜΕΝΟ ΓΙΑ ΜΑΘΗΤΕΣ, ΟΙ ΟΠΟΙΟΙ ΕΧΟΥΝ ΑΝΑΠΤΥΞΕΙ ΤΙΣ ΟΠΤΙΚΕΣ ΔΕΞΙΟΤΗΤΕΣ ΠΟΥ ΑΠΑΙΤΟΥΝΤΑΙ ΓΙΑ ΤΗΝ ΕΚΤΕΛΕΣΗ ΑΚΑΔΗΜΑΪΚΩΝ ΔΙΑΔΙΚΑΣΙΩΝ, ΟΠΩΣ Η ΓΡΑΦΗ, Η ΟΡΘΟΓΡΑΦΙΑ, Η ΕΚΘΕΣΗ, ΤΑ ΜΑΘΗΜΑΤΙΚΑ ΚΑΙ Η ΑΝΑΓΝΩΣΗ.

Θυμηθείτε, δεν είναι όλες οι εξετάσεις ματιών το ίδιο. Όταν ελέγχονται οπτικές δεξιότητες που σχετίζονται με τη μάθηση, χρειάζεται μια αξιολόγηση που θα καθορίζει πόσο καλά ανεπτυγμένες είναι οι συγκεκριμένες οπτικές δεξιότητες. Μια τέτοια αξιολόγηση διαρκεί περισσότερο από τις συνηθισμένες και ίσως χρειαστεί παραπάνω από μια συναντήσεις.

ΤΙ ΑΚΡΙΒΩΣ ΕΙΝΑΙ ΤΟ ΟΠΤΟΜΕΤΡΙΚΟ VISION THERAPY (OVT);

Το Οπτομετρικό Vision Therapy (OVT) είναι ένα πρόγραμμα ασκήσεων με σκοπό την ανάπτυξη, αποκατάσταση ή βελτίωση των οπτικών δεξιοτήτων που εμποδίζουν την απόδοση στο σχολείο, στην εργασία ή στον αθλητισμό. Το OVT εκπαιδεύει το οπτικό σύστημα (μάτι-εγκέφαλος) να συλλέγει και να επεξεργάζεται οπτικές πληροφορίες γρήγορα, άνετα και αποτελεσματικά.

Η όραση κοινώς θεωρείται ως ένα στατικό σύστημα, αλλά στην πραγματικότητα είναι μια δυναμική διαδικασία. Το πως την αξιοποιούμε είναι κάτι που μαθαίνεται. Το OVT είναι ο πιο αποτελεσματικός τρόπος για να γίνει αυτό. «*Ένα βρέφος δεν γεννιέται με ένα οπτικό σύστημα που μοιάζει με αυτό του ενήλικα. Πρέπει να μάθει πώς θα το χρησιμοποιήσει. Όλοι μαθαίνουν διαφορετικά και με διαφορετικό ρυθμό, κάποιοι χρειάζονται καθοδήγηση ενώ άλλοι όχι*» (Brandon Begotka, OD). Η οπτομέτρης Δρ Vicky Vandervort αναφέρει: «*Το οπτομετρικό vision therapy είναι σαν τη λογοθεραπεία. Δεν υπάρχει κάποιο πρόβλημα με τη γλώσσα που λέει ‹εθ› αντί για ‹εσ›, όπως και δεν υπάρχει λάθος με τα μάτια που δεν μπορούν να στείλουν τις σωστές πληροφορίες στον εγκέφαλο*».

Ένας άλλος τρόπος για να καταλάβετε το OVT είναι μέσω της αναλογίας με έναν υπολογιστή από τους οπτομέτρες Δρ Jennifer Ceonzo και Moshe Roth. Αναφέρουν,

«*Βλέπουμε με το εγκέφαλο μας μέσα από τα μάτια μας. Το OVT δημιουργεί ένα αποτελεσματικό λογισμικό για την διαδικασία ματιού-εγκεφάλου. Χρησιμοποιώντας την όραση για να ολοκληρώσετε εργασίες είναι σαν να χρησιμοποιείτε έναν υπολογιστή και εκτυπωτή για να πληκτρολογήσετε ένα γράμμα. Όταν βλέπετε συνέχεια ένα λάθος στην εκτύπωση, πού είναι το πρόβλημα; Μπορεί να είναι ένα ελαττωματικό πληκτρολόγιο (μύες και βολβός ματιού), πιθανότατα ένα πρόβλημα στον εκτυπωτή (χέρια, πόδια, λεπτή κίνηση) ή στον σκληρό δίσκο (συντονισμός σημάτων από το μάτι στον εγκέφαλο). Το OVT είναι αποτελεσματικό σε προβλήματα πληκτρολογίου και σκληρού δίσκου. Τα μάτια είναι σαν το ποντίκι και το πληκτρολόγιο ενός υπολογιστή. Αυτές είναι οι πιο σημαντικές συσκευές τροφοδότησης για να εισέλθουν πληροφορίες στον υπολογιστή. Ο εγκέφαλος είναι ο επεξεργαστής του υπολογιστή. Το OVT επιτρέπει στον υπολογιστή να χρησιμοποιεί αποτελεσματικά το λογισμικό και επιτρέπει σε έναν μαθητή να επεξεργάζεται αποτελεσματικά περισσότερες πληροφορίες, να αντιλαμβάνεται, να εφαρμόζει όσα έχει μάθει και να φτάνει σε νέες ιδέες και γνωστικές διεργασίες. Το OVT επιτρέπει την εξαγωγή καλύτερων αποτελεσμάτων, όπως στην οθόνη του υπολογιστή, τον εκτυπωτή ή τα ηχεία. Το OVT βοηθά τους μαθητές να επεξεργαστούν καλύτερα τις πληροφορίες και βελτιώνει τις "συσκευές εξόδου" (κινήσεις των ματιών, συντονισμός ματιού/ χεριού, συντονισμός ματιού /σώματος)».*

Το OVT όχι μόνο εξασφαλίζει την ευκολία της ευθυγράμμισης των δύο ματιών, αλλά επίσης αναπτύσσει τις σημαντικές ικανότητες οπτικής σκέψης και οπτικής επεξεργασίας. Αυτό βοηθά τους μαθητές να έχουν μια καλύτερη αίσθηση και αντίληψη του ποιος, τι, πότε, πού, και γιατί. Όταν η οπτική διαδικασία λειτουργεί αποτελεσματικά, οι μαθητές δεν εκδηλώνουν ανεξέλεγκτες κινήσεις των ματιών, των χεριών και του σώματος. Ένα παράδειγμα θα ήταν ένας μαθητής που θέλει να πιάσει ένα ποτήρι νερό. Όταν η οπτική διαδικασία ενημερώνει το χέρι που να φτάσει, το χέρι εύκολα και με ακρίβεια φτάνει το ποτήρι και το σηκώνει. Όταν το οπτικό σύστημα κάνει λάθος εκτίμηση για το πού είναι το ποτήρι, είναι πιθανό το χέρι να χτυπήσει πάνω στο ποτήρι και να το ρίξει κάτω. Ειδικά σχεδιασμένοι θεραπευτικοί και λειτουργικοί οφθαλμικοί φακοί (γυαλιά) και πρίσματα θα βοηθήσουν τους μαθητές στην εξερεύνηση του περιβάλλοντός τους. Αυτοί οι ειδικοί φακοί (γυαλιά) μπορούν να βελτιώσουν την απόδοση στην ακαδημαϊκή και αθλητική προσπάθεια. Ο οπτομέτρης σας θα είναι σε θέση να καθορίσει εάν ο μαθητής σας θα επωφεληθεί από αυτούς τους φακούς.

Τι είναι το OVT;	Τι χρησιμοποιούν οι οπτομέτρες;	Ποιος είναι ο στόχος;
Ένα πρόγραμμα οπτικών διαδικασιών (ασκήσεων) υπό την επίβλεψη ενός οπτομέτρη Εξατομικευμένο να ταιριάζει στις οπτικές ανάγκες του ατόμου Περιλαμβάνει επισκέψεις στο οπτομετρικό γραφείο, μία ή δύο συνεδρίες την εβδομάδα για 30 με 60 λεπτά, μερικές φορές με παράλληλες ασκήσεις για το σπίτι	Θεραπευτικούς φακούς Πρίσματα Φίλτρα Κάλυπτρα Ηλεκτρονικούς πίνακες Σανίδες ισορροπίας Εργαλεία για συγκεκριμένες διαδικασίες	Να βοηθήσει στην ανάπτυξη ή βελτίωση βασικών οπτικών δεξιοτήτων Να βελτιώσει την οπτική άνεση, χαλάρωση και λειτουργία Να αλλάξει τον τρόπο που το άτομο λαμβάνει και δίνει νόημα στις οπτικές πληροφορίες

Πηγή: *www.covd.org*

ΠΕΡΙΛΗΨΗ

Οι μαθησιακές δυσκολίες μπορεί να σχετίζονται με ένα μη διαγνωσμένο πρόβλημα όρασης. Οι πιο συνηθισμένες οπτικές δυσλειτουργίες – αδυναμίες που σχετίζονται με τη μάθηση αφορούν τομείς όπως την οπτική παρακολούθηση, την εστίαση για κοντά (επίπεδο βιβλίου), τη συνεργασία των ματιών, την οπτική-αντιληπτική επεξεργασία ή την επεξεργασία ματιού-εγκεφάλου. Αυτές οι μορφές οπτικών προβλημάτων επιδεινώνονται με την κούραση, την παρατεταμένη κοντινή εργασία, και την αυξημένη χρήση ψηφιακών συσκευών. Το Οπτομετρικό Vision Therapy είναι ένα αποτελεσματικό πρόγραμμα εκπαίδευσης της όρασης. Η φροντίδα από έναν

ΤΙ ΕΙΝΑΙ Η ΟΡΑΣΗ;

εξειδικευμένο οπτομέτρη θα εξασφαλίσει την κατάλληλη αξιολόγηση και θεραπεία, έτσι ώστε ο μαθητής σας να έχει τις απαραίτητες οπτικές δεξιότητες και να είναι σε θέση να κάνει χρήση των *Μυστικών Όρασης για Σχολική Επιτυχία*.

ΜΕΡΟΣ ΙΙ

Η ΤΕΧΝΙΚΗ: ΜΥΣΤΙΚΑ ΟΡΑΣΗΣ ΓΙΑ ΜΑΘΗΣΗ

4

ΜΥΣΤΙΚΑ ΟΡΑΣΗΣ ΓΙΑ ΤΗ ΓΡΑΦΗ
Η ΓΡΑΦΗ ΚΑΙ ΟΙ ΠΡΩΤΕΣ ΕΝΤΥΠΩΣΕΙΣ ΔΙΑΡΚΟΥΝ ΓΙΑ ΜΙΑ ΖΩΗ

Από όλους τους τρόπους που εκφραζόμαστε μη λεκτικά,
τίποτα δεν είναι
τόσο προσωπικό όσο ο γραφικός μας χαρακτήρας.

—Betty Edwards

Θεωρεί ένας δάσκαλος αρχικά τον μαθητή με φτωχή γραφή ως ακαδημαϊκά πιο αδύναμο μέχρι να αποδειχθεί το αντίθετο; Μήπως ένας εργοδότης αγνοεί πρόχειρες ή δυσανάγνωστες αιτήσεις εργασίας; Πώς μπορεί η φτωχή γραφή να επηρεάσει την προαγωγή στη δουλειά; Μια μέρα, όταν ο μαθητής ή η μαθήτριά σας υποβάλλει αίτηση για δουλειά, θα κληθεί να συμπληρώσει κάποια έγγραφα λίγο πριν τη συνέντευξη. Αν ο γραφικός χαρακτήρας είναι πρόχειρος, ο συνεντευξιαστής μπορεί να έχει μια αρνητική πρώτη εντύπωση για τον υποψήφιο, ακόμη και πριν αρχίσει η συνέντευξη. Την πρώτη ημέρα του σχολείου, εάν ένας μαθητής επιστρέψει ένα φύλλο χαρτί με ωραίο γραφικό χαρακτήρα, ο καινούριος δάσκαλος θα αποκτήσει μια πιο θετική εντύπωση για τις ικανότητες του μαθητή από ό,τι εάν το γράψιμο στο χαρτί ήταν πρόχειρο. Η καλή γραφή μπορεί να δώσει ένα σημαντικό πλεονέκτημα για την επίτευξη καλύτερων βαθμών.

Όταν τα παιδιά μου πήγαν από τη σχολή Montessori στο δημόσιο σχολείο ήξερα ότι θα βαθμολογούνταν για τη γραφή. Ο γιος μου Andrew στη Πέμπτη τάξη είχε πολλές κακές συνήθειες στον τρόπο γραφής του και ο γραφικός του χαρακτήρας έμοιαζε με εκείνον ενός παιδιού στο νηπιαγωγείο. Δούλεψα μαζί του για περίπου δύο εβδομάδες για να τον βοηθήσω να αλλάξει τις κακές συνήθειες. Στο μέσον της ίδιας τάξης, ο δάσκαλος του κράτησε το χαρτί του και ανακοίνωσε ότι ήταν το καλύτερο γραπτό της τάξης.

Σήμερα, στα σχολεία, δίνεται λιγότερη έμφαση στη σημασία της επισεσυρμένης γραφής. Αυτό συμβαίνει κυρίως επειδή υπάρχει η αντίληψη ότι οι υπολογιστές έχουν αντικαταστήσει την ανάγκη της καλής γραφής. Επίσης, η διδασκαλία της επισεσυρμένης γραφής έχει εγκαταλειφθεί σε πολλά σχολεία, ώστε να υπάρχει χρόνος να διδάξουν τα νέα πρότυπα. Νέες έρευνες παρέχουν ισχυρές αποδείξεις ότι η επισεσυρμένη γραφή πρέπει να διατηρηθεί στα σχολικά προγράμματα. Τα νέα στοιχεία δείχνουν ότι υπάρχουν ισχυροί δεσμοί ανάμεσα στο γράψιμο με το χέρι και τη συνολική εκπαιδευτική ανάπτυξη της ανάγνωσης και της γραφής.[24] Η εκμάθηση της γραφής βοηθά στην ανάπτυξη σημαντικών περιοχών στον εγκέφαλο για την αναγνώριση λέξεων, η οποία έχει θετική επίδραση στην ανάγνωση.

Η έρευνα δείχνει ότι τα παιδιά μαθαίνουν να διαβάζουν πιο γρήγορα και είναι σε θέση να σχηματίζουν ιδέες και να διατηρούν πληροφορίες πιο αποτελεσματικά μετά από την κατάκτηση καλών δεξιοτήτων γραφής. Πρόσφατα αποδεικτικά στοιχεία δείχνουν επίσης ότι υπάρχει ένα μοναδικό κύκλωμα νευρώνων που δημιουργείται όταν γράφουμε, ιδιαίτερα με επισεσυρμένη γραφή. Αυτό το κύκλωμα δημιουργεί έναν ξεχωριστό τρόπο βελτίωσης της αναγνώρισης λέξεων. Τρεις περιοχές του εγκεφάλου που είναι σημαντικές για την ανάγνωση διεγείρονται όταν γράφουμε λέξεις. Τέλος, παιδιά με καλύτερη γραφή παρουσιάζουν ενεργοποίηση περισσότερων νευρώνων σε περιοχές που σχετίζονται με τη μνήμη, που ενεργοποιεί τη δημιουργική σκέψη.²⁵ Τα αποδεικτικά στοιχεία κάνουν ξεκάθαρη τη σημασία των δεξιοτήτων γραφής στη μάθηση.

Η ΕΡΕΥΝΑ ΔΕΙΧΝΕΙ ΟΤΙ ΤΑ ΠΑΙΔΙΑ ΜΑΘΑΙΝΟΥΝ ΝΑ ΔΙΑΒΑΖΟΥΝ ΠΙΟ ΓΡΗΓΟΡΑ ΚΑΙ ΕΙΝΑΙ ΣΕ ΘΕΣΗ ΝΑ ΣΧΗΜΑΤΙΖΟΥΝ ΙΔΕΕΣ ΚΑΙ ΝΑ ΔΙΑΤΗΡΟΥΝ ΠΛΗΡΟΦΟΡΙΕΣ ΠΙΟ ΑΠΟΤΕΛΕΣΜΑΤΙΚΑ ΜΕΤΑ ΑΠΟ ΤΗΝ ΚΑΤΑΚΤΗΣΗ ΚΑΛΩΝ ΔΕΞΙΟΤΗΤΩΝ ΓΡΑΦΗΣ.

Αν ένα εκπαιδευτικό σύστημα καταργήσει τη διδασκαλία δεξιοτήτων γραφής, οι γονείς είναι αυτοί που πρέπει να βοηθήσουν τα παιδιά να μάθουν να γράφουν σωστά. Αυτό το κεφάλαιο σχετικά με τη γραφή, παρέχει ιδέες για το πώς να βοηθήσετε να γίνει η γραφή ευχάριστη αντί για αγγαρεία.

ΠΡΩΤΕΣ ΕΝΤΥΠΩΣΕΙΣ

Παρ' όλο που είναι αλήθεια ότι δεν υπάρχουν επαρκή δεδομένα που να συνδέουν τη ευφυΐα με τη γραφή, πολλοί άνθρωποι έχουν μια προκατειλημμένη αντίληψη ότι η κακή γραφή είναι ισοδύναμη με χαμηλότερη ευφυΐα. Αυτός είναι ένας επιπλέον λόγος που η καλή γραφή είναι σημαντική. Το ελκυστικό χειρόγραφο δίνει μια καλή πρώτη εντύπωση, γιατί όσοι θα βλέπουν το χειρόγραφο θα σκέφτονται αυτόματα πιο θετικά για την ικανότητα κάποιου να είναι τακτικός και καλά οργανωμένος. Είναι σύνηθες για όσους παρατηρούν μια κακή γραφή να κρίνουν την ευφυΐα και την οργάνωση του ατόμου με βάση το χειρόγραφό του. Όταν η γραφή είναι προβληματική, η έκθεση μπορεί επίσης να επηρεαστεί αρνητικά, καθώς ο μαθητής γράφει μικρότερες προτάσεις και μικρότερες λέξεις, έτσι ώστε να μην χρειάζεται να γράφει πολύ. Η φτωχή ικανότητα γραφής μπορεί να επηρεάσει τις επιδόσεις στο σχολείο και άλλες πτυχές της ζωής.

Δείτε το παράδειγμα της Εικόνας #3. Διαβάστε τις δύο καταχωρίσεις. Ποια είναι η δική σας εντύπωση για τους συγγραφείς των δύο παραγράφων; Αν η πρώτη παράγραφος ανήκει σε ένα μαθητή της πρώτης τάξης και η δεύτερη σε ένα στέλεχος επιχείρησης, θα σας φανεί αναμενόμενο. Αν, όμως, η πρώτη παράγραφος ανήκει στο στέλεχος της επιχείρησης και η δεύτερη σε ένα μαθητή, οι πληροφορίες ενδέχεται να μην ταιριάζουν με την αρχική σας εντύπωση. Αν η πρώτη ανήκει σε ένα γιατρό, μπορεί να το θεωρήσετε λογικό, επειδή είναι γνωστό ότι οι γιατροί είναι ένα από τα λίγα επαγγέλματα που δικαιολογούνται για τον κακό τρόπο γραφής τους. Αυτές οι αναντιστοιχίες συμβαίνουν επειδή το μυαλό μας συνεχώς παίρνει αποφάσεις για αυτό που παρατηρούμε.

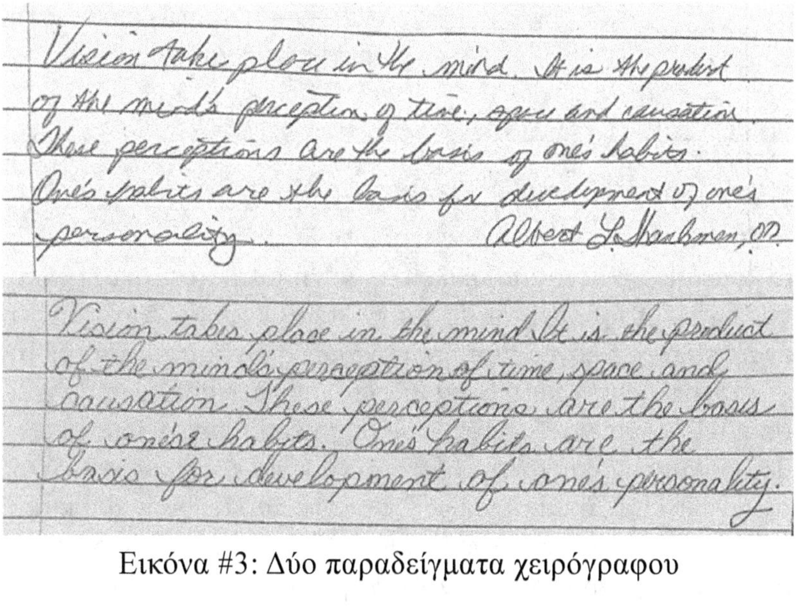

Εικόνα #3: Δύο παραδείγματα χειρόγραφου

ΓΙΑΤΙ ΕΙΝΑΙ Η ΓΡΑΦΗ ΤΟΣΟ ΔΥΣΚΟΛΗ ΓΙΑ ΠΟΛΛΟΥΣ ΜΑΘΗΤΕΣ;

Ένας λόγος για την κακή γραφή είναι ότι τα παιδιά καλούνται να γράψουν προτού να είναι αναπτυξιακά έτοιμα να εκτελέσουν τη δεξιότητα με ευκολία. Η εκμάθηση της γραφής πριν την ανάπτυξη της λεπτής κινητικότητας του χεριού, που είναι απαραίτητη στην αποτελεσματική γραφή, έχει σαν αποτέλεσμα τη χρήση κακών συνηθειών για τη διεκπεραίωση της όποιας εργασίας. Η ικανότητα εύκολης και αβίαστης γραφής απαιτεί καλό έλεγχο της λεπτής κίνησης που είναι συνήθως αναπτυξιακά παρούσα όταν τα κορίτσια φτάνουν εννέα χρονών και τα αγόρια δέκα. Προκειμένου να ολοκληρωθούν οι απαιτούμενες γραπτές εργασίες πριν από αυτές τις ηλικίες, πολλά παιδιά πρέπει να υιοθετήσουν συνήθειες που παρεμποδίζουν την καλή γραφή. Αυτές οι συνήθειες μπορεί να διαρκέσουν μια ζωή, έτσι όταν ένα παιδί είναι αναπτυξιακά έτοιμο να γράψει καλά, οι κακές συνήθειες εμποδίζουν την εκδήλωση καλών δεξιοτήτων γραφής. Αυτό το κεφάλαιο σχετικά με τη γραφή διδάσκει πώς να επανεκπαιδεύσετε και να αναπτύξετε καλές κινητικές δεξιότητες για σταθερά καλή γραφή και πώς να προπονήσετε τους μαθητές, ώστε να μπορούν να εξαλείψουν τις συνήθειες που τους εμποδίζουν να αποκτήσουν καλή γραφή.

Ειδικές οπτικές δεξιότητες απαιτούνται για την ολοκλήρωση των δραστηριοτήτων γραφής στο κεφάλαιο αυτό. Αν ένας μαθητής παρουσιάζει προβλήματα σε μια ή περισσότερες από τις οπτικές δεξιότητες που παρατίθενται ή είναι ασαφές αν αυτές είναι καλά ανεπτυγμένες, προγραμματίστε ένα ραντεβού με έναν οπτομέτρη που ειδικεύεται στο Οπτομετρικό Vision Therapy για την αξιολόγηση και αντιμετώπιση αυτών των δεξιοτήτων.

ΟΠΤΙΚΕΣ ΔΕΞΙΟΤΗΤΕΣ ΓΙΑ ΤΗΝ ΓΡΑΦΗ

Οι οπτικές δεξιότητες που είναι σημαντικές για την καλή γραφή περιλαμβάνουν:

Οπτικές Δεξιότητες	Ορισμός
Ομαλές οφθαλμικές κινήσεις παρακολούθησης	Η διατήρηση της εστίασης των ματιών σε ένα κινούμενο αντικείμενο στο χώρο
Προσαρμογή - Εστίαση	Η ικανότητα καθαρής εστίασης σε κάθε απόσταση (μακριά ή κοντά στα μάτια)
Μονή Όραση	Το να βλέπουμε το αντικείμενο μονό και όχι διπλό όταν το κοιτάμε με τα δύο μάτια
Περιφερική Όραση	Η ικανότητα συνολικής αντίληψης οπτικών πληροφοριών από το χώρο με σταθερό βλέμμα
Συνεργασία ματιού χεριού	Η ικανότητα συντονισμού ματιών και χεριού

Ομαλές οφθαλμικές κινήσεις παρακολούθησης: Όταν ένας μαθητής έχει προβλήματα με τις κινήσεις παρακολούθησης δεν μπορεί να κρατήσει εύκολα την μύτη του μολυβιού στη σωστή γραμμή καθώς γράφει.

Προσαρμογή - Εστίαση: Η εστίαση είναι σημαντική για να βλέπει ο μαθητής ποια γραμμή πρέπει να ακουμπά η άκρη του μολυβιού όταν γράφει. Όλες οι εργασίες που περιλαμβάνουν γράψιμο απαιτούν συνεχή εστίαση.

Μονή όραση: Η διπλωπία, ή το να βλέπει κάποιος διπλό αντί για ένα το αντικείμενο που κοιτάει, καθιστά πολύ δύσκολη την σωστή τοποθέτηση και οριοθέτηση των γραμμάτων στη σελίδα. Όταν η γραμμή ή η άκρη του μολυβιού είναι διπλή κατά τη διάρκεια της γραφής, τα γράμματα μπορεί να μπουν σε λάθος θέση.

Περιφερική όραση: Βοηθά τον μαθητή να γνωρίζει πού πηγαίνει το μολύβι, να γράφει ίσιες γραμμές στη σελίδα και να τηρεί σωστές αποστάσεις. Τα μάτια πρέπει να καθοδηγούν το χέρι. Αν η περιφερειακή όραση είναι συμπιεσμένη, είναι δύσκολο για τα μάτια να προβλέψουν πού πρέπει να πάει το μολύβι. Όταν ο μαθητής κρατάει την αναπνοή του καθώς γράφει ή πιέζεται υπερβολικά, μπορεί να συρρικνωθεί προσωρινά η περιφερική του όραση.

Συντονισμός μάτι-χέρι: Όταν τα μάτια εκτιμούν λανθασμένα τη θέση των αντικειμένων στο χώρο, τότε το χέρι που ελέγχει το μολύβι μπορεί να αστοχήσει λίγο πριν ή λίγο μετά από τη γραμμή της σελίδας. Ο φτωχός συντονισμός είναι εμφανής όταν η γραφή είναι πρόχειρη, χωρίς οργάνωση.

ΧΡΟΝΟΣ ΠΟΥ ΑΠΑΙΤΕΙΤΑΙ

Χρειάζεστε μόνο δέκα με δεκαπέντε λεπτά κάθε μέρα για να βελτιώσετε το γράψιμο. Χρησιμοποιήστε ένα μέρος του χρόνου για να μάθετε να κάνετε τρία γράμματα, και το άλλο μέρος για να κάνετε δραστηριότητες που θα ενδυναμώσουν τα δάκτυλα και την ευελιξία του χεριού. Μετά από περίπου δύο εβδομάδες, η νέα τοποθέτηση του χεριού και του σώματος για αποτελεσματική γραφή, θα γίνει αυτόματη. Μόλις επέλθει η αυτόματη λειτουργία, ο χρόνος πρακτικής συνήθως μειώνεται στα πέντε λεπτά περίπου.

ΠΡΟΠΟΝΗΣΗ

Οι μαθητές χρειάζονται έναν προπονητή, και για πολλά παιδιά αυτός συνήθως είναι ένας από τους γονείς του. Όπως αναφέρεται στο Κεφάλαιο 1, είναι πολύ σημαντικό να θυμάστε τη σχέση προπονητή-μαθητή. Μην υποδεικνύετε – αντ' αυτού, να κάνετε ερωτήσεις όταν καθοδηγείτε τον μαθητή να διορθώσει ή να βελτιώσει την απόδοση του. Χρησιμοποιήστε θετική ενθάρρυνση και θετικές προτάσεις, έτσι ώστε ο μαθητής να ανακαλύψει πώς να διορθωθεί στους τομείς που δεν είναι καλός. Η δουλειά του προπονητή είναι δύσκολη, γιατί πρέπει να είναι σε θέση να παρακολουθεί περίπου δεκατέσσερις διαφορετικές δεξιότητες ταυτόχρονα και να ενθαρρύνει τον μαθητή όταν πρέπει να γίνουν διορθώσεις στη στάση, τη λαβή μολυβιού και τη μορφή των γραμμάτων.

Είναι κρίσιμο για τους μαθητές να βλέπουν τον προπονητή ως προπονητή και όχι ως γονέα. Σκεφτείτε το έτσι: σε μια αθλητική ομάδα, ο προπονητής μπορεί να ζητήσει από τους παίκτες να αλλάξουν κάτι για να βελτιώσουν μια δεξιότητα. Ο παίκτης δεν αντιστέκεται και βάζει τα δυνατά του για να πράξει ό,τι λέει ο προπονητής. Με το να αντιμιλάει στον προπονητή, να κλαίει ή να αντιστέκεται στις προτάσεις του, μπορεί να πετύχει την παραμονή του στον πάγκο, χωρίς να έχει την ευκαιρία να παίξει. Οι ίδιες προσδοκίες ισχύουν στην προπονητική για τα *Μυστικά Όρασης για Σχολική Επιτυχία*. Η καλλιέργεια θετικής συμπεριφοράς επιτυγχάνεται καλύτερα με τη θετική προπόνηση. Οι προπονητές πρέπει να αναδεικνύουν τις καλές δεξιότητες που παρατηρούν στους μαθητές τους και να θέτουν ερωτήσεις για να τους βοηθήσουν να ανακαλύψουν τι πρέπει να αλλάξουν και να βελτιώσουν. Ένα παράδειγμα θετικής καθοδήγησης είναι το εξής: «*Ανδρέα, με ποια δύο δάχτυλα κρατάμε το μολύβι;*», σε αντίθεση με το εξής: «*Ανδρέα, κρατάς το μολύβι λάθος*». Η θετική καθοδήγηση είναι κρίσιμη για την επίτευξη του υψηλότερου επιπέδου δεξιοτήτων στο συντομότερο χρονικό διάστημα. Το βιβλίο *How To Talk So Kids Will Listen & Listen So Kids Will Talk* των Adele Faber και Elaine Mazlish είναι μια πηγή περισσότερων ιδεών για το πώς να επιτευχθεί ένα θετικό περιβάλλον για την μεγαλύτερη δυνατή επιτυχία.[26]

> **Ο Γιάννης ήταν απογοητευμένος με την γραφή του**
>
> Αν και έξυπνο παιδί, είχε εξαιρετική δυσκολία στο να αναπτύσσει τις ιδέες του στο χαρτί, εξαιτίας της αδυναμίας του να γράφει ευανάγνωστα. Αυτό οδήγησε σε κακούς βαθμούς σε οποιοδήποτε θέμα περιελάμβανε γράψιμο. Ο Γιάννης είχε μάθει να γράφει από πολύ μικρή ηλικία και είχε αποκτήσει πολλές συνήθειες που τον απομάκρυναν από έναν ευανάγνωστο γραφικό χαρακτήρα. Δυσκολευόταν στη λαβή του μολυβιού, το οποίο κρατούσε με τη γροθιά. Τηρούσε λοξή στάση και η μύτη του ήταν συνήθως πολύ κοντά στο χαρτί. Με εργασία περίπου 10 λεπτών την ημέρα με τη μητέρα του ως προπονήτρια, άρχισε να αλλάζει συνήθειες μέσα σε μόλις δύο εβδομάδες. Ανέφερε με ενθουσιασμό ότι πήρε Β σε μια γραπτή εργασία και ο δάσκαλος είχε σημειώσει ότι το γραπτό του ήταν καθαρό και ευανάγνωστο.

ΥΛΙΚΑ ΠΟΥ ΑΠΑΙΤΟΥΝΤΑΙ

Μόλις το οπτικό σύστημα του μαθητή αποκτήσει τις κατάλληλες οπτικές δεξιότητες που απαιτούνται για καλή γραφή, θα είναι έτοιμος να συγκεντρώσει τα απαραίτητα υλικά για τη δημιουργία του ιδανικού περιβάλλοντος για άψογο γράψιμο.

- Ειδικό χαρτί με αραιές γραμμές και μια κεντρική διακεκομμένη
- Μολύβι
- Καρέκλα, ώστε τα πέλματα να είναι επίπεδα στο πάτωμα
- Τραπέζι, ώστε τα μάτια να βρίσκονται σε απόσταση 40 εκατοστών από την επιφάνειά του
- Κεκλιμένο επίπεδο-επιφάνεια εργασίας (20 μοίρες)

- Μαρκαδόρο
- Χαρτί διαστάσεων 20 x 27 εκ.
- Σκληρό πηλό
- Μπατόν
- Τράπουλα (παιχνίδι)
- Δυνατό φωτισμό χωρίς φθορισμό

ΣΤΟΙΧΕΙΑ ΤΗΣ ΓΡΑΦΗΣ

1. Το γραφείο και η καρέκλα

Ένα παλιό ξύλινο γραφείο, με ρυθμιζόμενο κάθισμα και ρυθμιζόμενη επιφάνεια σε κλίση 20 μοίρες, παρέχει σωστή τοποθέτηση στο σώμα. Η έρευνα του Δρ Darrell Boyd Harmon δείχνει πόσο σημαντικό είναι το γραφείο και το κάθισμα για την βέλτιστη μάθηση στην τάξη. [27]

> Η ΕΡΕΥΝΑ ΤΟΥ ΔΡ DARRELL BOYD HARMON ΔΕΙΧΝΕΙ ΠΟΣΟ ΣΗΜΑΝΤΙΚΟ ΕΙΝΑΙ ΤΟ ΓΡΑΦΕΙΟ ΚΑΙ ΤΟ ΚΑΘΙΣΜΑ ΓΙΑ ΤΗΝ ΒΕΛΤΙΣΤΗ ΜΑΘΗΣΗ ΣΤΗΝ ΤΑΞΗ.

Αυτή η θέση μπορεί επίσης να δημιουργηθεί σε οποιοδήποτε τραπέζι με τη χρήση μιας υπερυψωμένης καρέκλας και στηρίζοντας τα πόδια του μαθητή σε ένα κουτί. Δείτε την Εικόνα #1 στο κεφάλαιο 1 για τη σωστή καθιστή στάση.

Όταν το ύψος του τραπεζιού και του καθίσματος είναι σωστά, βεβαιωθείτε ότι η κορυφή του τραπεζιού έχει κλίση 20 μοίρες. Εναλλακτικά, τοποθετήστε μια κεκλιμένη επιφάνεια στο πάνω μέρος του τραπεζιού στις 20 μοίρες. Μια άλλη επιλογή είναι ένα ντοσιέ με 3 κρίκους ο οποίος να δημιουργεί μια κλίση κοντά στις 20 μοίρες.

2. Θέση σώματος

Τα πόδια πρέπει να είναι επίπεδα, παράλληλα με το πάτωμα, με τα γόνατα λυγισμένα σε γωνία 90 μοιρών. Αν αυτό δεν είναι δυνατό, αυξήστε ή μειώστε το μέγεθος του υποποδίου ή ενός κουτιού. Μια άλλη ιδέα είναι να χρησιμοποιήσετε μια στοίβα βιβλίων πάνω στην οποία θα τοποθετηθούν τα πόδια. Η πλάτη του μαθητή πρέπει να είναι ίσια, χωρίς να γέρνει προς το πίσω μέρος της καρέκλας. Τα μόνα μέρη του σώματος που ακουμπούν μια επιφάνεια θα πρέπει να είναι τα πέλματα του κάθε ποδιού και οι γλουτοί του μαθητή προς την άκρη της καρέκλας. Αυτό δημιουργεί ένα αποτέλεσμα τρίποδα. Η παλάμη του μη κυρίαρχου χεριού κρατάει το χαρτί, και το κυρίαρχο χέρι κρατά το μολύβι σωστά και στηρίζεται απαλά στο χαρτί. Το κεφάλι και το σώμα πρέπει πάντα να είναι κεντραρισμένα στο χαρτί. Δεν πρέπει να υπάρχει κλίση της κεφαλής ή το σώμα να μετατοπίζεται προς μια πλευρά. Η απόσταση από τα μάτια μέχρι το χαρτί πρέπει να είναι ίση με την απόσταση από τις αρθρώσεις των δακτύλων μέχρι τον αγκώνα. Αυτή η απόσταση ονομάζεται απόσταση του Harmon.[27]

3. Το σωστό χαρτί

Το χαρτί που απαιτείται για την άσκηση είναι ο τύπος που χρησιμοποιείται στο νηπιαγωγείο, με αραιές γραμμές και μια διακεκομμένη γραμμή μεταξύ των συνεχόμενων. Μπορείτε να το βρείτε στα καταστήματα σχολικών ειδών, ή μπορείτε να δημιουργήσετε το δικό σας. Προτιμώ αυτά που έχουν προσανατολισμό σε κατακόρυφο και όχι οριζόντιο επίπεδο. Δείτε την Εικόνα #4 για ένα δείγμα του χαρτιού που απαιτείται.

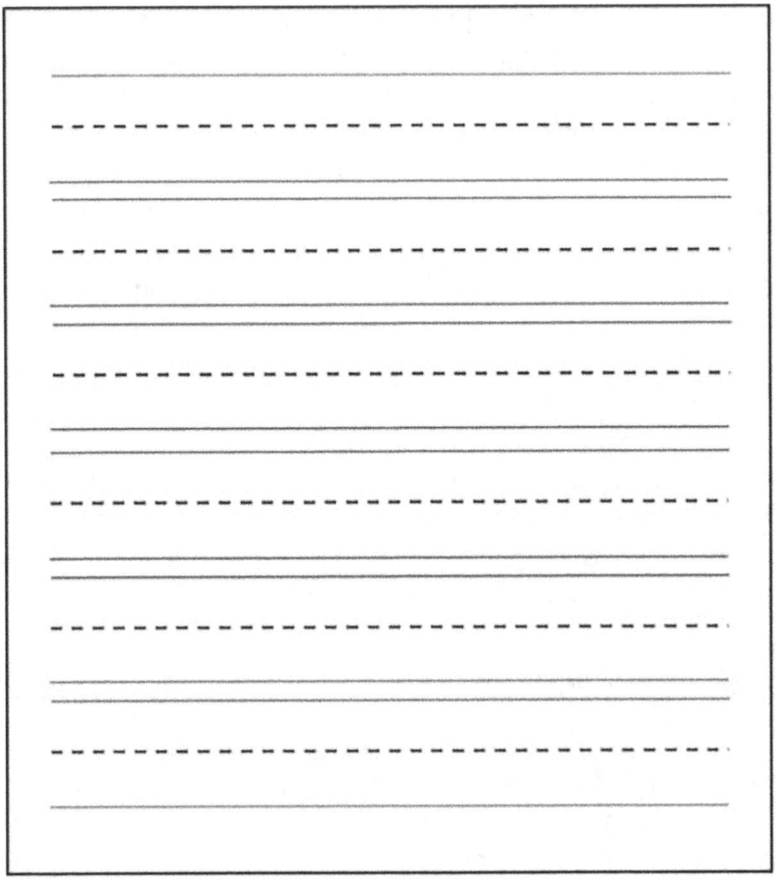

Εικόνα #4: Χαρτί με γραμμές

4. Μολύβι και λαβή

Χρησιμοποιήστε ένα συνηθισμένο μολύβι, νούμερο 2. Με έναν μαρκαδόρο μακράς διαρκείας, κάντε μια γραμμή γύρω από το μολύβι περίπου 2,5 εκ. από τη μύτη του μολυβιού, Βλέπε Εικόνα #5. Αυτή η γραμμή θα χρησιμοποιηθεί για την τοποθέτηση των δακτύλων, έτσι ώστε η μύτη να μην καλύπτεται και να είναι εμφανής κατά τη γραφή. Ο στόχος είναι να μπορούν όλοι οι μαθητές να γράψουν καλά με ή χωρίς τη χρήση βοηθήματος γραφής ή ελαστικής λαβής μολυβιού. Αυτοί οι τύποι βοηθημάτων προσφέρουν την αίσθηση της άνεσης, αν κάποιος πρέπει να γράφει για μεγάλο χρονικό διάστημα, αλλά για την ενίσχυση αυτής της ικανότητας δεν χρησιμοποιούμε τις ελαστικές λαβές, που μπορούν να προστεθούν, αν είναι επιθυμητό, μόλις κατακτηθεί η καλλιγραφία. Όταν κατακτηθούν τα μυστικά όρασης που απαιτούνται για την καλλιγραφία, ο μαθητής θα είναι σε θέση να πιάσει οποιοδήποτε μέσο γραφής ανά πάσα στιγμή και να το χρησιμοποιήσει, για να δημιουργήσει ωραία γραπτά.

Πιάστε το μολύβι ακριβώς πάνω από τη σημαδεμένη γραμμή με τον δείκτη και τον αντίχειρα. Αφήστε το μολύβι απαλά στο μεσαίο δάκτυλο. Βλέπε Εικόνα #5. Πολλές φορές, οι μαθητές μαθαίνουν να γράφουν πριν τα δάχτυλά τους να είναι έτοιμα να πιάσουν σωστά και φυσικά οποιοδήποτε αντικείμενο. Έτσι, αναπτύσσουν μια ακατάλληλη λαβή που εμποδίζει την καλή γραφή. Θα χρειαστεί αρκετή θετική καθοδήγηση για να αλλάξει μια λανθασμένη λαβή σε σωστή. Είναι, όμως, σημαντική η αλλαγή, για να επιτευχθεί η σωστή τοποθέτηση των γραμμάτων και η αβίαστη καλλιγραφία.

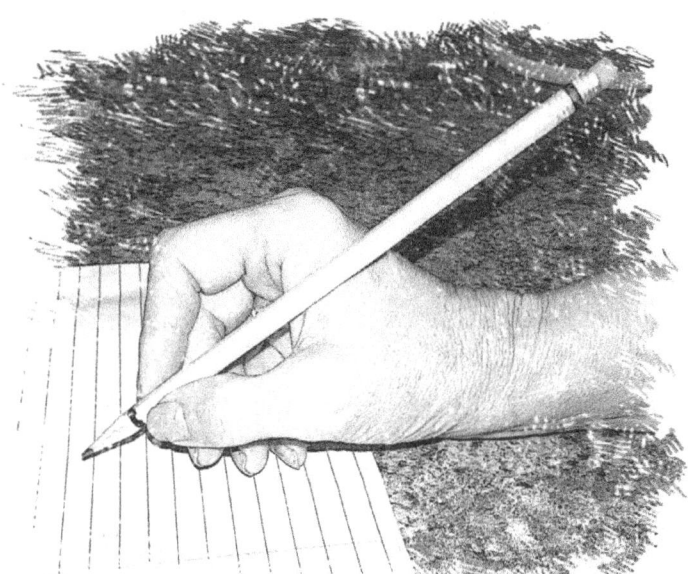

Εικόνα #5: Κατάλληλη λαβή με γραμμή στο μολύβι

5. Αναπνοή

Η αναπνοή είναι σημαντική, επειδή η έλλειψη οξυγόνου μειώνει την ποιότητα της απόδοσης. Όλοι οι πιλότοι της Πολεμικής Αεροπορίας υποβάλλονται σε εκπαίδευση σε μια επίγεια συσκευή που αναπαράγει το μειωμένο οξυγόνο που υπάρχει σε μεγάλα υψόμετρα. Ο σκοπός αυτής της εκπαίδευσης είναι οι πιλότοι να ανιχνεύσουν συγκεκριμένα συμπτώματα έλλειψης οξυγόνου και να κάνουν διορθωτικές κινήσεις, για να είναι προετοιμασμένοι για παρόμοιες περιστάσεις κατά την πτήση. Όταν ο σύζυγος μου Anthony, πιλότος F-16 της Πολεμικής Αεροπορίας, περνούσε αυτήν την περιοδική εκπαίδευση, βίωσε το τι συμβαίνει στην όραση κάποιου όταν υπάρχει έλλειψη οξυγόνου. Ένα από τα πρώτα σημάδια μειωμένου οξυγόνου μπορεί να είναι η όραση τούνελ, η οποία συμβαίνει, επειδή το αίμα στα αιμοφόρα αγγεία που απέχουν περισσότερο από το κεντρικό σημείο όρασης πρέπει να ταξιδέψει περισσότερο για να παρέχει οξυγόνο στον περιβάλλοντα ιστό. Αυτά τα αγγεία είναι συχνά τα πρώτα που επηρεάζονται από τα μειωμένα επίπεδα οξυγόνου, εμποδίζοντας έτσι την οπτική διαδικασία. Κρατώντας κάποιος την αναπνοή του για να εκτελέσει μια εργασία, μπορεί να προκαλέσει προσωρινή όραση τούνελ, η οποία επηρεάζει την απόδοση. Ο προπονητής θα πρέπει να παρακολουθεί την φυσιολογική, ομαλή αναπνοή του μαθητή, καθώς αυτός εκτελεί γραπτές εργασίες.

6. Απαλό πιάσιμο

Πόσο συχνά σπάει η μύτη του μολυβιού αμέσως μετά το ξύσιμο με ξύστρα; Γιατί συμβαίνει αυτό; Το μολύβι σπάει, επειδή ο μαθητής χρησιμοποιεί λάθος λαβή. Όταν πιάνει το μολύβι με λάθος δάκτυλα, πρέπει να βάλει περισσότερη πίεση για να χειριστεί το μολύβι, τα δάκτυλα πονάνε και σπάει η μύτη. Έτσι, όταν συμμετέχει στις δραστηριότητες γραφής, ο μαθητής πρέπει να γράφει με ένα «απαλό πιάσιμο». Αυτό σημαίνει ότι το αποτύπωμα στο χαρτί πρέπει να είναι πολύ ελαφρύ, όχι σκούρο και βαρύ. Αναφέρομαι σε αυτό ως «γραφή φτερού», η οποία υποδηλώνει μαλακό, ελαφρύ γράψιμο.

Όταν ήμουν στο σχολείο, χρησιμοποιούσα τον αντίχειρα και το τρίτο μου δάχτυλο για να κρατάω το μολύβι. Πάντα έσπαζα τη μύτη μετά από το ξύσιμο του μολυβιού μου, επειδή το κρατούσα πολύ σφιχτά και πίεζα δυνατά. Αυτό δημιούργησε ένα τεράστιο εξόγκωμα στο τρίτο δάκτυλό μου. Όταν ήμουν στο πανεπιστήμιο, αποφάσισα να αλλάξω τον τρόπο που κρατούσα το μολύβι. Μου πήρε καιρό να αλλάξω τη συνήθεια μου, αλλά στο τέλος εξοικειώθηκα με τη σωστή φυσική λαβή και το εξόγκωμα τελικά έφυγε. Το χέρι μου σταμάτησε να πονάει όταν έγραφα και πλέον δεν έσπαγα τις μύτες των μολυβιών μου.

7. Τα μάτια οδηγούν το χέρι

Ορισμένοι μαθητές συχνά πιάνουν το μολύβι τόσο κοντά στην άκρη του, που δεν μπορούν να δουν την κατεύθυνσή του. Ο μαθητής τότε γράφει στα τυφλά, χωρίς να υπολογίζει την τοποθέτηση των γραμμάτων στη γραμμή. Έτσι, είναι σημαντικό η λαβή του μολυβιού να γίνεται αρκετά πιο ψηλά από τη μύτη, έτσι ώστε τα μάτια να μπορούν να δουν το σημείο του μολυβιού και τη γραμμή στο χαρτί.

Γι' αυτό, σας προτείνω να σχεδιάσετε μια μαύρη γραμμή στο μολύβι: έτσι, θα καθοδηγήσετε τα δάχτυλα, ώστε να μην πλησιάζουν πολύ κοντά στη μύτη. Εάν ξύσετε το μολύβι, θα χρειαστεί να επανασχεδιάσετε τη γραμμή, έτσι ώστε να έχει απόσταση περίπου 2,5 εκατοστά από την άκρη του μολυβιού.

Πού εστιάζουν τα μάτια κατά τη διάρκεια της γραφής; Πολλοί λανθασμένα κοιτούν την μύτη του μολυβιού. Τα μάτια, όμως, δεν πρέπει να εστιάζουν στην άκρη του μολυβιού, αλλά να κοιτούν πιο μπροστά από το σημείο που πηγαίνει το μολύβι. Η δουλειά των ματιών είναι να κατευθύνουν και να καθοδηγούν το χέρι που κρατάει το μολύβι. Αυτό θα διασφαλίσει ότι η άκρη του μολυβιού έχει τοποθετηθεί με ακρίβεια.

Κοιτάξτε ένα πεζό γράμμα «α». Στην αρχή της γραφής του, το μολύβι τοποθετείται στην κάτω γραμμή. Τα μάτια πρέπει να εστιάσουν στη διακεκομμένη γραμμή, μπροστά από την μύτη του μολυβιού. Εκεί είναι που πρόκειται να πάει το σημάδι. Τα μάτια προχωρούν μπροστά από το μολύβι για να το καθοδηγήσουν, ώστε να μπορεί να τοποθετηθεί σωστά στο χαρτί, καθώς το γράμμα σχηματίζεται. Αν τα μάτια ξεφεύγουν, το γράμμα δεν καταλήγει σωστά τοποθετημένο μεταξύ της κάτω και της διακεκομμένης γραμμής.

Δοκιμάστε να γράψετε το όνομά σας, ενώ κοιτάτε μόνο στην άκρη του μολυβιού. Στη συνέχεια, προσπαθήστε να γράψετε το όνομά σας κοιτάζοντας μπροστά από την μύτη. Παρατηρήστε πόσο εύκολο είναι να τοποθετήσετε σωστά τα γράμματα, όταν κοιτάτε μπροστά από τη μύτη του μολυβιού. Ο προπονητής μπορεί να παρατηρήσει τα μάτια του μαθητή για να καταλάβει αν εστιάζουν σταθερά μπροστά από τη μύτη του μολυβιού, τοποθετώντας έναν καθρέφτη στο τραπέζι δίπλα στο χαρτί και κοιτώντας την αντανάκλαση των ματιών του μαθητή στον καθρέφτη. Οι προπονητές θα πρέπει να ζητήσουν από τον μαθητή να αξιολογήσει την τοποθέτηση των γραμμάτων. Ο αυτοέλεγχος γίνεται με έναν μαρκαδόρο, όπου ο μαθητής επισημαίνει οποιοδήποτε τμήμα του γράμματος που δεν είναι σωστά τοποθετημένο. Ο μαθητής πρέπει να σημειώνει τα σημεία που υπερβαίνουν τη γραμμή ή είναι πιο κοντά από τη γραμμή.

8. Επάνω και από πάνω

Αυτό το μέρος της δραστηριότητας γραφής περιλαμβάνει την παρατήρηση του τρόπου με τον οποίο τα γράμματα σχηματίζονται. Όταν το χέρι είναι κουρασμένο και η γραφή είναι δύσκολη, ο μαθητής «κόβει δρόμο» και μετακινεί τα δάχτυλα πάνω και κάτω μόνο αντί να κάνει μεγάλες κυκλικές κινήσεις με το χέρι και τον καρπό. Η κίνηση αυτή δημιουργεί μια γραφή με πολλά μυτερά γράμματα, βλ. Εικόνα #6. Η εξάσκηση με πλήρεις κινήσεις του χεριού, κάνοντας μεγάλους κύκλους δεξιόστροφα και αριστερόστροφα θα πρέπει να είναι ένα στάδιο προς την επισεσυρμένη γραφή. Θυμάμαι να φτιάχνω πολλούς από αυτούς τους μεγάλους κύκλους στην Α΄ και την Β΄ τάξη του Δημοτικού, για να προετοιμαστώ για την επισεσυρμένη γραφή. Πολλές φορές, αυτή η άσκηση παραλείπεται για εξοικονόμηση χρόνου και ο μαθητής δεν αναπτύσσει σωστές κινήσεις του χεριού για να δημιουργήσει ωραία σχηματισμένα γράμματα. Ενώ γράφει τα γράμματα, ζητήστε από το μαθητή να κάνει στρογγυλεμένα γράμματα με κίνηση προς τα πάνω και από πάνω.

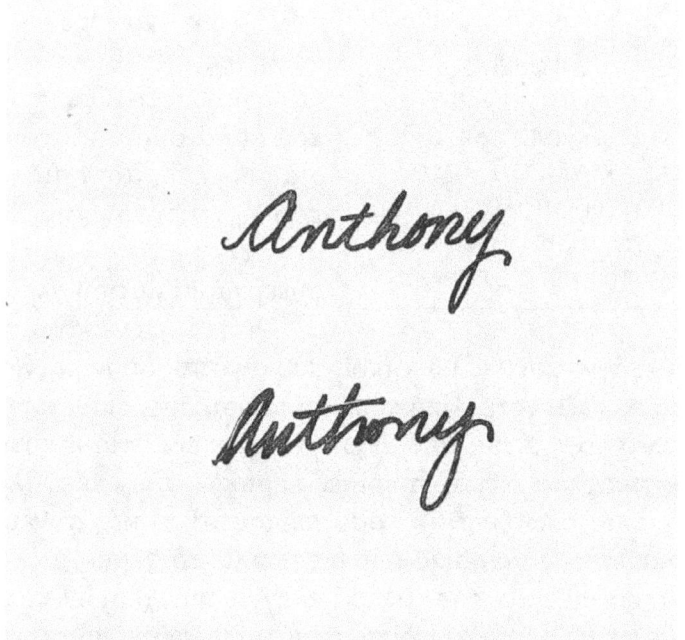

Εικόνα #6: Στρογγυλεμένα και μυτερά γράμματα

ΑΝΑΠΤΥΞΗ ΔΕΞΙΟΤΗΤΩΝ ΓΡΑΦΗΣ

Τα δάχτυλα πρέπει να είναι έτοιμα να γράψουν. Αυτή είναι μια δεξιότητα που μαθαίνεται. Διάφορες δραστηριότητες θα συμβάλλουν στην ανάπτυξη των νευρικών συνδέσεων μεταξύ των ματιών, των δακτύλων, των χεριών και του εγκεφάλου. Όσο λιγότερες δραστηριότητες λεπτής κίνησης κάνετε με όλα τα δάχτυλά σας, τόσο λιγότερο αποδοτικά ο εγκέφαλος σας εκτελεί δραστηριότητες γραφής. Αντιθέτως, όσο κάνετε περισσότερες δραστηριότητες που απαιτούν ακρίβεια και έλεγχο της λεπτής κίνησης, τόσο πιο εύκολα θα μάθετε να γράφετε καλά.

Κατά τη διάρκεια ενός από τα εργαστήρια μου για εκμάθηση καλής γραφής, μια αρπίστρια έκανε όλες αυτές τις δραστηριότητες χωρίς καμία δυσκολία. Η καθημερινή της πολύωρη πρακτική με την άρπα της έδωσε περισσότερη εμπειρία να παρακολουθεί τα δάχτυλα της να χειρίζονται τις χορδές σε σχέση με ένα άλλο άτομο, που δεν ασχολείται με μουσικά όργανα.

ΟΣΟ ΛΙΓΟΤΕΡΕΣ ΔΡΑΣΤΗΡΙΟΤΗΤΕΣ ΛΕΠΤΗΣ ΚΙΝΗΣΗΣ ΚΑΝΕΤΕ ΜΕ ΟΛΑ ΤΑ ΔΑΧΤΥΛΑ ΣΑΣ, ΤΟΣΟ ΛΙΓΟΤΕΡΟ ΑΠΟΔΟΤΙΚΑ Ο ΕΓΚΕΦΑΛΟΣ ΣΑΣ ΕΚΤΕΛΕΙ ΔΡΑΣΤΗΡΙΟΤΗΤΕΣ ΓΡΑΦΗΣ.

Προκειμένου οι μαθητές να βελτιώσουν τη γραφή τους, πρέπει πρώτα να συμμετάσχουν σε διάφορες δραστηριότητες που βελτιώνουν την λεπτή κινητικότητα και τη συνεργασία ματιού-χεριού.

Οι επιστήμονες αναφέρουν ότι οι επαγγελματίες μουσικοί, που αναπτύσσουν πιο λεπτές κινητικές δεξιότητες από τους μη μουσικούς, διαθέτουν ένα μεγαλύτερο πλέγμα νευρικών συνδέσεων στις κινητικές, ακουστικές και οπτικό-χωρικές περιοχές του εγκεφάλου.[28] Το μήνυμα εδώ είναι ότι όσο περισσότερο και συνειδητά συνδυάζετε τις κινήσεις των ματιών με τα χέρια σας, τόσο καλύτερα θα αποκτήσετε τον έλεγχο των χεριών και των δαχτύλων. Οι παρακάτω δραστηριότητες προτείνονται για να σας βοηθήσουν να αναπτύξετε καλύτερο συντονισμό μεταξύ των δακτύλων και των χεριών-ματιών. Αυτός, με τη σειρά του, θα κάνει τις δραστηριότητες γραφής πιο εύκολες, ώστε να σημειωθεί καλή απόδοση.

Σημείωση: Μερικοί μαθητές έχουν εξαιρετική δυσκολία στην εκτέλεση οποιασδήποτε από αυτές τις δραστηριότητες. Σε αυτήν την περίπτωση, ρωτήστε τον οπτομέτρη σας να σας συστήσει έναν εργοθεραπευτή που ειδικεύεται σε ασκήσεις λεπτής κινητικότητας προκειμένου να κάνει μια αξιολόγηση.

1. Τσαλάκωμα χαρτιού

Υλικό: λευκό χαρτί Α4

Διαδικασία:

Βήμα 1: Πάρτε ένα κομμάτι χαρτί και διπλώστε το στη μέση. Πατήστε την πτυχή με το νύχι σας, ώστε να διπλώσει πλήρως.

Βήμα 2: Σκίστε κατά μήκος της πτυχής. Είναι σημαντικό να δείξετε στο μαθητή πώς να σχίσει ένα κομμάτι χαρτί στο μισό χωρίς τη χρήση ψαλιδιού, ώστε να σκιστεί μόνο κατά μήκος της πτυχής. Αυτό επιτυγχάνεται τοποθετώντας το μη κυρίαρχο χέρι στο χαρτί με τον αντίχειρα ή τον δείκτη στο τμήμα της πτυχής που σκίζεται. Το κυρίαρχο χέρι κινείται προς τα κάτω στο χαρτί, διατηρώντας πίεση στο μέρος που σκίζεται.

Βήμα 3: Αφού το χαρτί έχει κοπεί στη μέση, κρατήστε τα κομμάτια σε κάθε χέρι και κρατήστε τα χέρια πάνω από το κεφάλι. Τα χέρια δεν αγγίζουν κανένα μέρος του σώματος.

Βήμα 4: Τσαλακώστε το χαρτί σε κάθε χέρι, έτσι ώστε η γροθιά να καλύπτει ολόκληρο το κομμάτι σε μια μικρή σφαίρα χαρτιού. Μην αφήνετε τον αγκώνα, ή οποιοδήποτε τμήμα του χεριού να αγγίζει το σώμα καθώς τσαλακώνετε το χαρτί.

Βήμα 5: Τώρα, κρατώντας τα χέρια στον αέρα, ισιώστε την μπάλα χαρτιού σε κάθε χέρι ώστε να επιστρέψει στο αρχικό του μέγεθος.

Σημείωση: Να θυμάστε, μην αγγίζετε τίποτα εκτός από το χαρτί καθώς τσαλακώνετε και ισιώνετε. Αν κοιτάξετε το χέρι σας ενώ κάνετε αυτή τη δραστηριότητα, θα είναι ευκολότερο να εκτελέσετε το τσαλάκωμα. Ένα πιο προχωρημένο επίπεδο είναι να το κάνετε χωρίς να κοιτάξετε τα χέρια σας.

Έχοντας διδάξει αυτό το εργαστήριο για χρόνια, με εκπλήσσει το γεγονός ότι πολύ λίγοι μαθητές διδάσκονται πώς να σκίζουν ένα κομμάτι χαρτί στη πτυχή του.

2. Ανύψωση δακτύλων

Υλικό: Επίπεδη επιφάνεια

Διαδικασία:

Βήμα 1: Τοποθετήστε τα χέρια του μαθητή στο τραπέζι με τις παλάμες προς τα κάτω. Χωρίς να αγγίζει τα δάχτυλα του μαθητή, ο προπονητής δείχνει ένα δάκτυλο και ζητά από το μαθητή να το σηκώσει από το τραπέζι χωρίς να μετακινήσει τα άλλα δάχτυλα. Επανάληψη με κάθε δάκτυλο.

Βήμα 2: Ο προπονητής δείχνει προς τους δείκτες και των δύο χεριών και ο μαθητής τους σηκώνει την ίδια στιγμή, χωρίς να κινεί τα άλλα δάχτυλα.

Βήμα 3: Επαναλάβετε με τους αντίχειρες και τους μέσους, παράμεσους και μικρούς.

Βήμα 4: Στη συνέχεια, ο προπονητής δείχνει δύο διαφορετικά δάχτυλα (για παράδειγμα, δεξιός δείκτης και αριστερός παράμεσος). Ο μαθητής πρέπει να σηκώσει ταυτόχρονα τα δάχτυλά του χωρίς να μετακινήσει τα άλλα δάχτυλα. Επαναλάβετε με διαφορετικούς συνδυασμούς δακτύλων.

Βήμα 5: Στη συνέχεια, υποδείξτε τρία δάχτυλα που πρέπει να σηκωθούν και επαναλάβετε. Υποδείξτε τέσσερα δάχτυλα και επαναλάβετε.

3. Σχίσιμο Χαρτιού

Υλικά:

- Ένα κομμάτι χαρτί
- Ένας μαρκαδόρος

Διαδικασία:

Βήμα 1: Με το μαρκαδόρο, κάντε μια κάθετη γραμμή 13 εκατοστών ξεκινώντας από την επάνω άκρη του χαρτιού, στο μέσο του χαρτιού. Η γραμμή θα πρέπει να έχει πάχος μισό εκατοστό και να είναι σχετικά ίσια.

Βήμα 2: Στη θέση της κάθετης γραμμής, ο μαθητής πιάνει την επάνω άκρη του χαρτιού, χρησιμοποιώντας το δείκτη και τον αντίχειρα και των δύο χεριών.

Βήμα 3: Ο μαθητής σιγά σιγά σκίζει το χαρτί κατά μήκος της κάθετης γραμμής, έτσι ώστε να υπάρχουν ίχνη του μαρκαδόρου σε κάθε πλευρά από τα σκισμένα κομμάτια.

Σημείωση: Μη χρησιμοποιείτε άλλα δάχτυλα - μόνο τον δείκτη και τον αντίχειρα. Για να αυξήσετε τη δυσκολία, κάντε το σχήμα πιο ακανόνιστο με καμπύλες και απότομες στροφές. Για να μειώσετε τη δυσκολία, κάντε τη γραμμή πιο παχιά και ίσια.

4. Πηλός με δάκτυλα

Υλικό: Σκληρός πηλός

Διαδικασία:

Βήμα 1: Πάρτε μια μικρή ποσότητα πηλού, περίπου το ένα τέταρτο του κουταλιού για γλυκό. Ο μαθητής κυλάει τον πηλό μεταξύ του δείκτη και του αντίχειρα του κυρίαρχου χεριού σε μια τέλεια, μικρή μπάλα.

Βήμα 2: Επαναλάβετε με τον αντίχειρα και το μεσαίο δάχτυλο, στη συνέχεια με τον αντίχειρα και τον παράμεσο, και στη συνέχεια με τον αντίχειρα και το μικρό δάκτυλο. Για να αυξηθεί η δυσκολία, χρησιμοποιήστε το μη κυρίαρχο χέρι. Για περαιτέρω αύξηση της δυσκολίας, ο μαθητής μπορεί να το κάνει με τα δύο χέρια ταυτόχρονα.

5. Στριφογύρισμα μιας μικρής ράβδου

Υλικό: Μικρή ράβδος

Διαδικασία:

Βήμα 1: Ο μαθητής τοποθετεί τη ράβδο στο κυρίαρχο χέρι και την περιστρέφει μεταξύ του αντίχειρα, του δείκτη, του μεσαίου, του παράμεσου και του μικρού δαχτύλου, στη συνέχεια πίσω από το μικρό, στο παράμεσο, στο μέσο, στο δείκτη και τον αντίχειρα.

Βήμα 2: Επαναλάβετε με το μη κυρίαρχο χέρι. Στη συνέχεια, δοκιμάστε να χρησιμοποιήσετε μια ράβδο σε κάθε χέρι.

Οι μαθητές απολαμβάνουν πραγματικά αυτή τη δραστηριότητα. Όλοι είναι πρόθυμοι να τη δοκιμάσουν αμέσως μόλις προταθεί σε κάποιο εργαστήριο μελέτης.

6. Ανακάτεμα καρτών

Υλικό: Μια τράπουλα παιχνιδιού

Διαδικασία:

Βήμα 1: Ο μαθητής χωρίζει την τράπουλα στη μέση με το ένα χέρι. Αυτό είναι πολύ δύσκολο για μικρά χέρια. Για να ανακατέψετε τα χαρτιά, βάζετε τα μισά στο ένα χέρι και τα μισά στο άλλο. Ανακατεύετε τα δύο μέρη τοποθετώντας τους αντίχειρες στο ένα άκρο της κάθε στοίβας, τον δείχτη λυγισμένο στη μέση των χαρτιών και τα υπόλοιπα δάχτυλα να κρατούν το άλλο άκρο της στοίβας.

Βήμα 2: Για να ανακατέψετε, κάντε μια γέφυρα με τα χέρια γύρω από τα χαρτιά. Σε αυτά, οι αντίχειρες είναι στην κορυφή.

Υπάρχουν διάφορα βίντεο στο διαδίκτυο σχετικά με τον τρόπο με τον οποίο μπορείτε να ανακατέψετε χαρτιά. Αν τα χέρια του μαθητή είναι πολύ μικρά, χρησιμοποιείστε λιγότερα φύλλα ή μικρότερου μεγέθους χαρτιά.

ΞΕΚΙΝΩΝΤΑΣ

Θυμηθείτε, χρειάζεστε μόνο 10-15 λεπτά κάθε μέρα για να βελτιώσετε τη γραφή. Τα καλά νέα είναι ότι ο καθένας σε οποιαδήποτε ηλικία μπορεί να βελτιώσει τη γραφή του. Μην ξεχάσετε να είστε προπονητής.

ΠΡΑΚΤΙΚΗ

Προγραμματίστε να εξασκείστε στη γραφή όχι περισσότερο από 10-15 λεπτά κάθε βράδυ. Σε κάθε μάθημα, δώστε στο μαθητή να κάνει μια δραστηριότητα που θα προετοιμάσει τα δάχτυλα για το γράψιμο. Στη συνέχεια, καλό είναι να εξασκηθεί με το γράψιμο τριών γραμμάτων. Ξεκινήστε με τα 3 πρώτα γράμματα του αλφαβήτου. Για τη δεύτερη συνεδρία, επιλέξτε τα επόμενα 3 γράμματα και ούτω καθεξής. Κάντε αυτό κάθε βράδυ, μέχρι να μάθει όλα τα γράμματα του αλφαβήτου. Σε κάθε μάθημα, παροτρύνετε τη σωστή τοποθέτηση των 3 γραμμάτων στο χαρτί με τις γραμμές (Εικόνα #4). Σημείωση: Αν ο μαθητής αποτυπώνει τα γράμματα αντί να γράφει με επισεσυρμένη γραφή, ζητήστε του να γράφει 3 γράμματα αφήνοντας ίδιο κενό ανάμεσα τους.

Όταν ο μαθητής έχει μάθει να τοποθετεί σωστά και με απόσταση 3 γράμματα, δώστε του ένα μαρκαδόρο για να σημειώσει σε ποιες περιοχές τα γράμματα δεν αγγίζουν τα σωστά σημεία των γραμμών. Αν υπάρχουν τονισμένα σημεία, ζητήστε από τον μαθητή να γράψει πάλι όλα τα γράμματα που έχει μάθει πάλι μέχρι να είναι λιγότερες οι διορθώσεις.

Μετά τις διορθώσεις, ο μαθητής μπορεί να ενώσει τα 3 γράμματα (επισεσυρμένης γραφής) που έμαθε. Ζητήστε του να ελέγξει τη σωστή τοποθέτηση με το μαρκαδόρο. Αν ο μαθητής μπορεί να γράψει τα 3 γράμματα χωρίς λάθη και διορθώσεις τότε, η δραστηριότητα για αυτό το βράδυ έχει ολοκληρωθεί.

Μετά από περίπου δύο εβδομάδες γραφής του αλφαβήτου από το Α ως το Ω, ο μαθητής θα αρχίσει να παρατηρεί ότι η δραστηριότητα γίνεται ευκολότερη και ότι χρειάζονται μόνο λίγα λεπτά για να την ολοκληρώσει. Πρόκειται για τη διαδικασία της αυτοματοποίησης, στο πλαίσιο της οποίας απαιτείται ελάχιστη σκέψη ή προσπάθεια για την ολοκλήρωση της εργασίας.

Η αυτοματοποίηση είναι σημαντική για όλες τις δραστηριότητες σε αυτό το βιβλίο. Εξασφαλίζει ότι οι ικανότητες που αναπτύσσονται θα μεταφερθούν στις ακαδημαϊκές επιδόσεις. Ένα παράδειγμα αυτοματισμού είναι η εκμάθηση οδήγησης ενός αυτοκινήτου με χειροκίνητη μετάδοση. Τα βήματα (απελευθέρωση του γκαζιού, πάτημα του συμπλέκτη, επιλογή σωστής ταχύτητας, απελευθέρωση του συμπλέκτη, πάτημα γκαζιού την κατάλληλη στιγμή) πρέπει να γίνονται με τη σωστή σειρά. Μόλις η διαδικασία γίνει χωρίς προσπάθεια ή αυτόματα, μπορεί να επαναληφθεί χωρίς σκέψη.

> Η ΑΥΤΟΜΑΤΟΠΟΙΗΣΗ ΕΙΝΑΙ ΣΗΜΑΝΤΙΚΗ ΓΙΑ ΟΛΕΣ ΤΙΣ ΔΡΑΣΤΗΡΙΟΤΗΤΕΣ ΣΕ ΑΥΤΟ ΤΟ ΒΙΒΛΙΟ. ΕΞΑΣΦΑΛΙΖΕΙ ΟΤΙ ΟΙ ΙΚΑΝΟΤΗΤΕΣ ΠΟΥ ΑΝΑΠΤΥΣΣΟΝΤΑΙ ΘΑ ΜΕΤΑΦΕΡΘΟΥΝ ΣΤΙΣ ΑΚΑΔΗΜΑΪΚΕΣ ΕΠΙΔΟΣΕΙΣ.

Οι μαθητές, στα δικά μου εργαστήρια γραφής, καλούνται να επιλέξουν μια εργασία στην οποία θα εξασκήσουν τις νέες δεξιότητες γραψίματος κάθε μέρα. Αν βαθμολογούνται για τη γραφή τους στο σχολείο, είναι μια καλή στιγμή για να εξασκήσουν τις νέες τους δεξιότητες. Επιλέξτε μια δοκιμασία που θα χρειαστεί περίπου 10 λεπτά για να ολοκληρωθεί.

ΑΝΤΙΜΕΤΩΠΙΣΗ ΠΡΟΒΛΗΜΑΤΩΝ

Μια στο τόσο, η σωστή θέση των γραμμάτων δεν είναι δυνατή, επειδή ο μαθητής δεν είναι αναπτυξιακά έτοιμος να γράψει στο διαθέσιμο χώρο. Όταν συμβαίνει αυτό, δοκιμάστε να χρησιμοποιήσετε γραμμές με μεγαλύτερη απόσταση ή προσπαθήστε να κάνετε τη δραστηριότητα γραφής σε έναν μεγάλο μαυροπίνακα ή σε πίνακα για μαρκαδόρο. Αν ο μαθητής δεν μπορεί να κρατήσει το μολύβι, δοκιμάστε να χρησιμοποιήσετε ένα πιο χοντρό μολύβι.

Επιπλέον, αν ο μαθητής έχει εξαιρετική δυσκολία στη διατήρηση μιας καλής στάσης του σώματος κατά τη διάρκεια της διαδικασίας, μπορεί να υπάρχει πρόβλημα με τον μυϊκό τόνο. Τα πρωτόγονα αντανακλαστικά του πρέπει να ελεγχθούν, μαζί με την αισθητηριακή του ολοκλήρωση (sensory integration). Σε αυτές τις περιπτώσεις, ο οπτομέτρης σας μπορεί να σας παραπέμψει σε έναν εργοθεραπευτή/τρια που είναι σωστά εκπαιδευμένος/η στους τομείς της αισθητηριακής ολοκλήρωσης και των πρωτόγονων αντανακλαστικών.

ΠΕΡΙΛΗΨΗ

Η καλή γραφή μπορεί να επιτευχθεί με την εξάσκηση. Η κατάλληλη στάση, η σωστή τοποθέτηση του σώματος και του χεριού, η φυσική αναπνοή, τα υλικά, η σωστή λαβή του μολυβιού, και η καθοδήγηση της κίνησης από την όραση είναι αυτά που απαιτούνται για την επίτευξη της καλής γραφής. Η καθημερινή εξάσκηση είναι απαραίτητη για να επέλθει αυτοματοποίηση και η εργασία της γραφής να μην είναι κοπιαστική. Η θετική επίδραση στην έκθεση θα είναι άμεση, γιατί ο μαθητής θα μπορεί να γράψει μεγαλύτερες προτάσεις και να χρησιμοποιήσει μεγαλύτερες λέξεις.

ΕΠΑΝΑΛΗΨΗ

Οπτικές δεξιότητες που σχετίζονται με τη γραφή:

- Οφθαλμικές κινήσεις ακολουθίας
- Καθαρή εστίαση
- Μονή όραση (συνεργασία ματιών)
- Περιφερική όραση
- Συντονισμός χεριού-ματιού

Χρόνος: 10 - 15 λεπτά ημερησίως

Προπόνηση: Επισημάνετε τι γίνεται σωστά. Δηλώστε τι χρειάζεται να βελτιωθεί με καθοδήγηση και θετικές λέξεις.

Στοιχεία

- Θέση σώματος
- Σωστό χαρτί
- Μολύβι και λαβή
- Αναπνοή
- Απαλό πιάσιμο
- Τα μάτια οδηγούν το χέρι
- Κινήσεις επάνω και από πάνω

Ανάπτυξη Δεξιοτήτων Γραφής

- Τσαλάκωμα χαρτιού
- Ανύψωση δακτύλων
- Σχίσιμο Χαρτιού
- Πηλός με δάκτυλα
- Στριφογύρισμα μιας μικρής ράβδου
- Ανακάτεμα καρτών

Πρακτική

- Ετοιμάστε τα δάχτυλα για γράψιμο κάνοντας για πέντε λεπτά τις τεχνικές στην ενότητα «Ανάπτυξη δεξιοτήτων γραφής»
- Καθημερινά ο μαθητής να εξασκείται σε 3 γράμματα του αλφαβήτου

- Στο τέλος κάθε συνεδρίας, συνδέστε τα γράμματα
- Χρησιμοποιήστε τη νέα τεχνική με ένα θέμα στην τάξη

Αντιμετώπιση προβλημάτων: Τροποποιήστε όπου απαιτείται.

- Πιο χοντρό μολύβι
- Μεγαλύτερες αποστάσεις στις γραμμές του τετραδίου
- Πίνακας μαρκαδόρου ή κιμωλίας

5

ΜΥΣΤΙΚΑ ΟΡΑΣΗΣ ΓΙΑ ΤΗΝ ΟΡΘΟΓΡΑΦΙΑ
ΟΙ ΑΝΟΡΘΟΓΡΑΦΕΣ ΛΕΞΕΙΣ ΜΠΟΡΕΙ ΝΑ ΔΩΣΟΥΝ ΜΙΑ ΑΡΝΗΤΙΚΗ ΠΡΩΤΗ ΕΝΤΥΠΩΣΗ

Όταν η ορθογραφία είναι τέλεια, είναι αόρατη. Αλλά όταν είναι ελλιπής, προκαλεί έντονα αρνητικούς συσχετισμούς.

— Marilyn vos Savant

Οι δεξιότητες ορθογραφίας τείνουν να χαθούν με την επικράτηση των προγραμμάτων ορθογραφικού ελέγχου των υπολογιστών. Πολλοί μαθητές ρωτούν, *«Γιατί να μάθω ορθογραφία, αφού ο υπολογιστής θα το κάνει για μένα;»*. Ακριβώς όπως και με τη γραφή, τα λάθη ορθογραφίας οδηγούν τον αναγνώστη να κρίνει το επίπεδο του συγγραφέα, καθώς και την προσοχή του στη λεπτομέρεια. Η ορθογραφία είναι μια από τις πρώτες αξιολογήσεις της εργασίας ενός μαθητή κατά την είσοδό του στο σχολείο. Οι μαθητές μαθαίνουν γρήγορα ποιοι είναι οι «καλοί» της τάξης στην ορθογραφία, που παίρνουν 100% κάθε φορά, και ποιοι είναι οι αδύναμοι με κόκκινα σημάδια σε ολόκληρη τη σελίδα τους. Η κατάκτηση του 100% σε μια δοκιμασία ορθογραφίας είναι εφικτή για όλους τους μαθητές. Αυτή η επιτυχία βοηθά στην οικοδόμηση της αυτοπεποίθησης των μαθητών για τις ικανότητες μάθησής τους και τους προσφέρει μια θετική στάση απέναντι στη μάθηση. Οι μαθητές που εξασκούνται στην ορθογραφία λέξεων και εν τέλει απλώς αποτυγχάνουν στο τεστ κάθε εβδομάδας, καταλαβαίνουν ότι η σκληρή προσπάθεια δεν οδηγεί σε επιτυχία, αλλά μόνο σε απογοήτευση. Ιδέες για το πώς να ενισχύσετε την αυτοπεποίθηση του μαθητή αναλύονται περαιτέρω στο Κεφάλαιο 11.

Ο ΕΓΚΕΦΑΛΟΣ ΣΥΜΠΛΗΡΩΝΕΙ Η ΑΝΑΔΙΟΡΓΑΝΩΝΕΙ ΤΙΣ ΠΛΗΡΟΦΟΡΙΕΣ ΓΙΑ ΝΑ ΛΑΒΕΙ ΤΟ ΝΟΗΜΑ.

Ένας άλλος μύθος για την ορθογραφία είναι ότι πρέπει να είσαι καλός σε αυτήν για να είσαι καλός στην ανάγνωση. Υπάρχουν πολλοί αδύναμοι συγγραφείς που αγαπούν την ανάγνωση. Στην πραγματικότητα, οι καλοί αναγνώστες δεν χρειάζεται να διαβάσουν όλα τα γράμματα κάθε λέξης για να καταλάβουν τι λέει.[29]

ΔΑΙΑΒΣΕ ΤΟ ΓΗΡΟΓΡΑ! ΜΡΟΠΕΙΣ!

Σνφμύωα με μια έυρενα στο Πισήναπιμετο του Κμτρπιαίζ, δεν πεαίζι ρλόο με τι σριεά ενίαι τοθοπεμετενα τα γταμάμρα σε μια λξέη, αεκρί το πώτρο και το ταελείτυο γάμρμα να ενίαι στη στωσή θσέη. Τα υλοπιόπα μροπούν να ενίαι σε τχίυεας θιέεσς και μροπετίε να δαβαιάεστε τις λιεξές χρωίς πλβημόρα. Ατυό γνίταει γαιτί ο απρώνθονις εκέγλφοας δεν δαεβζιάι γάμρμα γάμρμα κθάε λξέη αλλά τη λξέη σαν σνύλοο.

Ατίπτσυεο, ε;

ΟΠΤΙΚΕΣ ΔΕΞΙΟΤΗΤΕΣ ΓΙΑ ΟΡΘΟΓΡΑΦΙΑ

Σημαντικές οπτικές δεξιότητες για την εκμάθηση της ορθογραφίας των λέξεων είναι οι εξής:

Οπτική Δεξιότητα	Ορισμός
Οπτικοποίηση (νοερή σκέψη σε εικόνες)	Η ικανότητα να βλέπουμε εικόνες αντικειμένων με τα μάτια κλειστά
Απεικόνιση	Η ικανότητα να φανταζόμαστε νοερά πως είναι ένα αντικείμενο όταν μας το περιγράφουν
Οπτική Μνήμη	Η ικανότητα να ανακαλούμε μια οπτική φωτογραφία ή εικόνα που είχαμε δει πιο πριν
Οπτική Διαδοχική Μνήμη	Το να μπορούμε να ανακαλούμε γράμματα, αριθμούς ή αντικείμενα στη σωστή σειρά
Μη-απεικονιστική Χωροταξική Επεξεργασία ή Αφαντασία	Ανάκληση πληροφοριών με ακρίβεια με τη χρήση μιας μορφής χωρικής μνήμης που δεν είναι φωτογραφία ή εικόνα
Οπτική Διάκριση Μεγέθους, Χώρου και Σχήματος	Η ικανότητα να βλέπουμε μικρές διαφορές σε μέγεθος, χώρο και σχήμα

Οπτικοποίηση: Οι μαθητές με την ικανότητα αυτή μπορούν να δουν σαν εικόνα στο μυαλό τους αντικείμενα που είχαν δει στο παρελθόν.

Απεικόνιση: Οι μαθητές που φαντάζονται ένα αντικείμενο χωρίς να είναι σε θέση να το κάνουν εικόνα με τα μάτια κλειστά θα αναφέρουν ότι βλέπουν μαύρο. Αυτό αναφέρεται ως αφαντασία.

Οπτική μνήμη: Ένα παράδειγμα αυτού είναι η δυνατότητα να δει ο μαθητής ένα αγαπημένο του παιχνίδι και να περιγράψει πως μοιάζει, σαν να κοιτάει μια φωτογραφία του. Υπάρχει ο βραχυπρόθεσμος και μακροπρόθεσμος τύπος οπτικής μνήμης. Όταν ένας μαθητής έχει φτωχή ικανότητα να σκέφτεται σε εικόνες και δεν έχει βραχυπρόθεσμη οπτική μνήμη, έχει δυσκολία στην ορθογραφία.

Οπτική διαδοχική μνήμη: Ένας μαθητής με δυσκολία σε αυτόν τον τομέα αντιλαμβάνεται όλα τα γράμματα σωστά, αλλά δεν μπορεί να ανακαλέσει τη σωστή σειρά.

Μη-απεικονιστική Χωροταξική Επεξεργασία: Αυτό αρχίζει επίσης να αναφέρεται ως αφαντασία.[30] Αυτοί που σκέφτονται σε εικόνες και οι αφαντασιακοί χρησιμοποιούν πολύ διαφορετικές τεχνικές επεξεργασίας για την ανάκληση πληροφοριών. Ένας εξειδικευμένος οπτομέτρης μπορεί να αξιολογήσει τον μαθητή σας για να καθορίσει ποια ικανότητα είναι παρούσα (συχνότερα είναι είτε η μία είτε η άλλη.) Είναι σπάνιο για ένα μαθητή να μπορεί να κάνει και τις δύο μορφές οπτικής επεξεργασίας. Είναι πιθανό άτομα που αναπτύσσουν τεχνικές γρήγορης ανάγνωσης να είναι αφαντασιακοί, αφού η σκέψη σε εικόνες και η σιωπηρή ανάγνωση κάνουν τη διαδικασία πιο αργή.

Οπτική Διάκριση Μεγέθους, Χώρου και Σχήματος: Η ικανότητα του ατόμου να εντοπίζει τις διαφορές π.χ. μεταξύ γραπτών λέξεων σωστής και λανθασμένης ορθογραφίας.

Καλή στην ανάγνωση, με φτωχή ορθογραφία

Η Susie ήταν φανατική με την ανάγνωση και αγαπούσε τα μαθηματικά, όμως είχε εξαιρετική δυσκολία στην ορθογραφία. Μελετούσε τις λέξεις της ορθογραφίας για ώρες, αλλά ο δάσκαλος της επέστρεφε τις εκθέσεις της με κόκκινες διορθώσεις, για τα πολλά λάθη της. Η φτωχή της ορθογραφία κατέβαζε τη βαθμολογία της. Η Susie δούλεψε σκληρά για να μάθει νέες ορθογραφικές δεξιότητες, χρησιμοποιώντας τα *Μυστικά Όρασης*. Σε μόλις τρεις εβδομάδες, ο χρόνος προετοιμασίας για τα τεστ ορθογραφίας μειώθηκε στα 30 λεπτά και πλέον έπαιρνε 100% σε όλες τις εξετάσεις ορθογραφίας. Αντιμετώπισε τα συνήθη λάθη στην ορθογραφία διαφόρων λέξεων και μπόρεσε να μάθει ξανά πώς να τα γράφει σωστά. Η ορθογραφική της αυτοπεποίθηση αυξήθηκε, και οι εκθέσεις της βελτιώθηκαν, παίρνοντας Α σε όλα τα τεστ.

ΚΑΤΑΝΟΩΝΤΑΣ ΤΙΣ ΔΥΟ ΔΙΑΔΙΚΑΣΙΕΣ ΕΠΕΞΕΡΓΑΣΙΑΣ ΠΛΗΡΟΦΟΡΙΩΝ: ΣΚΕΨΗ ΕΝΤΥΠΩΜΕΝΗ ΣΕ ΕΙΚΟΝΕΣ ΚΑΙ ΑΠΕΙΚΟΝΙΣΗ ΤΟΥΣ

Το οπτομετρικό Vision Therapy έχει βοηθήσει πολλούς μαθητές να κατακτήσουν τη διαδικασία επεξεργασίας πληροφοριών που περιλαμβάνει τη σκέψη σε εικόνες και τη διαδικασία απεικόνισής τους. Αυτές οι δύο διαδικασίες βοηθούν τον μαθητή να ανακαλεί οπτικές πληροφορίες ανάλογα με τις ανάγκες του.

Για να βοηθήσετε την ανάπτυξη της ικανότητας σκέψης σε εικόνες σε ένα μικρό παιδί, είναι καλή ιδέα να του αφηγείστε περιγραφικές ιστορίες χωρίς βιβλίο. Ενθαρρύνετε τα μικρά παιδιά να προσθέτουν στοιχεία στην ιστορία. Όταν τα παιδιά μου ήταν μικρά, τους έλεγα μια ιστορία πριν από το βραδινό ύπνο. Συνήθισαν τόσο τις δημιουργικές ιστορίες που ρωτούσαν «*Μαμά, μπορείς να μου διαβάσεις μια ιστορία χωρίς το βιβλίο;*».

Ένα άλλο παράδειγμα της διαδικασίας αποτύπωσης σκέψης σε εικόνες έχει ως εξής: Ζητήστε από το παιδί να κλείσει τα μάτια του και ρωτήστε το αν μπορεί να δει ένα χωνάκι παγωτού. Αν απαντήσει θετικά, ζητήστε του να το περιγράψει. Αν χρησιμοποιεί περιγραφικούς όρους, όπως «*μυτερό κάτω μέρος*» ή «*στρογγυλές μπάλες*», και / ή χρησιμοποιεί τα χέρια του για να περιγράψει τι βλέπει, τότε το πιο πιθανό είναι να βλέπει την πραγματική εικόνα.

Το παιδί που λέει ότι βλέπει μόνο μαύρο στη σκέψη του, έχει δυσκολία να περιγράψει το χωνάκι του παγωτού. Μπορεί μόνο να το φανταστεί και πρέπει να χρησιμοποιήσει τη «μη οπτική» μνήμη για να ανακαλέσει τις λεπτομέρειες. Αυτό είναι ένα παράδειγμα της διαδικασίας και επεξεργασίας απεικόνισης πληροφοριών.

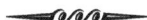

Η προσωπική μου εμπειρία όταν επικοινωνώ με άτομα τα οποία επεξεργάζονται και ανακαλούν οπτικές πληροφορίες με διαφορετικό τρόπο, ήταν αρκετά ενδιαφέρουσα. Αυτοί οι άνθρωποι που δημιουργούν οπτικές εικόνες μέσα στο μυαλό τους για ό,τι έχουν δει, δεν μπορούν να κατανοήσουν πως είναι να μην μπορούν ορισμένοι άνθρωποι να το κάνουν. Τα άτομα που δεν βλέπουν εικόνες στο μυαλό τους, δεν πιστεύουν πραγματικά ότι είναι δυνατόν να το πετυχαίνουν άλλοι άνθρωποι. Γι' αυτό, η συμβουλή ενός ειδικού στο θέμα μπορεί να μειώσει τη σύγχυση κάποιου ατόμου που ανήκει στη δεύτερη κατηγορία.

Είναι πιο εύκολο για έναν προπονητή που μπορεί να οπτικοποιήσει να διδάξει έναν μαθητή που έχει επίσης την ίδια ικανότητα, και για ένα αφαντασιακό προπονητή να διδάξει έναν αφαντασιακό μαθητή. Αν αυτό δεν είναι εφικτό, είναι σημαντικό να καταλάβετε ποια δεξιότητα χρησιμοποιούν οι μαθητές για να μάθουν ορθογραφία λέξεων. Είναι ευκολότερο να διδάξετε σε μαθητές κάτω των 12 ετών την οπτική εικόνα των λέξεων της ορθογραφίας. Αν χρειαστεί, η μη-απεικονιστική χωροταξική επεξεργασία μπορεί να λάβει αποτελεσματικά τη θέση της απεικόνισης.

Όταν η μητέρα μου ήταν 65 ετών, παρακολούθησε κάποια μαθήματα από τον Tony Robbins για να μάθει πώς να κάνει οπτικές εικόνες. Ήταν πάντα καλή μαθήτρια και αγαπούσε το διάβασμα. Σαν οπτομέτρης που ήταν, ήθελε να κατανοήσει καλύτερα ολόκληρη την ιδέα της οπτικής απεικόνισης. Στο μάθημα του Robbins, κατέβαλλε κάθε δυνατή προσπάθεια για να μπορέσει να καταλάβει πώς να κάνει μια οπτική εικόνα, αλλά ποτέ δεν ήταν σε θέση πραγματικά να δει μια εικόνα. Δύο από τους εξαιρετικά ευφυείς, καλά διαβασμένους και δυναμικούς μέντορές μου ισχυρίζονταν επίσης ότι δεν μπορούσαν να δημιουργήσουν οπτικές εικόνες. Μετά από πολλές συζητήσεις για αυτό το συναρπαστικό θέμα, μπορώ εύκολα να εξηγήσω στους αφαντασιακούς μαθητές μου ότι δεν υπάρχει πρόβλημα να επεξεργάζονται και να ανακαλούν τις οπτικές πληροφορίες που παρουσιάζονται, χωροταξικά αντί οπτικά. Η χωροταξική ανάκληση, μάλιστα, μπορεί να είναι πιο αποτελεσματική και πιο γρήγορη από την οπτική ανάκληση.

ΧΡΟΝΟΣ ΠΟΥ ΑΠΑΙΤΕΙΤΑΙ

Μόλις ο προπονητής και ο μαθητής εξοικειωθούν με τα *Μυστικά Όρασης για την Ορθογραφία* που περιγράφονται παρακάτω, θα χρειαστούν 15 λεπτά ή λιγότερο για να μάθουν 10 λέξεις. Αφιερώστε πέντε με δέκα λεπτά κάνοντας τις τεχνικές για να προετοιμάσετε τη σύνδεση ματιού-εγκεφάλου. Φροντίστε για τη σωστή στάση και το κατάλληλο περιβάλλον μάθησης, όπως αναφέρονται στο Κεφάλαιο 2.

ΠΡΟΠΟΝΗΣΗ

> ΤΟ ΝΑ ΤΟΥΣ ΠΕΙΤΕ ΟΤΙ ΕΓΡΑΨΑΝ ΤΗ ΛΕΞΗ ΜΕ ΛΑΘΟΣ ΤΡΟΠΟ ΕΙΝΑΙ ΑΠΟΓΟΗΤΕΥΤΙΚΟ. ΕΙΝΑΙ ΚΡΙΣΙΜΟ ΝΑ ΚΑΘΟΡΙΣΕΤΕ ΤΙ ΕΓΙΝΕ ΣΩΣΤΑ ΣΤΗΝ ΠΡΟΣΠΑΘΕΙΑ ΝΑ ΜΑΘΟΥΝ ΤΗΝ ΟΡΘΟΓΡΑΦΙΑ ΤΗΣ ΛΕΞΗΣ, ΟΧΙ ΝΑ ΥΠΟΔΕΙΞΕΤΕ ΟΤΙ ΟΛΟΚΛΗΡΗ Η ΛΕΞΗ ΕΙΝΑΙ ΛΑΘΟΣ.

Οι μαθητές προσπαθούν πιο εντατικά να καταλάβουν τη σωστή σειρά γραμμάτων όταν έχουν την περιέργεια να μάθουν τις λέξεις. Το να τους πείτε ότι έγραψαν με λάθος τρόπο τη λέξη είναι απογοητευτικό. Είναι κρίσιμο να καθορίσετε τι έγινε σωστά στην προσπάθεια να μάθουν την ορθογραφία της λέξης, όχι να υποδείξετε ότι ολόκληρη η λέξη είναι λάθος. Μπορείτε να μάθετε τη μέθοδο προπόνησης με την ανάγνωση ενός βιβλίου που γράφτηκε το 1974 με τίτλο *Liberated Parents, Liberated Children: Your Guide to a Happier Family* των Adele Faber και Elaine Mazlish. Αυτό το βιβλίο σας βοηθά ως προπονητή να αναφέρετε πότε δίνεται η σωστή απάντηση και πότε να κάνετε διεισδυτικές ερωτήσεις, έτσι ώστε ο μαθητής να μπορεί να ανακαλύψει τη σωστή απάντηση.

ΣΤΟΙΧΕΙΑ ΤΗΣ ΟΡΘΟΓΡΑΦΙΑΣ

Συλλαβές

Γνωρίζατε ότι υπάρχει σχεδόν ένα φωνήεν σε κάθε συλλαβή στην αγγλική γλώσσα; Είναι αλήθεια. Υπάρχει όμως μια λέξη, που έχει δύο συλλαβές και μόνο ένα φωνήεν. Ξέρεις ποια λέξη είναι; Κοίτα στο τέλος αυτής της ενότητας για την απάντηση.

Φωνήεντα

Γονείς και προπονητές, είναι σημαντικό για τον μαθητή σας να γνωρίζει πώς να καθορίζει τον αριθμό των συλλαβών στη λέξη που πρέπει να μάθει στο μάθημα της ορθογραφίας. Επίσης, βεβαιωθείτε ότι ο μαθητής γνωρίζει ποια είναι τα φωνήεντα: A, E, I, O, U και μερικές φορές Y (αγγλικά). Κατά την ορθογραφία μιας λέξης, ο αριθμός των φωνηέντων θα είναι ίσος ή μεγαλύτερος από τον αριθμό των συλλαβών. Πολλοί μαθητές δεν το γνωρίζουν αυτό, οπότε κάντε μια συζήτηση σχετικά με αυτό και δώστε ορισμένα παραδείγματα για να το καταλάβουν. Χρησιμοποιήστε το όνομα του μαθητή ή μια λέξη, όπως το "Mississippi", για να του δείξετε αυτήν την έννοια. Επίσης, επισημάνετε ότι μπορεί να υπάρχουν περισσότερα φωνήεντα από ό,τι συλλαβές, αλλά όχι περισσότερες συλλαβές από ό,τι φωνήεντα. Μετά το γράψιμο ή την προφορική ορθογραφία μιας λέξης, ο μαθητής πρέπει να ελέγξει και να σιγουρευτεί ότι υπάρχει τουλάχιστον ένα φωνήεν σε κάθε συλλαβή.

Η ΤΕΧΝΙΚΗ ΟΡΘΟΓΡΑΦΙΑΣ MONTECALVO

Η λέξη που ο μαθητής θα μάθει είναι, Montecalvo (προφέρεται Mon-tee-kal-voe). Ναι, αυτό είναι το επώνυμό μου. Είχα την τύχη να παντρευτώ έναν υπέροχο άνθρωπο με ένα επώνυμο που ταιριάζει απόλυτα σε αυτήν την άσκηση. Αυτός είναι ο λόγος για τον οποίο αναφέρομαι τώρα σε αυτήν την τεχνική ορθογραφίας ως «Η τεχνική ορθογραφίας MONTECALVO».

Υλικά:

- Τα δύο χέρια του προπονητή
- Χαρτί και μολύβι

Διαδικασία:

Βήμα 1: Μετρήστε τις συλλαβές στο Montecalvo. Ζητήστε από τον μαθητή σας να πει κάθε συλλαβή ξεχωριστά, υπερτονίζοντας τους ήχους των γραμμάτων σε κάθε συλλαβή. Ακούγεται σαν, MON-TE-CAL-VO. Η απάντηση είναι τέσσερις συλλαβές.

Βήμα 2: Ρωτήστε, «*Ποια είναι η πρώτη συλλαβή και πόσα γράμματα νομίζετε ότι υπάρχουν σε αυτή τη συλλαβή;*». Η συλλαβή είναι *Mon*, και η απάντηση είναι τρία γράμματα. Τώρα, αν τύχει και ο μαθητής δώσει μια διαφορετική απάντηση αντί για τρία, μην πείτε: «*Κάνεις λάθος*» ή «*Όχι, είναι τρία*». Αντ' αυτού, πείτε, «*Είσαι κοντά*». Ο λόγος είναι ότι θα δημιουργηθεί η περιέργεια στο μαθητή να βρει τη σωστή απάντηση. Έτσι, αν η απάντηση που δίνει για τον *Mon* είναι λάθος, στη συνέχεια βοηθήστε τον μαθητή να το καταλάβει, λέγοντας πολύ αργά τους τρεις ήχους: "M . . . o . . . n". Αφού ο μαθητής διαπιστώσει ότι ακούει τρεις ήχους και μπορεί να τους συσχετίσει με το κάθε γράμμα, ζητήστε του να καταγράψει τα τρία γράμματα που αντιπροσωπεύουν τους τρεις ήχους. Αν ένα γράμμα είναι λανθασμένο, πείτε: «*Έχεις δύο από τα τρία γράμματα σωστά*». Στη συνέχεια, τονίστε τον ήχο του ενός γράμματος που έκανε λάθος για να δείτε αν μπορεί να το εντοπίσει.

Βήμα 3: Μόλις ο μαθητής αναγνωρίσει σωστά τα γράμματα της πρώτης συλλαβής, ανοίξτε τρία δάχτυλα (μικρό, παράμεσο και μεσαίο) στο δεξί σας χέρι. Ο προπονητής δηλώνει ότι το μικρό αντιπροσωπεύει το *M*, ο παράμεσος αντιπροσωπεύει το *O* και το μεσαίο δάκτυλο αντιπροσωπεύει το *N*. Τώρα κουνήστε το μικρό δάκτυλο και ρωτήστε, «*Ποιο γράμμα είναι αυτό;*» Ο μαθητής πρέπει να απαντήσει, «*M*». Στη συνέχεια, κουνήστε τον παράμεσό σας και ζητήστε από το μαθητή να πει ότι είναι το *O*. Το μεσαίο δάχτυλο τότε είναι το *N*. Επαναλάβετε με διαφορετική σειρά: κουνήστε τον παράμεσο, ο μαθητής αναφέρει «*O*», κουνήστε το μεσαίο δάχτυλο, ο μαθητής αναφέρει *N*, στη συνέχεια κουνήστε το μικρό και η απάντηση είναι *M*.

Βήμα 4: Η δεύτερη συλλαβή. Γίνεται με τον ίδιο τρόπο, όπως το *Mon*, αλλά με το *te*. Το *T* αντιστοιχεί στο δεξί δείκτη του χεριού και το *E* στο δεξιό αντίχειρα. Τυχαία κουνήστε κάθε δάχτυλο του δεξιού χεριού και ζητήστε από το μαθητή σας να αναγνωρίσει με επιτυχία το γράμμα που σχετίζεται με το κάθε δάκτυλο. Συχνά με το *te*, ο μαθητής λέει ότι υπάρχει μόνο ένα γράμμα. Υπενθυμίστε του τον κανόνα ότι υπάρχει πάντα ένα φωνήεν σε κάθε συλλαβή. Μπορεί να μαντέψει ποιο φωνήεν ταιριάζει. Τονίστε τον ήχο του *E* έτσι ώστε να μπορεί να αναγνωρίσει σωστά το φωνήεν. Αν ο μαθητής μαντεύει το *I*, πείτε ότι αυτό θα ακούγεται σαν *tie*, χρησιμοποιήστε τους ήχους όπως *too, ta,* κ.λπ., για να βοηθήσετε τον μαθητή σας να ακούσει τον σωστό ήχο και να τον συνδέσει με το *te*.

Βήμα 5: Η τρίτη συλλαβή είναι *cal*. Αυτά τα γράμματα συσχετίζονται ως εξής: Το *C* αντιστοιχεί στον αριστερό σας αντίχειρα, το *A* στον αριστερό σας δείκτη και *L* στο αριστερό σας μεσαίο δάχτυλο. Αφού τα *Mon, te,* και *cal* έχουν σχετιστεί με τα σωστά δάκτυλα, τυχαία κουνήστε κάποιο από αυτά, έτσι ώστε ο μαθητής να μπορεί γρήγορα και σωστά να πει το αντίστοιχο γράμμα. Αν κάνει λάθος, τότε μετακινηθείτε μπρος και πίσω ανάμεσα στο λάθος γράμμα και το αμέσως επόμενό του, μέχρις ότου και τα δύο αναγνωριστούν σωστά, γρήγορα και με ευκολία. Η διαδικασία αυτή δημιουργεί μια αυτόματη οπτική ανάκληση που σταθεροποιεί τη σωστή σειρά, δηλαδή πρόκειται για αυτοματοποίηση.

Βήμα 6: Η τέταρτη συλλαβή είναι *νο*. Αυτά τα γράμματα συσχετίζονται ως εξής: το *V* είναι ο αριστερός παράμεσος και το *O* είναι το αριστερό μικρό δάχτυλο. Όταν και τα δέκα γράμματα έχουν τη σωστή αντιστοιχία, κουνήστε τυχαία κάθε ένα, ώστε να αναγνωρίζονται όλα από τον μαθητή εύκολα και χωρίς λάθη.

Βήμα 7: Όταν είστε αρκετά σίγουροι ότι ο μαθητής μπορεί εύκολα να αναγνωρίσει την τυχαία ακολουθία των γραμμάτων, ζητήστε του την ορθογραφία της λέξης *Montecalvo* στη σειρά, από το *Μ* ως το τελικό *Ο*, ενώ κουνάτε το σωστό δάχτυλο που αντιστοιχεί στο κάθε γράμμα. Στη συνέχεια ζητήστε του να το κάνει ανάποδα από το Ο έως το Μ, πάλι κουνώντας το σωστό δάχτυλο, καθώς ο μαθητής λέει την ορθογραφία ανάποδα. Αφήστε τον μαθητή να αυτο-διορθώνεται με το σταμάτημα και την επανεκκίνηση του δακτύλου σε κάθε λάθος. Θυμηθείτε, ποτέ μην πείτε «*Όχι*» ή «*Κάνεις λάθος*». Μόλις ο μαθητής μπορεί να το πετύχει χωρίς λάθος, ζητήστε του να πει την ορθογραφία πολύ γρήγορα προς τα εμπρός και προς τα πίσω χωρίς δισταγμό. Αυτό δημιουργεί και πάλι αυτοματοποίηση, η οποία βελτιώνει τη μακροπρόθεσμη μνήμη για την ορθογραφία της λέξης.

Βήμα 8: Όταν η ορθογραφία προς τα εμπρός και προς τα πίσω γίνεται εύκολα και αβίαστα, σταματήστε την κίνηση των δαχτύλων σας και αφήστε τον μαθητή να πει τη λέξη χωρίς να κοιτάει τα κινούμενα δάχτυλα. Πείτε ότι υπάρχουν δέκα γράμματα στη λέξη *Montecalvo*. Ρωτήστε τον μαθητή, «*Ποιό είναι το πρώτο γράμμα;*». Θα πρέπει να απαντήσει με ευκολία, «Μ». Τότε ρωτήστε, «*Ποιό είναι το δέκατο γράμμα; Ή το τρίτο; Το έβδομο;*», κλπ. Ρωτήστε τυχαία όλους τους αριθμούς, έως ότου είναι εύκολο να απαντήσει το σωστό γράμμα με την αριθμητική σειρά.

Κάντε εξάσκηση στην εβδομαδιαία λίστα ορθογραφίας του μαθητή κατά τη διάρκεια του σαββατοκύριακου, πριν δοθεί κάποιο τεστ. Οι περισσότεροι δάσκαλοι δίνουν στους μαθητές ένα πρακτικό τεστ την Τετάρτη και το τελικό την Παρασκευή. Μερικοί δάσκαλοι επιτρέπουν στους μαθητές να παραλείψουν τη δοκιμή της Παρασκευής, αν όλες οι λέξεις έχουν γραφεί σωστά την Τετάρτη. Όταν όντως ο/η δάσκαλος/-α ακολουθεί αυτήν την τακτική, ο στόχος μας για τους μαθητές είναι να πάρουν το 100% την Τετάρτη, ώστε να μην χρειάζεται να περάσει τη δοκιμασία την Παρασκευή. Αυτή είναι μια μεγάλη νίκη και μια τεράστια ενίσχυση της αυτοπεποίθησης του μαθητή. Ολόκληρη η τάξη γνωρίζει ποιος έχει ελεύθερο χρόνο, τη στιγμή που οι υπόλοιποι πρέπει να κάνουν το τεστ. Εάν ο μαθητής σας δεν έχει διαθέσιμες τις λέξεις για ορθογραφία μέχρι τη Δευτέρα της ίδιας εβδομάδας που δίνεται το τεστ, ζητήστε να τις λάβει την προηγούμενη Παρασκευή. Αυτό σας δίνει χρόνο να εργαστείτε με τις λέξεις κατά τη διάρκεια του σαββατοκύριακου. Οι περισσότεροι δάσκαλοι θα συμφωνήσουν. Αυτό μπορεί επίσης να είναι γραμμένο σε ένα εξατομικευμένο εκπαιδευτικό πλάνο. Μια καλή ιδέα είναι να έχετε ένα αντίγραφο της λίστας ορθογραφίας στο αυτοκίνητο. Κολλήστε το στο ταμπλό, ώστε να μην χαθεί και να βοηθήσει στο να κάνετε επανάληψη τις λέξεις. Στη συνέχεια, όταν οδηγείτε για να μεταβείτε μαζί με το παιδί σε κάποιον χώρο δραστηριοτήτων, η λίστα θα είναι εύκαιρη και ο μαθητής σας θα μπορεί να κάνει εξάσκηση στις λέξεις στο αυτοκίνητο. Αντιστοίχως, και εγώ με τη δική μου οικογένεια κάθε Κυριακή δουλεύαμε τις λίστες ορθογραφίας των τριών παιδιών μας στο δρόμο μας για την εκκλησία. Αυτό εξοικονομούσε χρόνο για όλη την οικογένεια.

ΑΝΑΠΤΥΞΗ ΟΡΘΟΓΡΑΦΙΚΩΝ ΔΕΞΙΟΤΗΤΩΝ

Για να βοηθήσετε τους μαθητές σας να γίνουν καλύτεροι στην ορθογραφία, δουλέψτε από νωρίς τις ικανότητες σειροθέτησης. Πιο κάτω θα βρείτε μερικές δραστηριότητες που μπορούν να βοηθήσουν στη βελτίωση των δεξιοτήτων οπτικής ακολουθίας και οπτικής διάκρισης.

1. **Στοίβαγμα κυπέλλων**

Υλικά:

- Σετ κυπέλλων που να στοιβάζονται το ένα μέσα στο άλλο (με διαφορετική διάμετρο)

Διαδικασία:

Βήμα 1: Τοποθετήστε τα κύπελλα τυχαία στο τραπέζι ή στο πάτωμα, με το μεγαλύτερο στο κέντρο, πιο κοντά στον μαθητή, ο οποίος θα πρέπει να κάθεται άνετα.
Βήμα 2: Ζητήστε από τον μαθητή να βρει το επόμενο σε μέγεθος κύπελλο και να το βάλει μέσα στο μεγαλύτερο. Επαναλάβετε με το αμέσως επόμενο σε μέγεθος, έτσι ώστε όλα τα κύπελλα να είναι τοποθετημένα το ένα μέσα στο άλλο.
Βήμα 3: Επαναλάβετε το Βήμα 1, αλλά αυτή τη φορά να έχετε τα κύπελλα ανάποδα.
Βήμα 4: Για να χτίσετε έναν πύργο, βάλτε το δεύτερο μεγαλύτερο κύπελλο στην κορυφή του μεγαλύτερου. Επαναλάβετε με το επόμενο σε μέγεθος κύπελλο και ούτω καθεξής, μέχρι να είναι όλα στοιβαγμένα, δημιουργώντας έναν πύργο.

2. Άσκηση μνήμης με Parquetry Blocks (ξύλινα γεωμετρικά κομμάτια)

Υλικά:

- Parquetry Blocks Σετ
- Κάρτα 20x30 εκ. από σκληρό χαρτόνι

Διαδικασία:

Βήμα 1: Φτιάξτε δύο ίδια σετ από τα κομμάτια, ένα για τον προπονητή και ένα για τον μαθητή.
Βήμα 2: Κάντε ένα σχέδιο χρησιμοποιώντας δύο κομμάτια. Τοποθετήστε την κάρτα έτσι ώστε ο μαθητής να μην μπορεί να δει τη σύνθεση. Τα κομμάτια τοποθετούνται σε οριζόντια σειρά.
Βήμα 3: Εμφανίστε το σχέδιο για πέντε δευτερόλεπτα και μετά καλύψτε το με την κάρτα.
Βήμα 4: Ζητήστε από τον μαθητή να κάνει το ίδιο σχέδιο με αυτό που είδε κάτω από την κάρτα.

Βήμα 5: Επαναλάβετε με τον ίδιο αριθμό μπλοκ, μέχρι να είναι εύκολο για τον μαθητή. Στη συνέχεια, προσθέστε ένα ακόμα κομμάτι και επαναλάβετε τα βήματα 1 έως 4. Αυξήστε τον αριθμό των κομματιών έως 8. Αρχικά, φτιάξτε σχέδια εύκολα για να τα θυμηθεί το παιδί. Ένα παράδειγμα θα ήταν ένα σπίτι που αποδίδεται με ένα τετράγωνο και ένα τρίγωνο για στέγη. Όταν η δραστηριότητα γίνει εύκολη, τοποθετήστε τα κομμάτια σε σειρά. Κάποιες φορές μπορείτε να τα έχετε σε επαφή και άλλες φορές χωριστά, με ίδιες ή διαφορετικές αποστάσεις μεταξύ τους. Βεβαιωθείτε ότι το σχέδιο του μαθητή ταιριάζει ακριβώς με το πρότυπο.

ΠΡΑΚΤΙΚΗ

ΤΕΣΤ ΟΡΘΟΓΡΑΦΙΑΣ

Τώρα είναι η στιγμή να δοθεί μια πρακτική δοκιμασία ορθογραφίας στο σπίτι. Είναι σημαντικό να μάθετε πώς ο δάσκαλος του μαθητή δίνει το τεστ στο σχολείο. Πώς λέγεται η λέξη; Δίνεται σε μια πρόταση;

Υλικά:

- Χαρτί
- Μολύβι

Διαδικασία

Βήμα 1: Δώστε τη δοκιμή με τον ίδιο ακριβώς τρόπο που τη δίνει ο δάσκαλος στο μαθητή. Μετά την ολοκλήρωση του τεστ, ο μαθητής μπορεί να διορθώσει την άσκησή του.

Βήμα 2: Ζητήστε από τον μαθητή να πει στον προπονητή ποια είναι η ορθογραφία της λέξης λέγοντας κάθε γράμμα. Αν η λέξη είναι σωστή, ο μαθητής σχεδιάζει ένα αστέρι δίπλα στη λέξη. Αντιθέτως, αν λείπει ένα γράμμα από τη λέξη ή είναι τοποθετημένο σε λάθος σειρά, ενημερώστε τον μαθητή ποιο μέρος της λέξης είναι σωστό. Ένα παράδειγμα θα ήταν «*Έχεις έξι από τα επτά γράμματα σωστά*» ή «*Έχεις όλα τα επτά γράμματα σωστά και πέντε είναι στη σωστή θέση*». Στη συνέχεια, ο μαθητής βάζει σε κύκλο τη λέξη, ώστε να μπορέσει να την δουλέψει ξανά με την Τεχνική ορθογραφίας MONTECALVO.

Βήμα 3: Αφού ελέγξετε την ορθογραφία, φροντίστε ο μαθητής να μάθει ξανά τις λέξεις σε κύκλο, και έπειτα να επαναλάβει ολόκληρο το τεστ, συμπεριλαμβανομένων των λέξεων με αστέρι. Όταν όλες οι λέξεις μπορούν να γραφούν σωστά μια φορά, μην ανησυχείτε για το πόσες φορές θα χρειαστεί να κάνει επανάληψη. Τις περισσότερες φορές, οι λέξεις θα παραμείνουν στη μνήμη του.

Βήμα 4: Επαναλάβετε το ίδιο τεστ ορθογραφίας το βράδυ πριν από τη δοκιμασία στην τάξη. Δουλέψτε με τις λέξεις που δεν είναι σωστές.

Το συναρπαστικό με τη χρήση της Τεχνικής Ορθογραφίας MONTECALVO με τα παιδιά που είναι μαθητές της Γ΄ τάξης του Δημοτικού ή πιο μικρών τάξεων είναι ότι, μετά από περίπου ένα χρόνο, θα μπορούν να διαβάσουν την ορθογραφία τους και αμέσως να γνωρίζουν πώς να τις συλλαβίσουν γράμμα-γράμμα κανονικά και ανάποδα χωρίς πρακτική. Μπορεί να χρειαστεί να εξασκηθούν σε 1-2 λέξεις κατά διαστήματα, αλλά, ως επί το πλείστον, το να μάθουν τις λέξεις της εβδομάδας μπορεί να τους παίρνει λιγότερο από 10 λεπτά. Μαθητές της Ε΄ τάξης ή μεγαλύτεροι θα είναι σε θέση να μάθουν τις λέξεις τους αυτόματα μετά την εξάσκηση αυτής της τεχνικής σε διάστημα 2-4 μηνών. Μέχρι να πάνε στο Γυμνάσιο, όπου θα έχουν μια μεγάλη λίστα δύσκολων λέξεων, θα έχουν τις δεξιότητες να μάθουν τις λέξεις γρήγορα, ενώ άλλοι μαθητές που δεν γνωρίζουν τα *Μυστικά Όρασης για Ορθογραφία* θα χρειαστούν περισσότερο χρόνο για να τις μάθουν.

Έτσι, οι μαθητές σας θα είναι σε θέση να αφιερώσουν περισσότερο χρόνο στη μελέτη άλλων πιο σύνθετων μαθημάτων, όπως η άλγεβρα, η λογοτεχνία και η ιστορία.

Οι γονείς προπονητές πρέπει να δοκιμάσουν αυτήν την τεχνική. Είναι διασκεδαστικό να προσκαλώ τους ενήλικες στα εργαστήρια μου για να εξασκούνται σε 5 λέξεις ανά ημέρα για 2 εβδομάδες. Με τη μοναδική νευροπλαστικότητα του εγκεφάλου, οι ενήλικες θα μπορούν να συλλαβίζουν σωστά λέξεις κανονικά και ανάποδα με την ελάχιστη προσπάθεια σε ελάχιστο χρόνο.

> ΜΑΘΗΤΕΣ ΤΗΣ Ε΄ ΤΑΞΗΣ Η ΜΕΓΑΛΥΤΕΡΟΙ ΘΑ ΕΙΝΑΙ ΣΕ ΘΕΣΗ ΝΑ ΜΑΘΟΥΝ ΤΙΣ ΛΕΞΕΙΣ ΤΟΥΣ ΑΥΤΟΜΑΤΑ ΜΕΤΑ ΤΗΝ ΕΞΑΣΚΗΣΗ ΑΥΤΗΣ ΤΗΣ ΤΕΧΝΙΚΗΣ ΣΕ ΔΙΑΣΤΗΜΑ 2-4 ΜΗΝΩΝ.

ΑΝΤΙΜΕΤΩΠΙΣΗ ΠΡΟΒΛΗΜΑΤΩΝ

Εκτός από τις εβδομαδιαίες δοκιμασίες ορθογραφίας, οι μαθητές συνήθως κάνουν λάθη στην ορθογραφία λέξεων στα γραπτά τους. Είναι σημαντικό να σταματήσετε την κατ' επανάληψη λάθος ορθογραφία της ίδιας λέξης, γεγονός που μαθαίνει τον εγκέφαλο να κάνει λάθος τη λέξη κάθε φορά που τη γράφει. Κάθε φορά που τα μάτια στέλνουν την λανθασμένη σειρά γραμμάτων στον εγκέφαλο, αυτή η ανάρμοστη ακολουθία ενισχύεται. Το να το μάθει κάποιος κάτι ξανά και σωστά απαιτεί πολύ περισσότερη δουλειά από το να το μάθει σωστά από την αρχή. Οι μαθητές με υψηλό IQ και κακές συνήθειες ορθογραφίας μπορεί να δυσκολευτούν πολύ περισσότερο να ξαναμάθουν λέξεις που γράφουν λάθος ορθογραφία ακριβώς επειδή αντιμετωπίζουν μεγαλύτερη δυσκολία στο να εγκαταλείψουν τις συνήθειες τους.

Παράδειγμα: Ιππεύω το άλογό μου σε έναν υπαίθριο χώρο, αλλά συχνά θέλει να φύγει και να επιστρέψει στο στάβλο. Αν το αφήσω να στραφεί προς την πύλη εξόδου (επειδή θέλει να σταματήσει), χρειάζονται 15 γύροι, κατά τη διάρκεια των οποίων το εμποδίζω να στρίψει προς την πύλη, ώστε τελικά να εγκαταλείψει τη συνήθεια που έχει. Η πράξη αυτή είναι παρόμοια με τη διδασκαλία της σωστής ορθογραφίας μιας λέξης σε ένα μαθητή που έχει μάθει να τη γράφει με λάθος τρόπο.

Για να αλλάξετε αυτές τις συνήθειες, η ακόλουθη τεχνική θα σας βοηθήσει να διορθώσετε τις πιο συνηθισμένες ανορθόγραφες λέξεις. Αυτή η τεχνική επιτρέπει στη διαδικασία ματιού-εγκεφάλου να δει μόνο τη λέξη με τη σωστή σειρά. Ο μαθητής δεν πρέπει να γράψει ή να δει την εσφαλμένη ακολουθία.

ΣΥΧΝΑ ΑΝΟΡΘΟΓΡΑΦΕΣ ΛΕΞΕΙΣ

Υλικά:

- Μικρές καρτέλες
- Μαύρος μαρκαδόρος μετρίου μεγέθους μύτης

Διαδικασία:

Βήμα 1: Δημιουργήστε μια λίστα με τις συνήθεις ανορθόγραφες λέξεις.

Βήμα 2: Επιλέξτε 5 έως 10 λέξεις για να εργαστείτε κάθε εβδομάδα. Ο αριθμός που επιλέγετε εξαρτάται από την ηλικία και από τον όγκο μελέτης του μαθητή. Το καλοκαίρι μπορεί να είναι μια καλή περίοδος για να διορθώσετε αυτές τις ανορθόγραφες λέξεις.

Βήμα 3: Χρησιμοποιήστε την Τεχνική MONTECALVO για να μάθετε και να δουλέψετε τη σωστή σειρά των γραμμάτων σε κάθε λέξη.

Βήμα 4: Γράψτε τη λίστα των 5 έως 10 λέξεων στην καρτέλα με μικρά γράμματα.

Βήμα 5: Εξηγήστε στο δάσκαλο ότι ο μαθητής θα χρησιμοποιεί την καρτέλα των ανορθόγραφων λέξεων όταν επιλέγει να γράψει μια από τις λέξεις σε οποιοδήποτε από τα θέματα του. Θα αντιγράψει τη λέξη αντί να τη γράψει από τη μνήμη, που θα ενισχύσει τη σωστή της ορθογραφία στον εγκέφαλό του.

Βήμα 6: Επαναλάβετε κάθε εβδομάδα με ένα νέο σύνολο λέξεων από τη λίστα των συχνά ανορθόγραφων λέξεων.

ΠΕΡΙΛΗΨΗ

Ο μαθητής σας μπορεί να βελτιώσει τις δεξιότητες ορθογραφίας. Χωρίστε τις λέξεις σε συλλαβές, και μάθετε την ακολουθία των γραμμάτων της κάθε συλλαβής. Επαναλάβετε τα γράμματα τυχαία, αλλά και σε σειρά, μέχρι να μην γίνονται λάθη από τον μαθητή. Γράψτε τη λέξη κάθε φορά σωστά, για να μην τη διαβάζει με την εσφαλμένη ακολουθία. Η ορθογραφία μπορεί να βελτιωθεί σε κάθε ηλικία. Η τεχνική ορθογραφίας MONTECALVO έχει βοηθήσει μαθητές να βελτιώσουν τις ορθογραφικές δεξιότητές τους. Μπορεί να βοηθήσει και τον δικό σας.

Μπορέσατε να βρείτε την απάντηση στην ερώτηση, «Ποια λέξη έχει δύο συλλαβές αλλά ένα φωνήεν;» Η απάντηση είναι η λέξη "*rhythm*".

ΕΠΑΝΑΛΗΨΗ

Οπτικές δεξιότητες

- Οπτικοποίηση
- Οπτική Μνήμη
- Οπτική Διαδοχική Μνήμη
- Μη-Απεικονιστική Χωρική Επεξεργασία

ΧΡΟΝΟΣ ΠΟΥ ΑΠΑΙΤΕΙΤΑΙ

Δεκαπέντε λεπτά την εβδομάδα για να μάθει ο μαθητής δέκα λέξεις. Δεκαπέντε λεπτά για να ολοκληρώσει και να διορθώσει τη δοκιμασία ορθογραφίας. Μόλις η τεχνική ορθογραφίας

MONTECALVO αυτοματοποιηθεί, η εκμάθηση των λέξεων ορθογραφίας και η δοκιμασία πρακτικής θα μπορεί να γίνεται πιο γρήγορα.

ΠΡΟΠΟΝΗΣΗ

Τονίστε ποια γράμματα είναι σωστά, στην προσπάθεια ορθογραφίας μιας λέξης. Εξηγήστε εάν μερικά είναι εκτός σειράς. Πείτε πόσα γράμματα λείπουν.

Στοιχεία

- Φωνήεντα
- Συλλαβές
- Η τεχνική ορθογραφίας MONTECALVO

Ανάπτυξη Δεξιοτήτων Ορθογραφίας

- Στοίβαγμα κυπέλλων
- Άσκηση μνήμης με Parquetry Blocks (ξύλινα γεωμετρικά κομμάτια)

Πρακτική

- Χρησιμοποιήστε την τεχνική ορθογραφίας MONTECALVO για να μάθετε πώς να συλλαβίσετε λέξεις με σωστή ορθογραφία
- Δοκιμασία πρακτικής
- Επαναλάβετε τις λέξεις αν χρειάζεται
- Επαναλάβετε τη δοκιμή (τεστ)
- Κάντε μια ακόμα εξάσκηση τη νύχτα πριν από το τεστ στην τάξη

Αντιμετώπιση προβλημάτων

- Κατάλογος συχνά ανορθόγραφων λέξεων
- Επιλέξτε 5 έως 10 για να μάθετε σε μια εβδομάδα
- Χρησιμοποιήστε την τεχνική ορθογραφίας MONTECALVO
- Κάντε εξάσκηση
- Γράψτε λίστα συχνά ανορθόγραφων λέξεων σε μια καρτέλα

6

ΜΥΣΤΙΚΑ ΟΡΑΣΗΣ ΓΙΑ ΤΗΝ ΕΚΘΕΣΗ
ΟΙ ΕΞΑΙΡΕΤΙΚΟΙ ΣΥΓΓΡΑΦΕΙΣ ΚΕΡΔΙΖΟΥΝ ΥΠΟΤΡΟΦΙΕΣ

Η καλή γραφή είναι καθαρή, συνοπτική και σωστή. Η εξαιρετική γραφή αιχμαλωτίζει, προκαλεί το ενδιαφέρον και παρακινεί.

— Lisa Horn

Γιατί θα πρέπει κάποιος να θέλει να είναι καλός στη γραφή; Η απάντηση είναι, επειδή η γραφή είναι μια σημαντική δεξιότητα για την ακριβή επικοινωνία σκέψεων και ιδεών. Το γραπτό παραμένει σε σχέση με το προφορικό και επιτρέπει σε εκείνους που το έχουν διαβάσει να επανέλθουν και να το ξαναδούν εύκολα. Οι σημαντικές σου ιδέες δεν θα χαθούν από τη στιγμή που θα καταγραφούν.

Όταν τα τρία μου παιδιά ήταν μικρά, ήταν αρκετά καλά στη γραμματική, αλλά η γραφή δημιουργικών ιστοριών αποδείχθηκε πιο δύσκολη για εκείνα. Όλοι τους έδωσαν έμφαση στη φυσική και τα μαθηματικά, που μπορεί να είναι και ο λόγος για τον οποίο δεν είναι τόσο καλοί στη δημιουργική γραφή.

Για να βοηθήσω τα παιδιά μου, επιστράτευσα τη βοήθεια ενός μαθητή που είχε πτυχίο δημιουργικής γραφής. Ερχόταν στο σπίτι μας και έπαιρνε τα παιδιά μου μέχρι το ποταμάκι στο δάσος για να γράψουν. Τους έδωσε να χρησιμοποιήσουν ειδικά σημειωματάρια και στυλό. Εκεί, τους ζητούσε να γράψουν για όποιο θέμα ήθελαν. Υπήρχε υποστήριξη, αλλά δεν υπήρχαν διορθώσεις γραμματικής και καθόλου έμφαση στην ορθογραφία. Σε λίγες σύντομες εβδομάδες, άρχισαν να αναπτύσσουν καλύτερες δημιουργικές δεξιότητες γραφής. Έχω αποθηκεύσει τις ιστορίες και απολαμβάνω να τις διαβάζω ακόμα και σήμερα.

Τα προβλήματα με την έκθεση υπάρχουν όταν ένας μαθητής:

- γράφει σύντομες προτάσεις χωρίς επίθετα ή επιρρήματα
- προφορικά δυσκολεύεται να εκφραστεί με πλήρεις προτάσεις
- δεν μπορεί να κατασκευάσει και να πει μια φανταστική ιστορία
- δεν μπορεί να περιγράψει προφορικά γνωστά αντικείμενα

Η ικανότητα κάποιου να επικοινωνεί τις σκέψεις του σε γραπτή μορφή είναι μια ικανότητα που συχνά καταπνίγεται όταν παράλληλα δίνεται έμφαση στην ορθογραφία, την καλλιγραφία και τη γραμματική. Αν κάποιος μαθητής έχει δυσκολία με οποιαδήποτε από αυτές τις δεξιότητες, μαθαίνει ότι οι εύκολες λέξεις και οι σύντομες προτάσεις είναι η ευκολότερη λύση όταν γράφει ένα κείμενο, ώστε να έχει λιγότερες διορθώσεις από τον δάσκαλο. Αυτή η εύκολη λύση, όμως, καταστέλλει τη δημιουργικότητα σε νεαρή ηλικία και κάνει πιο δύσκολη την αναβίωσή της αργότερα.

Ένα άλλο ζήτημα που μπορεί να εμποδίσει τη συγγραφή μιας καλής έκθεσης είναι η ελάχιστη χρήση της προφορικής γλώσσας. Όταν οι μαθητές χρησιμοποιούν χειρονομίες ή νεύματα ή περιμένουν από κάποιον άλλον να απαντήσει για αυτούς, δεν μαθαίνουν να αναπτύσσουν λεκτικές δεξιότητες και επαρκές λεξιλόγιο.

> Η ΙΚΑΝΟΤΗΤΑ ΚΑΠΟΙΟΥ ΝΑ ΕΠΙΚΟΙΝΩΝΕΙ ΤΙΣ ΣΚΕΨΕΙΣ ΤΟΥ ΣΕ ΓΡΑΠΤΗ ΜΟΡΦΗ ΕΙΝΑΙ ΜΙΑ ΙΚΑΝΟΤΗΤΑ ΠΟΥ ΣΥΧΝΑ ΚΑΤΑΠΝΙΓΕΤΑΙ ΟΤΑΝ ΠΑΡΑΛΛΗΛΑ ΔΙΝΕΤΑΙ ΕΜΦΑΣΗ ΣΤΗΝ ΟΡΘΟΓΡΑΦΙΑ, ΤΗΝ ΚΑΛΛΙΓΡΑΦΙΑ ΚΑΙ ΤΗ ΓΡΑΜΜΑΤΙΚΗ.

Οι καλά ανεπτυγμένες λεκτικές δεξιότητες βοηθούν τους μαθητές να οργανώσουν τις σκέψεις τους, έτσι ώστε να μπορούν να μεταφέρουν τις ιδέες τους στο χαρτί με ευκολία. Η συχνή χρήση της προφορικής γλώσσας, επίσης, επιτρέπει την ανάπτυξη λεξιλογίου και την καλύτερη λεκτική έκφραση. Αυτό δεν θα βοηθήσει μόνο στην ανάπτυξη των δεξιοτήτων γραφής, αλλά έχει και ένα πρόσθετο όφελος, όταν έρθει ο καιρός για μια συνέντευξη για μια θέση εργασίας ή ένα μεταπτυχιακό. Είναι σημαντικό να ενθαρρύνει κανείς ακόμα και τα μικρά παιδιά να χρησιμοποιούν πλήρεις προτάσεις με πολλά επίθετα και επιρρήματα για να περιγράψουν αυτό για το οποίο μιλάνε. Οι λεκτικές δεξιότητες μπορούν να βελτιωθούν με τη συμμετοχή σε μερικές εύκολες δραστηριότητες και μπορούν να μεταφερθούν σε μια ποιοτική έκθεση.

Αυτό το κεφάλαιο για την έκθεση αναλύει τον τρόπο βελτίωσης της ικανότητας του μαθητή να συνθέτει ενδιαφέρουσες, δημιουργικές και πιο ακριβείς απαντήσεις όταν χρειάζεται. Οι δύο κύριες κατηγορίες γραφής είναι οι δημιουργικές και οι τεχνικές. Τα καλά νέα είναι πως υπάρχει θέση σε αυτόν τον κόσμο και για τις δύο. Αν κάποιος πρέπει να γράψει μια ιστορία για μια υποτροφία ή για μια αίτηση σε πανεπιστήμιο, το να έχει αναπτύξει τη δημιουργική δεξιότητα γραφής είναι ένα τεράστιο πλεονέκτημα. Από την άλλη μεριά, για την υποβολή αίτησης για μια δουλειά, μια επιχορήγηση ή για τη συγγραφή αποδεικτικών επιστημονικών ή εκπαιδευτικών εγγράφων, οι τεχνικές δεξιότητες γραφής είναι πιο χρήσιμες.

Τα αγγλικά, η ιστορία και η γλώσσα είναι πεδία στα οποία η δημιουργική γραφή χρησιμοποιείται συχνότερα για την περιγραφή των ιδεών κάποιου. Παράλληλα, η φυσική και τα μαθηματικά είναι επιστημονικά πεδία στα οποία η τεχνική γραφή είναι προτιμότερη για να επικοινωνήσει κάποιος τις σκέψεις του.

ΟΠΤΙΚΕΣ ΔΕΞΙΟΤΗΤΕΣ ΓΙΑ ΤΗΝ ΕΚΘΕΣΗ

Οι οπτικές δεξιότητες που σχετίζονται με την έκθεση είναι οι ακόλουθες:

Οπτική δεξιότητα	Ορισμός
Οπτικοποίηση ή Απεικόνιση	Η ικανότητα να βλέπει κάποιος ή να φαντάζεται με το «μάτι του μυαλού»
Οπτική μνήμη	Να μπορεί να ανακαλεί πληροφορίες ή σκηνές που είδε
Οπτικό κλείσιμο (αντίληψη)	Η ικανότητα να ολοκληρώσει κάποιος μια ιδέα ή μια ατελή ζωγραφιά
Οπτική Αναγνώριση, Αντιστοίχιση και διάκριση μεγέθους, σχήματος και χώρου	Να γνωρίζει κάποιος ομοιότητες και διαφορές σε ό,τι έχει σκεφτεί ή έχει δει
Οπτική συσχέτιση	Συσχέτιση μιας ιδέας με μια άλλη
Οπτική Κατηγοριοποίηση	Ομαδοποίηση παρόμοιων αντικειμένων και σκέψεων

Οπτικοποίηση: Η ικανότητα να κάνει οπτική εικόνα μια φωτογραφία ή μια σκηνή καθοδηγεί έναν συγγραφέα να μετατρέπει αυτές τις ιδέες, τις σκέψεις και τις εικόνες σε λέξεις.

Οπτική μνήμη: Σημαντική για όποτε θελήσετε να θυμηθείτε τις λεπτομέρειες για ό,τι έχετε διαβάσει ή έχετε βιώσει. Αυτή η ικανότητα είναι επίσης χρήσιμη για την ολοκλήρωση μιας εργασίας σχετικά με πληροφορίες που μάθατε πρόσφατα.

Οπτικό Κλείσιμο: Αν δείτε μια σκηνή, το Οπτικό Κλείσιμο σας επιτρέπει να προβλέψετε τι θα μπορούσε να ακολουθήσει. Αυτό είναι χρήσιμο για τη δημιουργική γραφή.

Οπτική Αναγνώριση, Αντιστοίχιση και Διάκριση Μεγέθους, Σχήματος και Χώρου: Η ικανότητα να αντιλαμβάνεστε τι ταιριάζει με κάτι και τι όχι. Αυτό είναι ωφέλιμο κατά την οργάνωση των περιεχομένων του κειμένου που θα γράψετε.

Οπτική Συσχέτιση: Ένα παράδειγμα είναι όταν γυρίζεις έναν διακόπτη και το φως ανάβει. Συσχετίζεις τον διακόπτη με το φως.

Οπτική Κατηγοριοποίηση: Βοηθάει τον μαθητή να ομαδοποιεί σκέψεις. Αυτό είναι χρήσιμο κατά τη σύνταξη μιας παραγράφου, έτσι ώστε το γράψιμο του μαθητή να ρέει ομαλά.

Η Μαρία δεν μπορούσε να γράψει καλά

Η Μαρία έμαθε σε νεαρή ηλικία ότι, αν έγραφε σύντομες προτάσεις με μικρές λέξεις, οι εργασίες της δεν θα επέστρεφαν με πολλές κόκκινες διορθώσεις για τα γραμματικά λάθη. Πλέον, στο Γυμνάσιο ο νέος δάσκαλος Αγγλικών ζητούσε δημιουργικές εκθέσεις. Αγωνιζόταν να καταλάβει τι να γράψει και πώς να το γράψει. Η Μαρία ακολούθησε τα *Μυστικά Όρασης* για την έκθεση και μετά από μερικούς μήνες ήταν σε θέση να συντάξει πιο ενδιαφέρουσες εκθέσεις. Συμμετείχε επίσης και σε έναν διαγωνισμό γραφής.

ΧΡΟΝΟΣ ΠΟΥ ΑΠΑΙΤΕΙΤΑΙ

Μόλις ο μαθητής είναι άνετος με το γράψιμο του, αφιερώστε περίπου 30 λεπτά στην εξάσκηση δημιουργικών δεξιοτήτων γραφής. Αν ο μαθητής προσπαθεί παραπάνω και συνεχίζει να γράφει, αυτό θα είναι μια τεράστια νίκη.

ΠΡΟΠΟΝΗΣΗ

Μη διορθώνετε τη γραμματική ή την ορθογραφία του κειμένου όταν δουλεύετε στην έκθεση. Φροντίστε να υπάρχει δημιουργικότητα καθημερινά, κάνοντας πολλές ερωτήσεις και αναμένοντας όσο χρειάζεται για να πάρετε μια πλήρη λεκτική απάντηση.

ΠΡΑΚΤΙΚΗ

Ο μαθητής θα αναπτύσσει νέες θετικές εμπειρίες γραφής. Θα κάνει λίγο παραπάνω σε κάθε μάθημα. Αυτό θα τον διευκολύνει να είναι πιο άνετος με τις απλές δημιουργικές δοκιμασίες γραφής.

ΕΚΘΕΣΗ – ΣΥΝΘΕΣΗ

Τι απαιτείται να υπάρχει:

- Ήσυχη καθορισμένη ώρα γραφής
- Λεξικό
- Λεξικό συνωνύμων
- Διασκεδαστικά μολύβια - στυλό
- Χαρτί ποιότητας
- Υπολογιστής
- Άνετο δημιουργικό περιβάλλον
    - Γραφείο
    - Καρέκλα
    - Φωτισμός

Διαδικασία :

Βήμα 1: Ο μαθητής γράφει μια πρόταση καθημερινά για μια εβδομάδα.
Βήμα 2: Στη συνέχεια, γράφει μια παράγραφο κάθε μέρα κατά τη διάρκεια της δεύτερης βδομάδας. Οι προτάσεις και οι παράγραφοι δεν χρειάζεται να σχετίζονται μεταξύ τους.

Βήμα 3: Την τρίτη εβδομάδα γράφει μια πρόταση κάθε μέρα σχετικά με κάτι για το οποίο δεν γνωρίζει τίποτα. Να αυτοσχεδιάζει ιδέες, πράγματα ή έννοιες.

Βήμα 4: Την τέταρτη εβδομάδα γράφει μια παράγραφο σχετικά με κάτι για το οποίο δεν γνωρίζει τίποτα. Να αυτοσχεδιάζει ιδέες, πράγματα ή έννοιες.

Βήμα 5: Την πέμπτη εβδομάδα, ο μαθητής μπορεί να γράψει μια ιστορία μιας σελίδας σχετικά με κάτι προσωπικό και σημαντικό. Πρέπει να προσπαθήσει να είναι πολύ περιγραφικός.

Βήμα 6: Κατά τη διάρκεια της έκτης εβδομάδας, γυρίστε πίσω για να ξαναγράψει τις προτάσεις από την πρώτη εβδομάδα, κάνοντάς τις πιο ενδιαφέρουσες, προσθέτοντας περιγραφικές λέξεις στα ουσιαστικά και στα ρήματα.

Βήμα 7: Την έβδομη εβδομάδα, ο μαθητής ξαναγράφει τις προτάσεις της έκτης βδομάδας, κάνοντάς τες πιο τρομακτικές.

Βήμα 8: Την όγδοη εβδομάδα, ο μαθητής καλείται να ξαναγράψει τις προτάσεις από την έκτη εβδομάδα, κάνοντάς τες πιο αστείες.

Αυτές οι δραστηριότητες θα διδάξουν στον μαθητή πώς να χειρίζεται τις γραπτές λέξεις και να δημιουργεί διαφορετικές εντυπώσεις χρησιμοποιώντας καλύτερες περιγραφικές λέξεις. Λάθη γραμματικής, ορθογραφίας ή ποιότητας γραφής δεν θα πρέπει να διορθώνονται σε αυτές τις δραστηριότητες. Αν ο μαθητής σας δεν γνωρίζει την ορθογραφία μιας λέξης, απλά πείτε του πώς να την γράψει (αντί να του ζητήσετε να την ψάξει, γεγονός που μπορεί να εμποδίσει τη δημιουργική σκέψη). Αφήστε τον μαθητή να χρησιμοποιήσει ένα λεξικό συνωνύμων για να αναζητήσει επίθετα και επιρρήματα. Ενθαρρύνετε τον μαθητή να χρησιμοποιεί διαφορετικές λέξεις που σημαίνουν το ίδιο πράγμα.

ΑΦΗΣΤΕ ΤΟΝ ΜΑΘΗΤΗ ΝΑ ΧΡΗΣΙΜΟΠΟΙΗΣΕΙ ΕΝΑ ΛΕΞΙΚΟ ΣΥΝΩΝΥΜΩΝ ΓΙΑ ΝΑ ΑΝΑΖΗΤΗΣΕΙ ΕΠΙΘΕΤΑ ΚΑΙ ΕΠΙΡΡΗΜΑΤΑ. ΕΝΘΑΡΡΥΝΕΤΕ ΤΟΝ ΜΑΘΗΤΗ ΝΑ ΧΡΗΣΙΜΟΠΟΙΕΙ ΔΙΑΦΟΡΕΤΙΚΕΣ ΛΕΞΕΙΣ ΠΟΥ ΣΗΜΑΙΝΟΥΝ ΤΟ ΙΔΙΟ ΠΡΑΓΜΑ.

ΑΝΑΠΤΥΞΗ ΔΕΞΙΟΤΗΤΩΝ ΕΚΘΕΣΗΣ

1. Οπτική / Προφορική Περιγραφή

Η δραστηριότητα αυτή υλοποιείται με το να ζητήσετε από το μαθητή να περιγράψει κάτι από το δωμάτιό του. Ο προπονητής προσπαθεί να βρει τι είναι αυτό. Φροντίστε να περιμένετε μέχρι να χρησιμοποιηθούν πολλές και καλές περιγραφικές λέξεις, έτσι ώστε να μην υπάρχει αμφιβολία. Ενθαρρύνετε λέξεις που περιγράφουν το μέγεθος, το σχήμα, το χρώμα και την τοποθεσία.

2. Αφήγηση ιστοριών

Επιλέξτε μια λέξη γύρω από την οποία θα δημιουργηθεί μια ιστορία. Για παράδειγμα, ζητήστε από τον μαθητή να πει μια ιστορία για τη λέξη *μπάσκετ*. Για κάθε πρόταση με πέντε λέξεις παίρνει έναν πόντο και έναν επιπλέον κάθε φορά που περιλαμβάνει τη λέξη *μπάσκετ*. Μπορεί να πάρει πέντε πόντους όταν χρησιμοποιεί μια φράση δέκα λέξεων.

3. Χρησιμοποιώντας πλήρεις προτάσεις

Ορίστε ένα συγκεκριμένο χρονικό πλαίσιο, όπως 30 λεπτά, κατά τη διάρκεια του οποίου όλες οι συνομιλίες πρέπει να είναι πλήρεις προτάσεις με περισσότερες από τρεις λέξεις. Όταν ο μαθητής χρησιμοποιεί μια πρόταση ή μια φράση με λιγότερες από τρεις λέξεις, χάνει έναν πόντο. Αν χρησιμοποιεί μια πρόταση με περισσότερες από τρεις λέξεις, κερδίζει έναν πόντο. Καθώς ο μαθητής βελτιώνεται σε αυτή τη δραστηριότητα, ζητήστε του όλο και περισσότερες φορές, να χρησιμοποιεί πλήρεις προτάσεις.

4. Περιγραφή ενός αντικειμένου

Ζητήστε από τον μαθητή να περιγράψει ένα αντικείμενο με τέτοιο τρόπο ώστε ένας εξωγήινος από έναν άλλον πλανήτη να καταλάβαινε ακριβώς τι θα ήταν. Παράδειγμα: Το αντικείμενο είναι ένα μήλο. Πείτε: «Περιγράψτε ένα μήλο, αλλά μην χρησιμοποιήσετε τη λέξη "φρούτο"». Ο μαθητής μπορεί να πει, «Το αντικείμενο είναι κόκκινο». Ο προπονητής απαντά, «Είναι ένα πυροσβεστικό όχημα;». Αυτό συνήθως φέρνει λίγο γέλιο. Ο στόχος είναι να κάνετε ερωτήσεις, ώστε ο μαθητής να ανακαλύψει με ποιον τρόπο θα περιγράψει καλύτερα το αντικείμενο. Οι ερωτήσεις χρησιμοποιούνται για να καθοδηγήσετε τον μαθητή και να κάνετε την εμπειρία θετική. Καθώς ο μαθητής αποκτά αυτοπεποίθηση σε αυτή τη δραστηριότητα, ζητήστε του να ξεκινήσει να απαντά με πλήρεις προτάσεις. Ενθαρρύνετε τον μαθητή να χρησιμοποιήσει όσο περισσότερες περιγραφικές λέξεις μπορεί για κάθε πρόταση. Αυτές οι λέξεις μπορεί να είναι συγκεκριμένες για το χρώμα, το μέγεθος ή το βάρος. Μπορεί να είναι λέξεις όπως *μέσα, έξω, φωτεινό* ή *θαμπό.*

5. Περιγράφοντας μια Δραστηριότητα

Ζητήστε από τον μαθητή να περιγράψει μια δραστηριότητα με εξαιρετική λεπτομέρεια, έτσι ώστε κάποιος ξένος να μπορούσε να την συμπληρώσει χωρίς βοήθεια. Για παράδειγμα, «Πώς μπορώ να ετοιμάσω το τραπέζι στο σπίτι σου;». Ο μαθητής μπορεί να πει, «έβαλα τα πιάτα στο τραπέζι». Η απάντησή σας μπορεί να είναι, «Ποιά πιάτα; Τι χρώμα; Πού είναι; Πόσα;». Ο στόχος είναι ο προπονητής να κάνει πολύ λίγες ερωτήσεις, επειδή η περιγραφή του μαθητή σας θα σας επιτρέψει να γνωρίζετε ακριβώς πώς να εκτελέσετε την εργασία.

6. **Παιχνίδι λέξεων λεξικού συνωνύμων**

Επιλέξτε ένα επίθετο όπως το *καλό*. Ρωτήστε τον μαθητή πόσες λέξεις μπορεί να σκεφτεί που να σημαίνουν *καλό*. Χρησιμοποιήστε κοινές λέξεις, όπως *ωραίο, όμορφο, βοηθητικό*, κλπ. για να χτίσει το λεξιλόγιό του. Κάντε το ίδιο με επιρρήματα όπως το *αργά, γρήγορα*, κλπ.

ΑΝΤΙΜΕΤΩΠΙΣΗ ΠΡΟΒΛΗΜΑΤΩΝ

Μερικοί μαθητές μπορεί να έχουν εξαιρετική δυσκολία στο να χρησιμοποιούν προφορικές λέξεις και στη συνέχεια να τις μεταφέρουν σε μια εργασία έκθεσης. Είτε δεν έχουν αναπτύξει δημιουργική σκέψη, είτε έχουν κυριαρχηθεί από το άγχος. Τα ντροπαλά και εσωστρεφή παιδιά έχουν μεγαλύτερη δυσκολία να μάθουν να χρησιμοποιούν λέξεις προφορικά. Για να τα βοηθήσετε σε μια τέτοια πρόκληση, μειώστε την πολυπλοκότητα των ιδεών που συζητήθηκαν παραπάνω απαιτώντας λιγότερες λέξεις. Πάρτε μερικά επιτραπέζια παιχνίδια που απαιτούν ομιλία. Το *Clue* είναι ένα παράδειγμα ενός παιχνιδιού όπου ο παίχτης πρέπει να ρωτήσει άλλους παίκτες για να καθορίσει την τελική απάντηση. Άλλα παιχνίδια είναι τα *ISpy, Scattergories*, και *FactorFiction*.

ΠΕΡΙΛΗΨΗ

Υπάρχουν πολλοί τρόποι βελτίωσης της ικανότητας του μαθητή να γράψει έκθεση. Το κλειδί είναι να υποστηρίζετε τις προσπάθειές του και να μην τον πιέζετε, με το να μην απαιτείτε τέλεια γραμματική, ορθογραφία, ή δομή πρότασης. Χρησιμοποιήστε αρκετή λεκτική επικοινωνία για να αναπτύξετε την ικανότητα σκέψης του μαθητή προκειμένου να μπορέσει τελικά να εντάξει αυτές τις ιδέες σε γραπτές λέξεις. Μόλις ο μαθητής αποκτήσει αυτοπεποίθηση, πολλά εμπόδια θα απομακρυνθούν.

ΕΠΑΝΑΛΗΨΗ

Οπτικές δεξιότητες για έκθεση

- Οπτικοποίηση ή Απεικόνιση
- Οπτική Μνήμη
- Οπτικό Κλείσιμο
- Οπτική Αναγνώριση, Αντιστοίχιση και Διάκριση Μεγέθους, Σχήματος και Χώρου
- Οπτική Συσχέτιση
- Οπτική Κατηγοριοποίηση

Χρόνος που απαιτείται

- 30 λεπτά την ημέρα

Προπόνηση

- Κάντε ερωτήσεις
- Μη διορθώνετε γραμματική ή ορθογραφία

Πρακτική

- Γράψτε μια πρόταση ανά βδομάδα
- Γράψτε μια παράγραφο την βδομάδα
- Γράψτε προτάσεις σχετικά με ένα άγνωστο θέμα
- Γράψτε παραγράφους σχετικά με ένα άγνωστο θέμα
- Γράψτε μια προσωπική ιστορία μιας σελίδας
- Προσθέστε επίθετα και επιρρήματα σε προτάσεις, για μεγαλύτερο ενδιαφέρον
- Ξαναγράψτε ενδιαφέρουσες προτάσεις, κάνοντάς τες τρομακτικές

- Ξαναγράψτε ενδιαφέρουσες προτάσεις, κάνοντάς τες αστείες

Χτίζοντας δεξιότητες

- Οπτική / Προφορική περιγραφή
- Αφήγηση ιστοριών
- Χρησιμοποιώντας πλήρεις προτάσεις
- Περιγράφοντας Αντικείμενα
- Περιγράφοντας μια Δραστηριότητα

Αντιμετώπιση προβλημάτων:

Παίξτε παιχνίδια για να μειώσετε το στρες και να αυξήσετε την ικανότητα ομιλίας

- Clue
- I Spy
- Scattergories
- Fact or Fiction

(παραδείγματα παιχνιδιών από την Αμερικανική αγορά)

7

ΜΥΣΤΙΚΑ ΟΡΑΣΗΣ ΓΙΑ ΤΑ ΜΑΘΗΜΑΤΙΚΑ
ΚΑΛΥΤΕΡΗ ΔΟΥΛΕΙΑ ΜΕ ΕΞΕΧΟΥΣΕΣ ΜΑΘΗΜΑΤΙΚΕΣ ΔΕΞΙΟΤΗΤΕΣ

> *Για να καταλάβετε το σύμπαν, πρέπει να γνωρίζετε τη γλώσσα στην οποία είναι γραμμένο - και αυτή η γλώσσα είναι τα μαθηματικά.*
>
> — Galileo Galilei

Είναι πολλά τα επαγγέλματα που απαιτούν μαθηματικές γνώσεις. Οι ξυλουργοί χρησιμοποιούν μαθηματικά όλη την ώρα για να αποφασίσουν για τις διαστάσεις κοπής μιας σανίδας. Πρέπει να γνωρίζουν πού να κάνουν τα κοψίματα, ώστε να εκμεταλλευτούν όσο καλύτερα γίνεται την πρώτη ύλη. Οι οικοδόμοι υπολογίζουν την επιφάνεια ενός δωματίου για να τοποθετήσουν π.χ. πλακάκια. Οι εργαζόμενοι στο λιανικό εμπόριο πρέπει να είναι σε θέση να κατανοούν ποσοστά, για να μπορούν να υπολογίσουν μια έκπτωση. Μηχανικοί, λογιστές, οπτομέτρες και φαρμακοποιοί είναι μερικά από τα πολλά επαγγέλματα που απαιτούν μαθηματικά υψηλότερου επιπέδου. Το να είναι ο μαθητής καλός στα μαθηματικά τού επιτρέπει να έχει περισσότερες ευκαιρίες και επιλογές στην επαγγελματική του σταδιοδρομία.

Ο στόχος των μαθηματικών είναι η επίλυση προβλημάτων. Ωστόσο, όταν διαβάζουμε τα προβλήματα προς επίλυση, πρέπει να καταλάβουμε ότι τα μαθηματικά έχουν να κάνουν με τη μέτρηση χώρου με πολλούς διαφορετικούς τρόπους. Οι αριθμοί χρησιμοποιούνται για να αντιπροσωπεύουν διαφορετικές μετρήσεις χώρου. Για να γίνει η διαπίστωση αυτή κατανοητή στην εκμάθηση των βασικών εννοιών, στην παρακάτω ανάλυση χρησιμοποιούνται μόνο γραμμικά παραδείγματα μαθηματικών. Αυτό σημαίνει ότι η ποσότητα του *χώρου* που αντιστοιχεί σε κάθε αριθμό είναι η ίδια και η απόσταση ή ο *χώρος* ανάμεσα στους αριθμούς είναι πάντα ίδια ή ίδιος.

Η εκμάθηση μαθηματικών δεδομένων, όπως οι πίνακες πολλαπλασιασμού, είναι απλά μια δραστηριότητα απομνημόνευσης και δεν είναι πραγματικά μαθηματικά. Η αυτοματοποίηση χρησιμοποιείται για αυτήν την ικανότητα απομνημόνευσης. Η χρήση αριθμών δεν ισοδυναμεί πάντα με τη μάθηση των μαθηματικών εννοιών. Για να αναπτύξει κάποιος μαθηματικές έννοιες πρέπει να κατανοήσει τι αντιπροσωπεύουν οι αριθμοί και στη συνέχεια να μάθει πώς να τους χειρίζεται για να μετρήσει ή να υπολογίσει το χώρο που καταλαμβάνουν.

Σημειώστε ότι, πράγματι, τα μαθηματικά δεδομένα είναι σημαντικά. Βοηθούν τους μαθητές να κάνουν τα μαθήματα τους σε μικρότερο χρονικό διάστημα. Κατά τη διάρκεια ενός τεστ μαθηματικών, ο μαθητής μπορεί να επικεντρωθεί στο πραγματικό πρόβλημα, αντί να χρονοτριβεί στο να υπολογίσει κάτι απλό. Το να γνωρίζει τα μαθηματικά δεδομένα επίσης βοηθάει στο να λύνει μαθηματικά προβλήματα στο μυαλό του.

Η αυτοματοποίηση είναι η ικανότητα να κάνετε μια εργασία με ελάχιστη προσπάθεια και σκέψη. Για παράδειγμα, όταν οδηγείτε προς την εργασία σας με τον ίδιο τρόπο κάθε μέρα, μπορεί να «μπείτε» σε αυτόματη λειτουργία. Σταματάτε στο φανάρι όταν είναι κόκκινο και ξεκινάτε όταν είναι πράσινο. Όταν φτάσετε στη δουλειά, μπορεί να θυμάστε λίγα πράγματα από την οδήγηση σας, εφόσον δεν συνέβη κάτι απρόοπτο.

Οδηγούσατε με ασφάλεια σε αυτόματη λειτουργία. Ένα άλλο παράδειγμα είναι όταν είστε πολύ καλοί σε ένα άθλημα και σκοράρετε χωρίς πολλή σκέψη και με λίγη προσπάθεια. Παίζετε «στη ζώνη» και χρησιμοποιείτε την αυτοματοποίηση. Όταν μαθαίνετε να οδηγείτε ένα αυτοκίνητο με χειροκίνητο κιβώτιο ταχυτήτων, κάθε ενέργεια απαιτεί σκέψη και θέλει προσπάθεια. Αφού βελτιωθείτε στην οδήγηση, δεν χρειάζεται να σκεφτείτε κάθε βήμα. Ομοίως, η αυτοματοποίηση επιτρέπει στο παιδί να απομνημονεύει τα μαθηματικά δεδομένα χωρίς προσπάθεια.

ΑΝ ΤΟ ΝΑ ΓΝΩΡΙΖΟΥΜΕ ΤΑ ΜΑΘΗΜΑΤΙΚΑ ΔΕΔΟΜΕΝΑ ΕΙΝΑΙ ΑΠΛΗ ΑΠΟΜΝΗΜΟΝΕΥΣΗ ΚΑΙ ΔΕΝ ΕΙΝΑΙ ΠΡΑΓΜΑΤΙΚΑ ΜΑΘΗΜΑΤΙΚΑ, ΓΙΑΤΙ ΕΙΝΑΙ ΣΗΜΑΝΤΙΚΟ;

Η απομνημόνευση των μαθηματικών δεδομένων βοηθάει στην εξοικονόμηση χρόνου σε μεγαλύτερες τάξεις και σε πεδία όπως η άλγεβρα, η γεωμετρία και ο λογισμός. Το να γνωρίζει κάποιος τις απαντήσεις στα μαθηματικά δεδομένα κάνει τον πολύτιμο χρόνο μελέτης στο σπίτι πιο σύντομο. Επιπλέον, το να κάνει γρήγορα μαθηματικές πράξεις με το μυαλό του είναι μια καλή δεξιότητα, που μπορεί να αναπτυχθεί σε νεαρή ηλικία. Μέχρι τη στιγμή που ο γιος μου πήγε στο γυμνάσιο, ήταν αρκετά καλός στο να υπολογίζει μαθηματικές πράξεις στο μυαλό του. Μια μέρα, η αδελφή του ζήτησε να δανειστεί το κομπιουτεράκι του, για να κάνει ασκήσεις άλγεβρας. Απάντησε: «Δεν έχω ένα τέτοιο». Ακούγοντας εγώ αυτό, τον ρώτησα, «κάνεις γεωμετρία Α΄ Λυκείου! Πως κάνεις τις ασκήσεις σου χωρίς κομπιουτεράκι;». Η απάντησή του ήταν ότι τους υπολογισμούς τους κάνει στο μυαλό του.

> Η ΑΠΟΜΝΗΜΟΝΕΥΣΗ ΤΩΝ ΜΑΘΗΜΑΤΙΚΩΝ ΔΕΔΟΜΕΝΩΝ ΒΟΗΘΑΕΙ ΣΤΗΝ ΕΞΟΙΚΟΝΟΜΗΣΗ ΧΡΟΝΟΥ ΣΕ ΜΕΓΑΛΥΤΕΡΕΣ ΤΑΞΕΙΣ ΚΑΙ ΣΕ ΠΕΔΙΑ ΟΠΩΣ Η ΑΛΓΕΒΡΑ, Η ΓΕΩΜΕΤΡΙΑ ΚΑΙ Ο ΛΟΓΙΣΜΟΣ.

ΟΠΤΙΚΕΣ ΔΕΞΙΟΤΗΤΕΣ ΓΙΑ ΤΑ ΜΑΘΗΜΑΤΙΚΑ

Οι οπτικές δεξιότητες που σχετίζονται με τα μαθηματικά περιγράφονται στον παρακάτω πίνακα:

Οπτική Δεξιότητα	Ορισμός
Συνεργασία ματιών Διόφθαλμη όραση	Η ικανότητα να χρησιμοποιεί κάποιος τα δύο του μάτια μαζί, ώστε να εισέρχονται οι πληροφορίες συντονισμένα στον εγκέφαλο
Πλευρικότητα και Κατευθυντικότητα	Το να γνωρίζει κάποιος τις έννοιες (δεξιά ή αριστερά, πάνω ή κάτω, μπρος ή πίσω). Τοποθέτηση και χωροταξική οριοθέτηση στο τρισδιάστατο περιβάλλον
Χωρική Οργάνωση και Προσανατολισμός	Η ικανότητα να οργανώνει τις πληροφορίες και να τις συσχετίζει με τη θέση του στο χώρο
Οπτικό Κλείσιμο	Το να μπορεί κάποιος να συμπληρώνει πληροφορίες που λείπουν για να κατανοήσει αυτό που βλέπει
Οπτική διάκριση εικόνας - φόντου	Το να αντιλαμβάνεται κάποιος ένα ερέθισμα (σχήμα-αντικείμενο) χωρίς να τον επηρεάζει το τι υπάρχει γύρω από αυτό
Συσχέτιση	Η ικανότητα να βλέπει πως ένα αντικείμενο σχετίζεται με ένα άλλο
Κατηγοριοποίηση	Το να μπορεί να βάζει μαζί όμοια αντικείμενα

Διόφθαλμη Όραση: Η αντίληψη βάθους ή η 3D όραση εξαρτάται κατά πολύ από τη συνεργασία των ματιών. Η διόφθαλμη όραση σχετίζεται με τα προχωρημένα μαθηματικά όταν πρέπει για παράδειγμα να περιστραφούν αντικείμενα για να μετρηθούν. Όσοι δεν έχουν αντίληψη βάθους έχουν δυσκολία με αυτές τις διαδικασίες. Σε σχέση με τα προηγούμενα 40 χρόνια, εκατοντάδες επιπλέον επαγγέλματα σήμερα εξαρτώνται από την αντίληψη του βάθους, ιδιαίτερα στον τομέα της μηχανικής.

Πλευρικότητα και Κατευθυντικότητα: Οι έννοιες «δεξιά» και «αριστερά», καθώς και τα σημεία του ορίζοντα (Βορράς, Νότος, Ανατολή, Δύση) εξαρτώνται από αυτή τη δεξιότητα. Η κατάκτηση αυτών των εννοιών είναι κρίσιμη στην κατανόηση του οπτικού χώρου. Δεδομένου ότι τα μαθηματικά απαιτούν μέτρηση χώρου με πολλούς διαφορετικούς τρόπους, ο μαθητής χρειάζεται μια βάση, που βρίσκεται στη θέση του σώματός του στο χώρο, από την οποία θα ορίζει τον οπτικό χώρο γύρω του.

Χωρική Οργάνωση και Προσανατολισμός: Οι ικανότητες του να οργανώνει κάποιος τις πληροφορίες και να τις συσχετίζει με τη θέση του στο χώρο. Αυτές οι ικανότητες είναι χρήσιμες για τον μαθητή, όταν προσπαθεί να κατανοήσει τη γεωμετρία και τον λογισμό.

Οπτικό Κλείσιμο: Βοηθά στην επίλυση μαθηματικών προβλημάτων και την κατανόηση μιας ιστορίας.

Διάκριση Εικόνας - Φόντου: Διαχωρίζοντας τη φιγούρα (κέντρο) από το φόντο (περιφερικά αυτού) είναι κρίσιμο στα μαθηματικά για να καθοριστεί σε ποιο μέρος του προβλήματος είναι σημαντικό να δοθεί προσοχή και ποιο είναι λιγότερο σημαντικό.

Συσχέτιση: Είναι σημαντική έννοια που συνδέεται με την ομαδοποίηση πραγμάτων που έχουν κάτι κοινό.

Κατηγοριοποίηση: Όταν κάποιος κάνει σύνολα και υποσύνολα, αυτή η ικανότητα είναι χρήσιμη και συμβάλλει στην κατασκευή μιας βάσης για πιο περίπλοκες μαθηματικές δομές.

> **Ο Στίβεν μισούσε τα μαθηματικά**
>
> Συγκεκριμένα, δεν του άρεσαν καθόλου τα τεστ που πρέπει να ολοκληρωθούν σε συγκεκριμένο χρόνο. Κάθε βράδυ, οι γονείς του προσπαθούσαν να τον βοηθήσουν να τελειώσει τα μαθηματικά του. Ο ίδιος απλά δεν θυμόταν τις έννοιες. Αφού τον πήγαν για μια ολοκληρωμένη οπτομετρική αξιολόγηση με έναν οπτομέτρη που εξειδικευόταν στην εκπαίδευση της όρασης, εντόπισαν ότι είχε δυσκολίες με τις χωρικές έννοιες και την πλευρίωση. Αφού ανέπτυξε αυτές τις δεξιότητες, κατόπιν ολοκλήρωσε τις δραστηριότητες για τα μαθηματικά στα *Μυστικά Όρασης* για σχολική επιτυχία. Άρχισε να κατανοεί τι σημαίνουν οι αριθμοί. Έμαθε έναν εύκολο τρόπο να θυμάται τα μαθηματικά δεδομένα και άρχισε να παίρνει καλύτερους βαθμούς στα τεστ εντός συγκεκριμένου χρόνου. Αν και είχε αρκετή ύλη να καλύψει, ήταν τελικά σε θέση να καταλάβει τις μαθηματικές έννοιες, όπως τα κλάσματα και τα δεκαδικά ψηφία. Αρκετά χρόνια αργότερα πήρε «Α» στην γεωμετρία.

ΧΡΟΝΟΣ

Η μελέτη μαθηματικών εννοιών πρέπει να διαρκεί 20 λεπτά την ημέρα μόνο. Παραπάνω χρόνος από αυτόν μπορεί να είναι υπερβολικός για τους μαθητές. Μαζί με το χρόνο χτισίματος των μαθηματικών εννοιών, ενσωματώστε παιχνίδια και καταμέτρηση αντικειμένων ιδίου μεγέθους στις καθημερινές δραστηριότητες όταν είναι εφικτό.

ΠΡΟΠΟΝΗΣΗ

Αν η απάντηση που λαμβάνετε δεν είναι η σωστή, πρέπει να σκεφτείτε πώς να κάνετε ερωτήσεις για να μπορεί ο μαθητής να την ανακαλύψει. Η συνεχής επανάληψη καταλήγει στην απομνημόνευση και δεν τον βοηθά να συλλάβει την έννοια.

Εάν υπάρχουν πολλά λάθη στο επίπεδο που δουλεύετε, μειώστε το σε ένα λιγότερο περίπλοκο.

Κατά τη διόρθωση των εργασιών στα μαθηματικά, πείτε στον μαθητή πόσα από τα προβλήματα που έλυσε είναι σωστά. Αν όλα είναι σωστά, ο μαθητής έχει τελειώσει με τη δοκιμασία. Όταν υπάρχουν λανθασμένες απαντήσεις, ο μαθητής πρέπει να καταλάβει μόνος του ποιες είναι. Δεν λέτε στο μαθητή ποιες είναι σωστές ή λάθος, αντιθέτως, εκείνος πρέπει να σας πει. Δώστε του μια μεγάλη ανταμοιβή όταν όλες οι ασκήσεις είναι 100% σωστές.

Στην οικογένειά μου, χρησιμοποιήσαμε ένα σύστημα επιβράβευσης «κουτί θησαυρού» για τα παιδιά μας. Αν ήταν σε θέση να επιτύχουν το 100% σε μια άσκηση, μπορούσαν να επιλέξουν ένα βραβείο. Αυτό λειτούργησε εξαιρετικά για τον Andrew, ο οποίος άρχισε να αφιερώνει περισσότερο χρόνο στον έλεγχο της άσκησής του, για να εξασφαλίσει ότι όλες οι απαντήσεις ήταν σωστές προτού την παραδώσει. Ο δάσκαλος σχολίασε το πόσο εντατικά διάβαζε, για να είναι σίγουρος ότι κάθε απάντηση ήταν σωστή.

ΣΤΟΙΧΕΙΑ ΚΑΙ ΕΝΝΟΙΕΣ

- Γραμμικές μονάδες
- Πολλαπλασιασμός και διαίρεση
- Κλάσματα

ΓΡΑΜΜΙΚΕΣ ΜΟΝΑΔΕΣ

Σκεφτείτε τον αριθμό 1. Αντιπροσωπεύει μια μονάδα από κάτι που καταλαμβάνει ένα συγκεκριμένο χώρο. Ο αριθμός 2 αντιπροσωπεύει δύο φορές περισσότερο χώρο από αυτόν που καταλαμβάνει ο αριθμός 1. Έτσι, μια καλή οπτική απεικόνιση είναι να φανταστείτε ένα σύνολο 10 σκαλοπατιών που αντιπροσωπεύουν κάθε αριθμό, από το 1 έως το 10. Δείτε την Εικόνα #7. Αυτό θα δημιουργήσει μια καλή οπτική απεικόνιση για την πρώτη δραστηριότητα. Μπορείτε να ελέγξετε γρήγορα αν ο μαθητής σας έχει δυσκολία με αυτή τη γραμμική έννοια, θέτοντας μία ερώτηση: «Είναι ο χώρος μεταξύ του 2 και του 3 μικρότερος, μεγαλύτερος, ή ίσος με το χώρο μεταξύ των αριθμών 52 και 53;» Μερικοί μαθητές πιστεύουν ότι 52 και 53 είναι σε μεγαλύτερη απόσταση μεταξύ τους από ότι το 2 και το 3, επειδή το 52 και το 53 είναι μεγαλύτεροι αριθμοί. Δεν αντιλαμβάνονται ότι στα γραμμικά μαθηματικά, το διάστημα μεταξύ διαδοχικών αριθμών είναι το ίδιο.

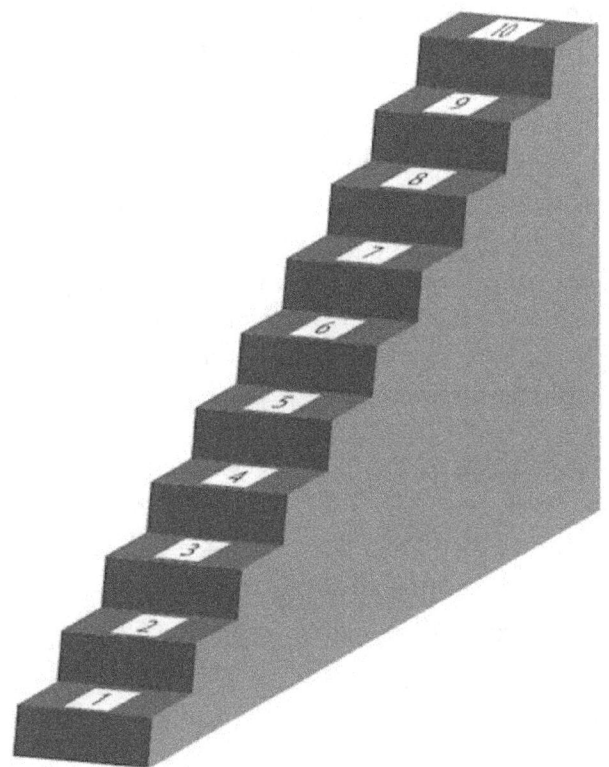

Εικόνα #7: Αριθμημένα σκαλοπάτια

Όταν η έννοια των γραμμικών μαθηματικών δεν αναπτύσσεται, ο μαθητής πρέπει να βασίζεται στην απομνημόνευση για να δώσει απαντήσεις. Δεν γνωρίζει γιατί ή πώς πέτυχε τη σωστή απάντηση. Οι μαθητές με καλή μνήμη μπορούν να περάσουν όλα τα μαθηματικά δεδομένα, δίνοντας σε όλους μια λανθασμένη εντύπωση ότι είναι καλοί στα μαθηματικά. Όταν φτάσουν σε μαθηματικά υψηλότερου επιπέδου, αρχίζουν να δυσκολεύονται επειδή δεν καταλαβαίνουν τις βασικές έννοιες. Εκείνοι που δεν είναι καλοί στην απομνημόνευση μαθαίνουν να «αντιπαθούν» τα μαθηματικά, γιατί πάντα ωθούνται να απομνημονεύουν και χρονομετρούνται για να αποδείξουν ότι γνωρίζουν τα μαθηματικά δεδομένα. Αυτό το σενάριο δημιουργεί άγχος σε αυτούς τους μαθητές.

Πώς μπορεί κάποιος να αρχίσει να αναπτύσσει μαθηματικές έννοιες «μονάδας»; Αυτό ξεκινά σε πολύ νεαρή ηλικία. Θυμηθείτε, πότε ο μαθητής σας μάθαινε να μετράει; Αντιστοίχισε τον αριθμό 1 στον αντίχειρα του αριστερού χεριού και έπειτα το 2 στον δείκτη του αριστερού χεριού, μετά μέτρησε φωναχτά από το τρία στο δέκα, καθώς άγγιζε τα επόμενα τρία δάχτυλα του αριστερού του χεριού. Αυτό δείχνει ότι κατάλαβε το 1 και 2, αλλά πέρα από αυτό, οι αριθμοί 3 έως 10 δεν είχαν κάποιο νόημα. Στο μυαλό του οι αριθμοί ακολουθούν απλά ο ένας τον άλλον. Όταν το παιδί γνωρίζει ότι κάθε στοιχείο αντιπροσωπεύει έναν αριθμό, τότε αρχίζει να κατανοεί την έννοια των αριθμών. Αυτό φαίνεται όταν μετράει με ακρίβεια από το 1 έως το 5 καθώς αγγίζει κάθε δάχτυλο του αριστερού χεριού.

Η ιδέα της μονάδας ενισχύεται όταν ένα μικρό παιδί μετράει τα βήματά του. Η μέτρηση βημάτων είναι μια από τις πιο σημαντικές δραστηριότητες στην εκμάθηση μαθηματικών εννοιών. Αν ρωτήσεις μια ομάδα ενηλίκων, ποιοι αγαπούν τα μαθηματικά και ποιοι τα αντιπαθούν, όσοι αγαπούν τα μαθηματικά είναι πολύ πιο πιθανό να θυμούνται ότι μετρούσαν βήματα όταν ήταν μικροί. Εκείνοι που αντιπαθούν τα μαθηματικά σχεδόν ποτέ δεν μετρούσαν βήματα.

ΑΝ ΡΩΤΗΣΕΙΣ ΜΙΑ ΟΜΑΔΑ ΕΝΗΛΙΚΩΝ ΠΟΙΟΙ ΑΓΑΠΟΥΝ ΤΑ ΜΑΘΗΜΑΤΙΚΑ ΚΑΙ ΠΟΙΟΙ ΤΑ ΜΙΣΟΥΝ, ΟΣΟΙ ΑΓΑΠΟΥΝ ΤΑ ΜΑΘΗΜΑΤΙΚΑ ΕΙΝΑΙ ΠΟΛΥ ΠΙΟ ΠΙΘΑΝΟ ΝΑ ΘΥΜΟΥΝΤΑΙ ΟΤΙ ΜΕΤΡΟΥΣΑΝ ΒΗΜΑΤΑ ΟΤΑΝ ΗΤΑΝ ΜΙΚΡΟΙ.

Γνωρίζετε κάποιο μηχανικό ή κάποιον πολύ καλό στα μαθηματικά; Ρωτήστε αυτά τα άτομα σχετικά με τη μέτρηση βημάτων. Συνέχισαν να μετρούν βήματα μέχρι την ενηλικίωσή τους, και κάποιοι δεν σταμάτησαν ποτέ. Κλινικά, έχω παρατηρήσει ότι όσο περισσότερο ένα άτομο μετράει βήματα, τόσο καλύτερο είναι στα μαθηματικά και στη χρήση μαθηματικών εννοιών σε καθημερινή βάση.

Όταν η έννοια της μονάδας δεν είναι καλά ανεπτυγμένη στους μαθητές, θα πρέπει να αρχίσουν να μετράνε βήματα παντού όπου πάνε. Η μέτρηση σκαλοπατιών είναι καλύτερη στο να δίνει έμφαση στην έννοια της μονάδας από την μέτρηση βημάτων, επειδή το άτομο μπορεί να αντιληφθεί ότι απαιτείται η ίδια προσπάθεια για να σηκώσει το σώμα του όταν μετακινείται από το βήμα 1 στο 2, όπως και όταν κινείται από το βήμα 8 στο 9. Η προσπάθεια μεταξύ των αριθμών είναι ίδια, επειδή τα βήματα αυξάνουν ισόποσα (δείτε την άσκηση *Καταμέτρηση Βημάτων* σε αυτό το κεφάλαιο για την ανάπτυξη αυτής της δεξιότητας).

Ανακάλυψα τη συσχέτιση ανάμεσα στη καταμέτρηση βημάτων και την απόλαυση των μαθηματικών όταν παρουσίασα το σεμινάριο των μαθηματικών σε γονείς. Ζούμε κοντά στην Βάση Πολεμικής Αεροπορίας Wright-Patterson στο Οχάιο και υπάρχουν πολλοί γονείς στο κοινό μου που είναι μηχανικοί.

Όταν ρώτησα ποιος εξακολουθεί να μετρά βήματα ως ενήλικας, οι μηχανικοί πάντα σήκωναν το χέρι τους. Άτομα από το κοινό που έλεγαν ότι ήταν αδύναμοι στα μαθηματικά και πραγματικά τα αντιπαθούσαν δεν σήκωναν το χέρι τους.

Ένα κρύο πρωινό με τη θερμοκρασία κάτω από το μηδέν, ρώτησα το σύζυγό μου – ο οποίος έχει πτυχίο μηχανικής – αν είχε πολύ κρύο για να πάει με τα πόδια στην τράπεζα απέναντι από το γραφείο του κατά την ώρα του γεύματος. Η απάντησή του ήταν: «Όχι, είναι μόνο 47 βήματα από πόρτα σε πόρτα». Οι μηχανικοί, φαίνεται, μετράνε τα πάντα.

Ένας άλλος τρόπος για να ελέγξετε την ικανότητα του μαθητή στην έννοια της μονάδας είναι να δημιουργήσετε την ακόλουθη κατάσταση. Τοποθετήστε πέντε συνδετήρες στο τραπέζι μπροστά του. Ρωτήστε, «Πόσοι συνδετήρες είναι πάνω στο τραπέζι;». Αν ο μαθητής χρειαστεί να μετρήσει τους συνδετήρες για να καταλάβει πόσοι είναι, δεν έχει αναπτύξει την κατανόηση της έννοιας της μονάδας. Επαναλάβετε με τέσσερις συνδετήρες, στη συνέχεια τρεις, δύο, έναν, για να ορίσετε ποια ποσότητα μπορεί να αναγνωρίσει οπτικά με ακρίβεια χωρίς να χρειάζεται να μετρήσει. Για να το βελτιώσει αυτό, προτείνονται οι ακόλουθες δραστηριότητες: Μέτρηση βημάτων, και παιχνίδι με ζάρι. Δείτε τις οδηγίες αυτών των δραστηριοτήτων παρακάτω.

Είναι εξαιρετικά σημαντικό να μάθετε τον μαθητή να μην μετράει τα δάχτυλά του για να δώσει τις απαντήσεις. Γιατί αυτό; Σε ένα χέρι, πέντε δάχτυλα δεν αντιπροσωπεύουν ίσες μονάδες. Ο δείκτης δεν καταλαμβάνει δύο φορές περισσότερο χώρο από τον αντίχειρα. Ο μέσος δεν είναι τρεις φορές μεγαλύτερος από τον αντίχειρα. Ο παράμεσος δεν είναι τέσσερις φορές μεγαλύτερος από τον αντίχειρα και, σίγουρα, το μικρό δάκτυλο δεν είναι πέντε φορές μεγαλύτερο από τον αντίχειρα. Το άλλο πρόβλημα με τη μάθηση πρόσθεσης και αφαίρεσης με τα δάχτυλα είναι ότι είναι πολύ δύσκολη συνήθεια για να την καταργήσετε. Κατά την αφαίρεση βγάζετε έξω αριθμούς, αλλά δεν μπορείτε να αφαιρέσετε τα δάχτυλα.

Μόλις η χρήση των δαχτύλων στη μέτρηση γίνει συνήθεια, ο μαθητής έχει πάντα τον πειρασμό να τα χρησιμοποιήσει για να βεβαιωθεί ότι έχει την σωστή απάντηση. Αυτό πραγματικά συνέβη στην κόρη μου στην πρώτη τάξη. Το νηπιαγωγείο Montessori της είχε διδάξει πρόσθεση, αφαίρεση, πολλαπλασιασμό και διαίρεση με χειροπιαστά αντικείμενα, ως βοηθήματα διδασκαλίας στα μαθηματικά. Όταν παρακολούθησε την πρώτη τάξη σε ένα κανονικό δημόσιο σχολείο, όμως, ο δάσκαλος της δίδαξε την καταμέτρηση των δακτύλων και τα σημεία επαφής. Αυτή η τεχνική χρησιμοποιήθηκε για να βοηθήσει κάθε μαθητή να μπορεί να δίνει τη σωστή απάντηση. Η κόρη μου, δυστυχώς, συνήθισε τη μέτρηση με τα δάχτυλα αρκετά γρήγορα. Ακόμη και τώρα, αν και έχει προχωρήσει σε μαθηματικές δεξιότητες, εξακολουθεί μερικές φορές να καταφεύγει στην μέτρηση δαχτύλων. Τα χαρισματικά παιδιά έχουν μεγαλύτερη δυσκολία να εγκαταλείπουν συνήθειες που παρεμβαίνουν με την ανάπτυξη δεξιοτήτων αυτοματοποίησης.

ΠΡΟΣΘΕΣΗ ΚΑΙ ΑΦΑΙΡΕΣΗ

Ένας άλλος τρόπος για να αξιολογήσετε αν υπάρχει κατανόηση της έννοιας της μονάδας είναι να ρωτήσετε τον μαθητή, «Αν βρίσκομαι στο βήμα 8, πόσα βήματα χρειάζονται για να φτάσω στο βήμα 10;» Αν ο μαθητής πρέπει να μετρήσει για να το υπολογίσει και δώσει τη σωστή απάντηση «Δύο», ρωτήστε «Πόσα βήματα από το 28 έως το 30;» Περιμένετε την απάντησή του: «Δύο». Μπορεί να το υπολογίζει στο μυαλό του. Συνεχίστε να ρωτάτε πάλι, χρησιμοποιώντας το 38 έως το 40, το 58 έως το 60, κλπ. Μόλις αρχίσει να απαντά «δύο», αυτόματα χωρίς δισταγμό, πείτε: «Δεν είναι ενδιαφέρον που κάθε φορά που βρισκόμαστε σε ένα βήμα που τελειώνει στο 8, υπάρχουν πάντα 2 βήματα για να φτάσουμε στο βήμα που τελειώνει με 0; Τι γίνεται αν είμαστε στο βήμα 7 – πόσα χρειάζονται για το βήμα 10; Τι γίνεται με το 37 έως το 40, το 57 έως 60 κλπ.; Πιστεύεις ότι υπάρχουν πάντα 3 βήματα μεταξύ των βημάτων που τελειώνουν σε 7 και 0;». Αν ο μαθητής απαντήσει *ναι* και κατανοήσει αυτήν την ιδέα, εξηγείστε ότι, κάθε φορά που φτάνετε στο 0, θα ξεκινήσετε πάλι με το ίδιο σύνολο δέκα αριθμών, και είναι η ίδια απόσταση, ανεξάρτητα από το αν βρίσκονται στην πενηντάδα, εξηντάδα, εβδομηντάδα ή εκατοντάδα κοκ., βλ. Εικόνα #7. Μόλις οι έννοιες των αριθμημένων σκαλοπατιών είναι κατανοητές, είναι μια καλή στιγμή για να εισάγετε το παιχνίδι «100 τετραγώνων» (δείτε τη δραστηριότητα αυτή παρακάτω).

Μόλις ένας μαθητής αναπτύξει με επιτυχία τις γραμμικές έννοιες των αριθμών, προχωράμε στην κατανόηση άλλων μαθηματικών εννοιών που περιλαμβάνουν πολλαπλασιασμό, διαίρεση, κλάσματα και απλή γεωμετρία. Ο στόχος είναι ο μαθητής να αναπτύξει μια οπτική δομή του τι σημαίνουν αυτές οι έννοιες ως προς τον τρόπο που αντιπροσωπεύουν χώρο.

ΠΟΛΛΑΠΛΑΣΙΑΣΜΟΣ ΚΑΙ ΔΙΑΙΡΕΣΗ

Με τις έννοιες πολλαπλασιασμού και διαίρεσης, είναι καλύτερο να δείξετε μια αναπαράσταση «συνόλων». «Τέσσερις φορές το τρία» σημαίνει πρόσθεση τεσσάρων συνόλων από τρία αντικείμενα ίδιου μεγέθους, βλ. Εικόνα #8. Σε αυτήν την εικόνα, βλέπετε τέσσερα σύνολα τριών κύβων στοιβαγμένα το ένα πάνω στο άλλο. Ζητήστε από τον μαθητή να σας πει πόσα είναι στην πρώτη σειρά. Δείξτε πώς αυτό αντιπροσωπεύει το «1 φορά το 3», το οποίο ισούται με 3. Στη συνέχεια, ρωτήστε, «Πόσα είναι στην πρώτη και τη δεύτερη σειρά;». Δείξε πώς αυτό αντιπροσωπεύει το «2 φορές το 3», το οποίο ισούται με 6. Συνεχίστε να προσθέτετε σύνολα των τριών κύβων, έως ότου ο μαθητής καταλάβει ότι χρειάζεται να προσθέσει 3 σε κάθε σύνολο για να δώσει την απάντηση.

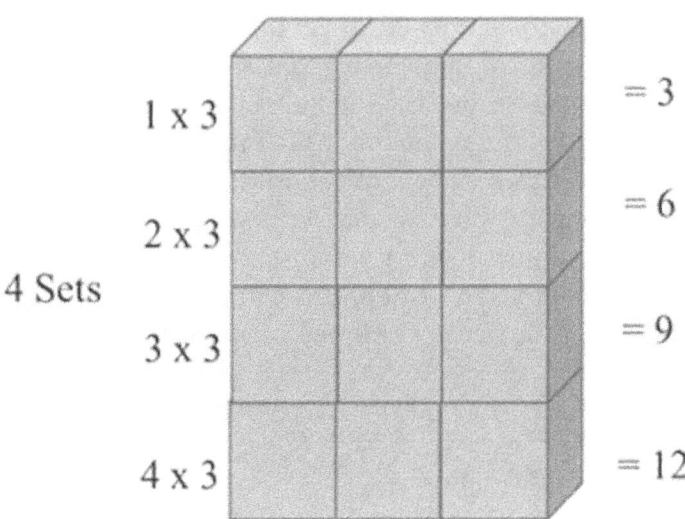

Εικόνα #8: Μπλοκ ανά σετ

Πολλοί μαθητές αντιπαθούν τη διαίρεση, αλλά η διαίρεση είναι η ίδια με τον πολλαπλασιασμό, προς τα πίσω όμως. Για να περιγράψετε τη διαίρεση, μέσα από την ίδια εικόνα δείξτε πώς χρησιμοποιείτε διαφορετικές λέξεις για την περιγραφή της διαίρεσης. Αν υπάρχουν 12 κύβοι, πόσα σύνολα των τριών υπάρχουν; Πόσα σύνολα των τεσσάρων; Όταν οι μαθητές δουν ότι ο πολλαπλασιασμός και η διαίρεση αντιμετωπίζονται με παρόμοιο τρόπο, γίνεται πιο εύκολο να τα κατακτήσουν.

ΚΛΑΣΜΑΤΑ

Τα κλάσματα μπορεί να προκαλέσουν σύγχυση. Για να διαπιστωθεί αν ο μαθητής κατανοεί τα κλάσματα ρωτήστε, «Τι είναι μεγαλύτερο, το 1/3 ή το 1/2;». Αν η απάντησή του είναι το 1/3, γνωρίζει ότι το 3 είναι μεγαλύτερο από 2, αλλά κρίνει το κλάσμα βάσει του αριθμού στον παρονομαστή. Η εσφαλμένη απάντησή του σας προειδοποιεί για το γεγονός ότι η οπτική απεικόνιση των κλασμάτων δεν υπάρχει στο μυαλό του. Παρουσιάστε το ακόλουθο παράδειγμα στον μαθητή. Ας υποθέσουμε ότι κάνετε ένα πάρτι με φαγητό πίτσα σε δύο ξεχωριστές βραδιές, και θα έχετε μόνο μια πίτσα για κάθε πάρτι. Προσκαλείτε δύο φίλους την πρώτη νύχτα, και έναν φίλο το επόμενο βράδυ. Σε ποιο πάρτι θα μπορείτε να πάρετε ένα μεγαλύτερο κομμάτι πίτσα, όταν έχετε δύο φίλους ή έναν φίλο; Δώστε ένα παράδειγμα στον μαθητή σας κόβοντας μερικά μπισκότα στη μέση και στα τρία, ώστε να μπορεί να συγκρίνει τα διαφορετικά μεγέθη. Τα μπισκότα είναι πιο διασκεδαστικά και πιο νόστιμα από το να τα βλέπει στο χαρτί, και βελτιώνουν την προσοχή τους στην εκμάθηση αυτής της έννοιας.

ΑΝΑΠΤΥΞΗ ΔΕΞΙΟΤΗΤΩΝ ΣΤΑ ΜΑΘΗΜΑΤΑ

- Βήματα μέτρησης
- Μέτρηση αντικειμένων
- 100 τετράγωνα
- Παιχνίδι με ζάρια
- Παζλ

ΔΡΑΣΤΗΡΙΟΤΗΤΑ ΜΕΤΡΗΣΗΣ ΒΗΜΑΤΩΝ

Θα χρειαστείτε:

- Δέκα σκαλοπάτια ιδίου ύψους
- Δέκα αριθμούς, από το 1 έως το 10, εκτυπωμένα σε χαρτί

Διαδικασία:

Βήμα 1: Αριθμείστε δέκα βήματα στο σπίτι, από το 1 έως το 10. Δείτε Εικόνα #7.
Βήμα 2: Ο μαθητής πρέπει να περπατήσει προς τα εμπρός και προς τα πίσω τα βήματα μετρώντας και κοιτώντας κάθε αριθμό καθώς περπατά.
Βήμα 3: Ο μαθητής στέκεται στο βήμα με αριθμό 5. Ρωτήστε, «Πόσα βήματα πρέπει να κάνεις για να φτάσεις στον αριθμό 8;». Ζητήστε του αρχικά να το καταλάβει μετρώντας τον αριθμό των βημάτων καθώς κινείται από το 5 στο 8. Επαναλάβετε καθώς κινείται προς τα εμπρός και πίσω ανάμεσα σε όλους τους αριθμούς.
Βήμα 4: Μόλις γίνει καλός σε αυτή τη διαδικασία, κάντε την ίδια ερώτηση, αλλά τώρα πρέπει να το υπολογίσει πρώτα στο μυαλό του, και μετά να το επιβεβαιώσει, καθώς κινείται και μετράει ανάμεσα στα βήματα.
Βήμα 5: Αφού κατακτήσει το παραπάνω Βήμα, δείτε αν μπορεί να υλοποιήσει το επόμενο στάδιο του παιχνιδιού: Πρέπει να οπτικοποιήσει (κάνει εικόνα) ή να φανταστεί τα βήματα στο μυαλό του. Να δει τον εαυτό του στο βήμα 5. Πείτε φωναχτά οποιοδήποτε αριθμό από το 1 έως το 10 και θα πρέπει αμέσως, χωρίς να μετρήσει, να είναι σε θέση να απαντήσει το σωστό αριθμό βημάτων που απαιτούνται για να μεταβεί στον αριθμό που έχετε πει. Όταν θα μπορεί να δώσει μια άμεση απάντηση σε οποιονδήποτε αριθμό του δίνετε από το 1 έως το 10, ζητήστε του να σταθεί στο βήμα 4 και επαναλάβετε. Στη συνέχεια, στους υπόλοιπους οκτώ αριθμούς και επαναλάβετε.

Αυτή η δραστηριότητα ολοκληρώνεται όταν ο μαθητής μπορεί να σκεφτεί οποιοδήποτε αριθμό και να γνωρίζει στιγμιαία πόσο μακριά είναι αυτός ο αριθμός από αυτόν που σκέφτεται. Αυτή η φάση της δραστηριότητας μπορεί να γίνεται στο αυτοκίνητο όταν πηγαίνετε σε διάφορες δραστηριότητες του μαθητή. Αυτό θα εξοικονομήσει χρόνο και θα βοηθήσει τον μαθητή να ολοκληρώνει εργασίες μαθηματικών πιο γρήγορα.

ΜΕΤΡΗΣΗ ΑΝΤΙΚΕΙΜΕΝΩΝ

Υλικά:

- Μέτρο
- Σχοινί

Διαδικασία:

Βήμα 1: Δώστε στο μαθητή σας ένα μέτρο. Μπορείτε να χρησιμοποιήσετε αυτά που έχουν οι οικοδόμοι ή μπορείτε να πάρετε μια μεζούρα ραψίματος. Κόψτε πολλά κομμάτια σχοινιού διαφόρων μεγεθών. Ζητήστε από τον μαθητή σας να υπολογίσει πόσο μήκος έχει το κάθε σχοινί.

Βήμα 2: Ο μαθητής μετράει τα σχοινιά με το μέτρο και βλέπει πόσο κοντά έχει πέσει στην εκτίμησή του για το μήκος τους. Επαναλάβετε και δείτε αν βελτιώνεται η ικανότητά του.

Βήμα 3: Ρωτήστε τι μέγεθος έχει κάθε σχοινί αν κοπεί στη μέση. Αφού δώσει την απάντηση, κόψτε το σχοινί στη μέση και ζητήστε του μαθητή να το μετρήσει για επιβεβαίωση. Επαναλάβετε με το 1/3, 1/4, κλπ.

Βήμα 4: Ρωτήστε τι μέγεθος έχει η πόρτα. Ζητήστε του να μετρήσει το ύψος και το πλάτος της πόρτας. Αφού μάθει πώς να υπολογίζει επιφάνεια με τον Γεωπίνακα που θα αναφερθεί αργότερα σε αυτό το κεφάλαιο, συνδέστε τον με την επιφάνεια της πόρτας. Επίσης, μπορεί να μετρήσει την επιφάνεια του δωματίου του και να υπολογίσει πόσο χαλί θα χρειαζόταν για να καλύψει το πάτωμα.

Αυτές οι δραστηριότητες δείχνουν στον μαθητή πώς τα μαθηματικά σχετίζονται με τις πραγματικές καθημερινές ανάγκες.

ΠΑΙΧΝΙΔΙ 100 ΤΕΤΡΑΓΩΝΩΝ

Υλικά:

- 100 ίσα τετράγωνα, 10 επί 10 τετράγωνα. Βλέπε Εικόνα #9.
- 2 κέρματα των 20 λεπτών του ευρώ
- 1 κέρμα των 50 λεπτών του ευρώ

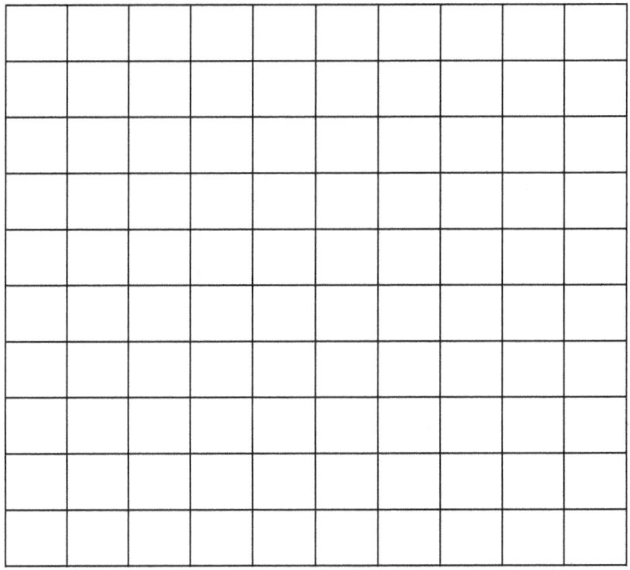

Εικόνα #9 – Παιχνίδι 100 τετραγώνων

Διαδικασία:

Βήμα 1: Ο προπονητής και ο μαθητής αποφασίζουν τι θα εκπροσωπούν τα τετράγωνα. Ο πρώτος τρόπος χρήσης των τετραγώνων είναι να ονομάσετε το πρώτο πάνω αριστερά τετράγωνο 1 ή 0. Εάν χρησιμοποιηθεί το 1, η πάνω σειρά πρέπει να ονομαστεί 1 έως 10, η δεύτερη σειρά 11 έως 20, η τρίτη σειρά 21 έως 30 κ.ο.κ. Ο δεύτερος τρόπος για την ονομασία του πίνακα τετραγώνων είναι να πείτε το πρώτο πάνω αριστερά τετράγωνο 0, οπότε η κορυφαία σειρά θα αριθμούσε μηδέν μέχρι 9, η δεύτερη σειρά θα είναι το 10 έως 19, η τρίτη σειρά 20 έως 29 κ.ο.κ.

Βήμα 2: Και οι δύο, ο προπονητής και ο μαθητής, τοποθετούν το κέρμα τους στον πίνακα με τα τετράγωνα. Ο προπονητής βάζει το δικό του στο πάνω αριστερά τετράγωνο και ο μαθητής το δικό του στο κάτω δεξί τετράγωνο. Το κέρμα των πενήντα λεπτών τοποθετείται σε ένα τυχαίο τετράγωνο κοντά στο κέντρο του πίνακα.

Βήμα 3: Κάθε παίκτης παίρνει σειρά και μετακινεί το κέρμα του προς το κεντρικό κέρμα. Παίξτε το παιχνίδι μετακινώντας ένα τετράγωνο κάθε φορά, και ονομάζοντας σωστά τον αριθμό του τετραγώνου στο οποίο θα κινηθείτε. Έχετε τη δυνατότητα να μετακινηθείτε διαγώνια, οριζόντια ή κάθετα σε ένα διπλανό τετράγωνο. Όποιος φτάσει πρώτος στο κέρμα μπορεί να το κρατήσει. Αν η απάντησή σας είναι λάθος, μένετε εκεί που βρίσκεστε. Εάν είναι σωστή, μένετε στο νέο τετράγωνο μέχρι την επόμενη φορά που θα έρθει η σειρά σας.

Βήμα 4: Για να ανεβάσετε επίπεδο, κάθε παίκτης πρέπει να ονοματίσει ένα τετράγωνο που απέχει δύο τετράγωνα μακριά από το κέρμα του. Στη συνέχεια μετακινεί το κέρμα στο νέο τετράγωνο. Εάν είναι σωστό, παραμένει στο τετράγωνο μέχρι την επόμενη κίνηση.

ΠΑΙΧΝΙΔΙ ΜΕ ΖΑΡΙΑ

Υλικά

- Δύο μεγάλα ζάρια

Διαδικασία:

Βήμα 1: Ρίξτε ένα ζάρι στο τραπέζι μπροστά από τον μαθητή σας, ο οποίος είναι καθισμένος.

Βήμα 2: Ζητήστε από τον μαθητή σας να αναφέρει τον αριθμό των κουκκίδων που βλέπει. Επαναλάβετε, ρίχνοντας το άλλο ζάρι και ζητήστε του να πει τον σωστό αριθμό κουκκίδων που εμφανίζονται. Συνεχίστε έως ότου ο μαθητής δεν χρειάζεται να μετρήσει τις τελείες, αλλά μπορεί να δώσει τη σωστή απάντηση χωρίς δισταγμό. Μόλις αυτό συμβεί, ο μαθητής έχει αναπτύξει αυτοματοποίηση στην οπτική αναγνώριση των αριθμών ένα έως έξι.

Βήμα 3: Επαναλάβετε τα βήματα 1 και 2, αλλά χρησιμοποιήστε και τα δύο ζάρια μαζί. Μόλις αυτό επιτευχθεί, ο μαθητής έχει αναπτύξει αυτοματοποίηση στην οπτική αναγνώριση των αριθμών ένα έως δώδεκα.

ΠΑΖΛ

Οι μαθητές που αγαπούν τα μαθηματικά συνήθως αγαπούν τα παζλ και εκείνοι που αντιπαθούν τα μαθηματικά συχνά δεν τα προτιμούν. Για την ανάπτυξη δεξιοτήτων οπτικής σκέψης, που είναι απαραίτητες για τα μαθηματικά, ενθαρρύνετε τους μαθητές να φτιάχνουν παζλ. Θυμάστε τον γιο μου, τον μηχανικό που αγαπά τα μαθηματικά; Όταν ήταν δύο ετών, μπορούσε εύκολα να φτιάξει ένα παζλ 250 κομματιών. *Πραγματικά του άρεσαν τα παζλ*. Έτσι, τι γίνεται όταν ο μαθητής σας αποφεύγει τα παζλ; Η απάντηση είναι να ξεκινήσει από το επίπεδο που βρίσκεται.

> ΟΙ ΜΑΘΗΤΕΣ ΠΟΥ ΑΓΑΠΟΥΝ ΤΑ ΜΑΘΗΜΑΤΙΚΑ ΣΥΝΗΘΩΣ ΑΓΑΠΟΥΝ ΤΑ ΠΑΖΛ ΚΑΙ ΕΚΕΙΝΟΙ ΠΟΥ ΑΠΟΦΕΥΓΟΥΝ ΤΑ ΜΑΘΗΜΑΤΙΚΑ ΣΥΧΝΑ ΔΕΝ ΤΑ ΠΡΟΤΙΜΟΥΝ.

Υλικά:

- Παζλ διαφορετικού μεγέθους: 10 κομματιών, 25 κομματιών, 50 κομματιών, 100 κομματιών
- Χρονόμετρο

Διαδικασία:

Βήμα 1: Βρείτε ένα παζλ μιας εικόνας – σχεδίου που αρέσει στο μαθητή. Ξεκινήστε με ένα παζλ 25 κομματιών.
Βήμα 2: Αφήστε τον μαθητή να προσπαθήσει να φτιάξει το παζλ μόνος του. Αν αυτό είναι πολύ δύσκολο, βρείτε ένα παζλ με λιγότερα κομμάτια μέχρι να καταφέρει να το ολοκληρώσει μόνος του. Ζητήστε του να επαναλάβει το ίδιο παζλ πολλές φορές. Την πρώτη φορά που ένα παζλ ολοκληρώνεται, συνεισφέρει στην ανάπτυξη των δεξιοτήτων οπτικού κλεισίματος και διάκρισης εικόνας φόντου. Καθώς ο μαθητής γίνεται πιο εξοικειωμένος με το παζλ, μπορεί να το φτιάξει σχεδόν χωρίς σκέψη και πραγματικά το κάνει από μνήμη. Έχει χτίσει μια σημαντική δεξιότητα οπτικής μνήμης.
Βήμα 3: Χρησιμοποιήστε ένα χρονόμετρο για να καταγράψετε το χρόνο που χρειάζεται για την κατασκευή ενός παζλ για πρώτη φορά, και ζητήστε του να το δοκιμάσει για δεύτερη φορά για να δει αν μπορεί να νικήσει τον χρόνο του. Δώστε μια ανταμοιβή για την επιτυχή ολοκλήρωση του παζλ και μια δεύτερη ανταμοιβή που ξεπέρασε το χρόνο του.
Βήμα 4: Αφού έχει ολοκληρώσει εύκολα και γρήγορα το παζλ των 25 κομματιών, δοκιμάστε ένα διαφορετικό παζλ με τον ίδιο αριθμό κομματιών και επαναλάβετε την παραπάνω διαδικασία μέχρι να γίνει εύκολη.
Βήμα 5: Όταν ένα παζλ 25 τεμαχίων είναι πολύ εύκολο και λιγότερο διασκεδαστικό, προχωρήστε σε ένα παζλ 50 κομματιών. Μόλις ο μαθητής σας μπορεί να φτιάξει γρήγορα ένα παζλ 250 κομματιών με μικρή προσπάθεια, θα αρχίσει να ευχαριστιέται τα παζλ και θα συνεχίσει να αναπτύσσει αυτές τις οπτικές δεξιότητες που είναι σημαντικές για την εκμάθηση των μαθηματικών.

ΕΞΑΣΚΟΝΤΑΣ ΔΡΑΣΤΗΡΙΟΤΗΤΕΣ ΜΑΘΗΜΑΤΙΚΩΝ ΔΕΔΟΜΕΝΩΝ

- Κίνηση σώματος και πολλαπλασιασμός
- Η Τεχνική πολλαπλασιασμού της Dr. M
- Geoboards (Γεωπίνακες – Πίνακες με πλαστικά ή ξύλινα καρφιά)
- Parquetry Blocks (ξύλινα γεωμετρικά τουβλάκια)
- Attribute Blocks (γεωμετρικά σχήματα με ποικίλα χαρακτηριστικά)
- Αστέρια Μαθηματικών

ΚΙΝΗΣΗ ΣΩΜΑΤΟΣ ΚΑΙ ΠΟΛΛΑΠΛΑΣΙΑΣΜΟΣ

Πολλοί μαθητές αντιπαθούν τις καρτέλες γρήγορης προβολής (flashcards). Για να βοηθήσετε τους μαθητές να μάθουν τα μαθηματικά δεδομένα, προπονήστε τους να μετράνε με πολλαπλάσια (όπως 2, 4, 6, 8, 10, 12, 14, 16, 18, 20, 22 και 24), ενώ πραγματοποιούν μια ρυθμική δραστηριότητα, όπως η ντρίπλα μιας μπάλας, πηδηματάκια ή περπάτημα σαν παρέλαση. Ζητήστε από τον μαθητή να μετρά ανά δύο προς τα εμπρός και προς τα πίσω. Στη συνέχεια δοκιμάστε ανά πέντε, μετά ανά δέκα δεδομένου ότι αυτά είναι ευκολότερα από άλλους αριθμούς. Βεβαιωθείτε ότι τα κάνετε επί δώδεκα φορές. Μόλις δεν υπάρχει δισταγμός, με την μέτρηση προς τα εμπρός και πίσω, δοκιμάστε να χρησιμοποιήσετε έναν μετρονόμο.

Βάλτε τον μαθητή να μετράει στο ρυθμό του μετρονόμου καθώς κινείται. Μόλις το μέτρημα ανά δύο γίνει αυτόματο, προχωρήστε ανά πέντε, έπειτα ανά δέκα. Αυτά τα πολλαπλάσια προηγούνται, επειδή είναι πιο εύκολα. Στη συνέχεια, προχωρήστε σε μέτρημα ανά τρία, τέσσερα, έξι, επτά, οχτώ και εννιά.

Η ΤΕΧΝΙΚΗ ΠΟΛΛΑΠΛΑΣΙΑΣΜΟΥ ΤΗΣ DR. M

Βήμα 1: Ο προπονητής έχει ανοιχτά τα δέκα δάχτυλά του, με τις παλάμες όρθιες. Εξηγεί στο μαθητή ότι κάθε δάχτυλο θα αντιπροσωπεύει τον αριθμό του κάθε συνόλου. Το μικρό δάχτυλο στο δεξί χέρι έχει οριστεί το σύνολο του ένα, ο παράμεσος έχει οριστεί το σύνολο του δύο, ο μέσος το σύνολο του τρία, ο δείκτης του τέσσερα και ο αντίχειρας του πέντε. Ο αντίχειρας στο αριστερό χέρι αντιστοιχεί στο σύνολο του έξι, ο δείκτης στο σύνολο του επτά, ο μέσος στο σύνολο του οκτώ, ο παράμεσος του εννέα και το μικρό δάχτυλο του αριστερού χεριού το σύνολο του δέκα. Όταν ο προπονητής κουνήσει ένα δάκτυλο, ο μαθητής δίνει την απάντηση που ταιριάζει με τα πολλαπλάσια που αντιστοιχούν. Όταν ο προπονητής κουνήσει το δεξί μικρό δάχτυλο και ο μαθητής δουλεύει τα πολλαπλάσια του 2, τότε η απάντηση θα ήταν δύο: $1 \times 2 = 2$. Εάν κουνήσει το δεξί δείκτη, τότε η απάντηση θα ήταν το οκτώ: $4 \times 2 = 8$. Και ούτω καθεξής. Αρχικά προχωρά με τη σειρά: 2, 4, 6, 8, 10 και ούτω καθεξής. Στη συνέχεια, προς τα πίσω: 20, 18, 16, 14, και ούτω καθεξής. Έπειτα κουνάει τα δάχτυλα τυχαία μέχρι να μην υπάρχει δισταγμός στην απάντηση. Αν ένα πολλαπλάσιο είναι πιο δύσκολο για τον μαθητή να το θυμηθεί, ο προπονητής πρέπει να κάνει αλλαγές πίσω και εμπρός ανάμεσα σε ένα εύκολο και σε αυτό που είναι δύσκολο να θυμηθεί μέχρι να εδραιωθεί η σύνδεση ματιού-εγκεφάλου και ο μαθητής να δίνει σωστή απάντηση για κάθε δάχτυλο που κινείται.

Βήμα 2: Χωρίς τη χρήση δακτύλων, ονομάστε έναν αριθμό από τα πολλαπλάσια που δουλεύετε και ζητήστε από τον μαθητή να δώσει τη σωστή απάντηση. Παράδειγμα: Για το πολλαπλάσιο του 2, πείτε 4 και ο μαθητής πρέπει να απαντήσει 8 χωρίς δισταγμό.

Βήμα 3: Επαναλάβετε το πρώτο βήμα με πεντάδες και δεκάδες. Στη συνέχεια, κάντε όλους τους άλλους αριθμούς. Η εκμάθηση του πολλαπλασιασμού με τις δύο παραπάνω δραστηριότητες θα προσφέρει επιπλέον χρόνο στους μαθητές σας για τη επίλυση προβλημάτων στην άλγεβρα και τη γεωμετρία στο μέλλον.

GEOBOARD (ΓΕΩΠΙΝΑΚΑΣ)

Υλικά

- Γεωπίνακες με πλαστικά ή ξύλινα καρφιά
- Διαφορετικές χρωματιστές ταινίες από καουτσούκ

Διαδικασία:

Βήμα 1: Η απλή γεωμετρία μπορεί να διδαχθεί με έναν γεωπίνακα. Υπάρχουν μικροί με 25 καρφιά, μεγαλύτεροι με 100 καρφιά, και στον καθένα υπάρχουν αρκετά λαστιχάκια. Στην αρχή, μην επιτρέπετε στον μαθητή σας να βλέπει τον πίνακα. Ρωτήστε τον, «Τι είναι ένα τετράγωνο;». Αν απαντήσει, «Έχει τέσσερις πλευρές», δείξτε του ένα λαστιχάκι που περικυκλώνει 6 μικρά τετράγωνα στον γεωπίνακα και σχηματίζει ένα ορθογώνιο. Ρωτήστε, «Είναι αυτό ένα τετράγωνο;». Πρέπει να απαντήσει *όχι*. Στη συνέχεια, ρωτάτε: «Λοιπόν, τι είναι ένα τετράγωνο;». Η απάντηση μπορεί να είναι, «Έχει τέσσερις ίσες πλευρές.» Βλέπε Εικόνα # 10.

Βήμα 2: Δείξτε στον μαθητή ένα διαμάντι και ρωτήστε: «Είναι αυτό ένα τετράγωνο;» Η απάντηση πρέπει να είναι *όχι*. Θα πρέπει τότε να απαντήσει, «Ένα τετράγωνο έχει τέσσερις ίσες πλευρές και τις ίδιες γωνίες» ή «Τέσσερις ίσες πλευρές με γωνίες 90 μοιρών». Οποιαδήποτε σωστή παραλλαγή του ορισμού ενός τετραγώνου είναι αποδεκτή. Θυμηθείτε, μην πείτε «όχι, λάθος». Αν η απάντηση του μαθητή είναι λανθασμένη, να την ζητήσετε εκ νέου με διαφορετικό τρόπο για να βοηθήσετε τον μαθητή να την ανακαλύψει. Αυτός ο τύπος διδασκαλίας βοηθά τους μαθητές να διατηρούν υψηλή αυτοπεποίθηση και μια πιο θετική στάση απέναντι στα μαθηματικά.

Βήμα 3: Ζητήστε από τον μαθητή να ορίσει ένα ορθογώνιο παραλληλόγραμμο με την ίδια διαδικασία.

Βήμα 4: Αφού ο μαθητής καταλάβει τι είναι τα τετράγωνα και τα ορθογώνια παραλληλόγραμμα και πώς να τα περιγράψει, δείξτε του πόσα μικρά τετράγωνα βρίσκονται μέσα σε ένα μεγάλο τετράγωνο. Για να το κάνετε αυτό, περικυκλώστε τέσσερα μικρά τετράγωνα με ένα λαστιχάκι.

Βήμα 5: Ζητήστε από τον μαθητή να μετρήσει πόσα τετράγωνα βρίσκονται στο μεγάλο τετράγωνο. Δείξτε ότι κάθε πλευρά του τετραγώνου καλύπτει έναν ορισμένο αριθμό τετραγώνων και κάθε πλευρά έχει τον ίδιο αριθμό τετραγώνων. Δώστε στη μία πλευρά την ονομασία «ύψος» και στην άλλη πλευρά την ονομασία «βάση». Δείξτε ότι, πολλαπλασιάζοντας τον αριθμό τετραγώνων της βάσης με τον αριθμό τετραγώνων του ύψους, το αποτέλεσμα θα ισούται με τον αριθμό των μικρών τετραγώνων μέσα στο μεγάλο τετράγωνο που περιβάλλεται από το λάστιχο.

Βήμα 6: Στη συνέχεια, χρησιμοποιήστε ένα λαστιχάκι για να φτιάξετε ένα τετράγωνο που περικλείει εννέα κουτιά. Εξηγήστε ότι η βάση αποτελείται από τρία τετράγωνα και το ύψος από τρία τετράγωνα: 3 x 3 = 9. Δείξτε ότι υπάρχουν εννέα μικρά τετράγωνα. Επαναλάβετε, χρησιμοποιώντας τετράγωνα διαφόρων μεγεθών, έως ότου ο μαθητής κατακτήσει την έννοια του εμβαδού.

Βήμα 7: Επαναλάβετε το βήμα 6 χρησιμοποιώντας ορθογώνια. Βεβαιωθείτε ότι ο μαθητής κατανοεί ότι η βάση επί το ύψος θα είναι πάντα ίση με τον αριθμό των τετραγώνων που περικλείονται μέσα στο σχήμα από λάστιχο.

Βήμα 8: Τώρα, προχωρήστε σε τρίγωνα. Αυτό μοιάζει απαιτητικό, καθώς φαίνεται να απαιτεί έναν τύπο σκέψης που δεν είναι διαισθητικός. Όταν ρωτώ τους ενήλικες στα ενημερωτικά μου σεμινάρια αν μπορούν να θυμηθούν τον τύπο του εμβαδού του τριγώνου, λίγοι μπορούν. Αυτό συμβαίνει επειδή πριν από πολύ καιρό μπορεί να είχαν απομνημονεύσει τον τύπο για να βρίσκουν την απάντηση χωρίς να έχουν κατανοήσει τι σήμαινε ο τύπος. Δίνοντάς τους μια οπτική απεικόνιση ώστε να γνωρίζουν το εμβαδό ενός τριγώνου, φτάνουν στη στιγμή της συνειδητοποίησης και το θυμούνται χωρίς δυσκολία. Περικυκλώστε ένα ορθογώνιο παραλληλόγραμμο 2x4 με ένα λαστιχάκι. Δείξτε στο μαθητή ότι αν κόψετε το ορθογώνιο ακριβώς στη μέση οριζόντια, κάθε μέρος θα έχει τον ίδιο αριθμό τετραγώνων. Στη συνέχεια, δείξτε πώς ένα κάθετο κόψιμο στην μέση του ορθογωνίου θα δημιουργήσει τον ίδιο αριθμό από τετράγωνα σε κάθε πλευρά. Αυτό είναι συνήθως μια απλή έννοια με μικρή ή καθόλου σύγχυση. Στη συνέχεια, κάντε μια διαγώνια γραμμή να κόβει το ορθογώνιο στη μέση. Ρωτήστε τον μαθητή εάν οι δύο πλευρές είναι ίσες, όπως ήταν με τις οριζόντιες και κατακόρυφες διαχωριστικές γραμμές. Η απάντηση πρέπει να είναι *ναι*. Αν δεν είναι, ο πολύ μικρός μαθητής μπορεί να μην έχει πλήρως ανεπτυγμένο το απαιτούμενο στάδιο γνωστικής ανάπτυξης, σύμφωνα με τη θεωρία του Piaget. Σε αυτή την περίπτωση, κόψτε ένα κομμάτι χαρτιού που ταιριάζει σε ένα από τα τρίγωνα και ζητήστε από τον μαθητή να το μετακινήσει στο άλλο τρίγωνο, για να δει ότι το χαρτί έχει το ίδιο μέγεθος και ταιριάζει και στις δύο πλευρές. Αν αυτή η έννοια δεν είναι κατανοητή, αυτή η διαδικασία είναι πολύ προχωρημένη για τον μαθητή.

Βήμα 9: Μόλις διαπιστωθεί ότι ο μαθητής έχει αναπτύξει το απαιτούμενο γνωστικό στάδιο, τότε είναι έτοιμος να μάθει το εμβαδό του τριγώνου. Εξηγήστε ότι, αφού η διαγώνιος γραμμή κόβει το ορθογώνιο παραλληλόγραμμο σε δύο ίσα μέρη, μπορούμε να προσδιορίσουμε πόσα ολόκληρα τετράγωνα βρίσκονται σε κάθε πλευρά. Πάρτε το εμβαδό του ορθογωνίου, όπως το μάθαμε νωρίτερα, βάση επί ύψος και διαιρέστε το με 2 (ή πολλαπλασιάστε το με ½). Δείξτε στον μαθητή ότι (Β x Υ) / 2 είναι το ίδιο με το ½ (Β x Υ). Ο υπολογισμός του τριγώνου γίνεται απλά κόβοντας το τετράγωνο ή το ορθογώνιο στη μέση. Δείξτε ότι η διαγώνιος γραμμή συνδέει τις δύο γωνίες. Η μία πλευρά του τριγώνου είναι η βάση και η άλλη το ύψος.

Βήμα 10: Μόλις οι παραπάνω έννοιες είναι κατανοητές, είστε έτοιμοι να παίξετε το παιχνίδι. Περιβάλλετε ένα περίεργο σχήμα. Ο μαθητή παίρνει διαφορετικού χρώματος λαστιχάκια για να περικλείσει τα τετράγωνα ή τα ορθογώνια παραλληλόγραμμα που καταλαμβάνουν το σχήμα. Ζητήστε επίσης από τον μαθητή να περικυκλώσει τα τμήματα που είναι μόνο τρίγωνα. Προσθέτει τα μέρη μαζί για να υπολογίσει το εμβαδό του σχήματος. Βλέπε Εικόνα #10.

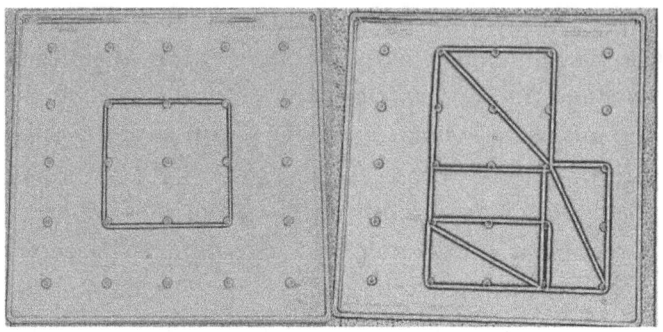

Εικόνα #10: Γεωπίνακες (Geoboards)

PARQUETRY BLOCKS (ΞΥΛΙΝΑ ΓΕΩΜΕΤΡΙΚΑ ΤΟΥΒΛΑΚΙΑ)

Υλικά

- Ένα σετ από ξύλινα γεωμετρικά τουβλάκια
- 20 Χ 28 εκ. χαρτόνι

Διαδικασία:

Βήμα 1: Διαχωρίστε τα τουβλάκια σε δύο ίδια σύνολα, με τέσσερα τρίγωνα, τέσσερα τετράγωνα και τέσσερα διαμάντια σε κάθε σύνολο.

Βήμα 2: Ο προπονητής και ο μαθητής κάθονται δίπλα ο ένας στον άλλο στο τραπέζι. Ο προπονητής φτιάχνει ένα σχέδιο με μερικά από τα τουβλάκια του, διασφαλίζοντας ότι τα τουβλάκια ακουμπούν το ένα το άλλο. Ζητήστε από τον μαθητή να αντιγράψει το σχέδιο με τα δικά του τουβλάκια. Αφού ολοκληρώσει την αντιγραφή, ρωτήστε «Είναι το σχέδιο σου ακριβώς όπως το δικό μου;» και «Είναι το σχέδιό σου στην ίδια απόσταση από εσένα όπως το δικό μου από εμένα;» Αν όλα ταιριάζουν, επαναλάβετε με περισσότερα τουβλάκια. Εάν ο μαθητής αντιληφθεί ότι δεν είναι το ίδιο σχέδιο, ρωτήστε: «Πώς πρέπει να αλλάξεις τα δικά σου ώστε να μπορούν να ταιριάξουν ακριβώς με τα δικά μου;». Αν ο μαθητής τα βλέπει ίδια, αλλά δεν είναι, ρωτήστε, «Πόσος χώρος υπάρχει ανάμεσα σε εμένα και την κατασκευή μου; Είναι μεγαλύτερος, μικρότερος ή ίσος με τον δικό σου;». Δουλέψτε με μια πληθώρα από ερωτήματα που καθοδηγούν τον μαθητή να ανακαλύψει πώς να φτιάξει τα τουβλάκια και τον χώρο που καταλαμβάνουν με τον ίδιο τρόπο που έχετε οργανώσει τα δικά σας.

Βήμα 3: Μόλις κατακτηθεί αυτή η έννοια, κάντε σχέδια με τα τουβλάκια χωρίς να είναι σε επαφή μεταξύ τους και με διαφορετικές αποστάσεις μεταξύ τους.

Βήμα 4: Μια παραλλαγή αυτής της δραστηριότητας είναι να βάλετε μερικά κομμάτια να στοιβάζονται.

Βήμα 5: Προσθέστε οπτική μνήμη στη δραστηριότητα. Ο προπονητής κρύβει τα κομμάτια του από τον μαθητή, καθώς τα στήνει. Όταν τελειώσει, αφήνει τον μαθητή να δει τα μπλοκ του για περίπου πέντε δευτερόλεπτα και στη συνέχεια τα κρύβει. Ζητά από τον μαθητή να κάνει το ίδιο σχέδιο με αυτό που είδε και θυμάται. Αν είναι απαραίτητο, χρησιμοποιήστε λιγότερα κομμάτια αρχικά.

Βήμα 6: Τώρα ο προπονητής αλλάζει θέση και κάθεται ακριβώς απέναντι από τον μαθητή. Εξηγεί ότι υπάρχει ένας νοητός καθρέφτης μεταξύ τους. Ο προπονητής πρέπει να κάνει ένα σχέδιο με τα τουβλάκια του, και ο μαθητής πρέπει να κάνει μια κατοπτρική εικόνα του σχεδίου αυτού, βλ. Εικόνα #11. Το κομμάτι στην δεξιά πλευρά του σχεδίου του προπονητή θα πρέπει να ταιριάζει με το κομμάτι στην αριστερή πλευρά του σχεδίου του μαθητή.

Βήμα 7: Μόλις αυτή η έννοια κατακτηθεί, προσθέστε οπτική μνήμη, όπως στο Βήμα 5.

Βήμα 8: Καθώς κάθεστε απέναντι ο ένας από τον άλλον, αφαιρέστε τον καθρέφτη και ζητήστε από το μαθητή να κάνει το σχέδιο όπως ακριβώς το βλέπετε εσείς. Τα τουβλάκια στη δεξιά του πλευρά πρέπει να είναι τα ίδια με αυτά που βρίσκονται στη δεξιά σας πλευρά και τα μπλοκ στην αριστερή του πλευρά να ταιριάζουν με αυτά στην αριστερή σας πλευρά.

Βήμα 9: Αφού κατακτήσει το Βήμα 8, προσθέστε οπτική μνήμη όπως στο Βήμα 5.

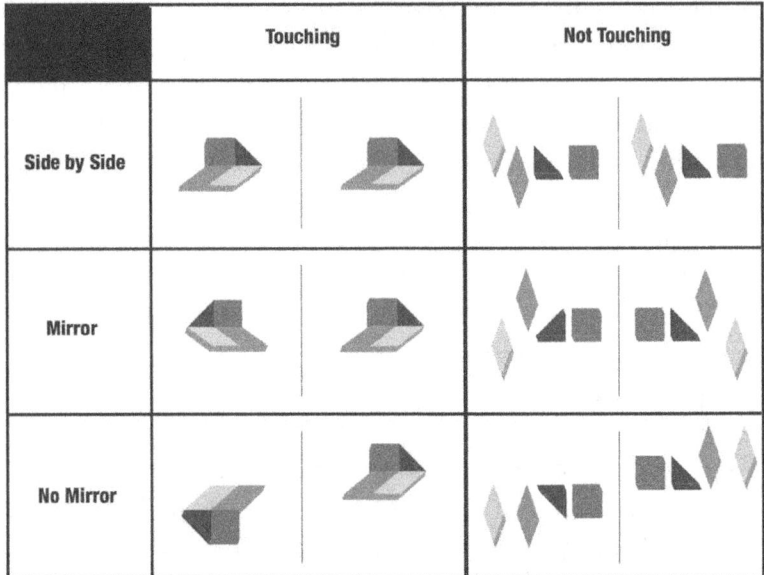

Εικόνα #11: Σχέδια με τουβλάκια

ATTRIBUTE BLOCKS (ΓΕΩΜΕΤΡΙΚΑ ΣΧΗΜΑΤΑ ΜΕ ΠΟΙΚΙΛΑ ΧΑΡΑΚΤΗΡΙΣΤΙΚΑ)

Υλικά:

- Ένα σετ από γεωμετρικά τουβλάκια
- 2 διαγράμματα (κύκλοι) του Venn

Διαδικασία:

Μέρος I:

Βήμα 1: Τα μάτια των μαθητών όλων των ηλικιών λάμπουν όταν τα attribute blocks παρουσιάζονται στο τραπέζι στην αρχή αυτής της δραστηριότητας. Ο καθένας φαίνεται πως θέλει να τα ακουμπήσει και να τα επεξεργαστεί. Αυτό δημιουργεί μια θετική στάση από την αρχή. Ρωτήστε το μαθητή σας τι είναι αυτά που βλέπει. Όταν η απάντηση είναι «Σχήματα», ρωτήστε αν είναι ίδια ή διαφορετικά. Η απάντηση πρέπει να είναι «Διαφορετικά». Στη συνέχεια, ρωτήστε, «Σε τι διαφέρουν;» Αναμείνατε την απάντηση, «Είναι διαφορετικά σε σχήμα, μέγεθος, χρώμα και πάχος». Μπορεί να χρειαστεί να κάνετε πολλές ερωτήσεις στον μαθητή για να ανακαλύψει όλα τα διαφορετικά χαρακτηριστικά των κομματιών. Ποτέ μη δίνετε την απάντηση. Αν ο μαθητής κολλήσει στην αναγνώριση ενός από τα χαρακτηριστικά των μπλοκ, κρατήστε δύο από αυτά που έχουν τρία ίδια χαρακτηριστικά, αλλά ένα διαφορετικό.

Βήμα 2: Μόλις ο μαθητής έχει επίγνωση και των τεσσάρων χαρακτηριστικών, δώστε του το μεγάλο, χοντρό, κίτρινο τετράγωνο και ρωτήστε: «Ποια είναι τα τέσσερα χαρακτηριστικά αυτού του κομματιού;». Η απάντηση θα πρέπει να είναι, «Είναι ένα μεγάλο, χοντρό, κίτρινο τετράγωνο». Συχνά ο μαθητής παραλείπει ένα ή περισσότερα χαρακτηριστικά. Αν η απάντηση είναι ότι είναι ένα κίτρινο τετράγωνο, σηκώστε από το σωρό ένα μικρό, λεπτό κίτρινο τετράγωνο και ρωτήστε, «Είναι το κομμάτι σου το ίδιο με αυτό; Που είναι όμοια; Που είναι διαφορετικά;».

Βήμα 3: Μόλις ο μαθητής μπορεί να αναγνωρίσει σωστά και με συνέπεια τα τέσσερα χαρακτηριστικά πολλών κομματιών, να του ζητήσετε να πει τα χαρακτηριστικά σε σωστή γραμματική ακολουθία (για την Αγγλική γλώσσα κυρίως). Αυτή θα είναι, «έχω ένα μεγάλο, χοντρό, κίτρινο τετράγωνο», και όχι «έχω ένα τετράγωνο, κίτρινο, χοντρό, μεγάλο.»

Μέρος II:

Βήμα 1: Επιλέξτε ένα κομμάτι και τοποθετήστε το μπροστά από τον μαθητή. Ζητήστε από τον μαθητή να βρει ένα άλλο κομμάτι ακριβώς όπως αυτό, αλλά διαφορετικό μόνο σε ένα χαρακτηριστικό. Αν επιλέξει ένα που είναι διαφορετικό σε περισσότερα από ένα χαρακτηριστικά, κάντε ερωτήσεις για να μπορέσει να καταλάβει πώς να βρει το κατάλληλο κομμάτι.

Και πάλι, προσέξτε να μην το αποκαλύψετε, αλλά να τον καθοδηγήσετε με ερωτήσεις. Ποτέ μην πείτε *όχι* ή *λάθος*. Απλά κάντε μια διαφορετική ερώτηση. Υπάρχουν πολλές σωστές απαντήσεις.

Βήμα 2: Αν ο μαθητής επιλέξει ένα κομμάτι που είναι διαφορετικό σε ένα από τα τέσσερα χαρακτηριστικά, όπως το χρώμα, ρωτήστε, «Μπορείτε να βρείτε ένα άλλο κομμάτι, διαφορετικό μόνο σε ένα χαρακτηριστικό, αλλά όχι διαφορετικό στο χρώμα;»

Βήμα 3: Αν επιλέξει ένα διαφορετικό σε μέγεθος κομμάτι, τότε ρωτήστε: «Τώρα μπορείς να βρεις ένα διαφορετικό κομμάτι ως προς ένα χαρακτηριστικό, αλλά όχι στο χρώμα ή στο μέγεθος;»

Βήμα 4: Αν τώρα επιλέξει διαφορετικό σχήμα, ρωτήστε: «Μπορείς να βρεις ένα διαφορετικό κομμάτι από το δικό μου ως προς ένα χαρακτηριστικό, αλλά όχι σε χρώμα, μέγεθος ή σχήμα;». Για παράδειγμα, αν το κομμάτι σας είναι ένα μεγάλο, χοντρό, κίτρινο τετράγωνο, το κομμάτι που ταιριάζει με ακρίβεια στην ερώτησή σας είναι το μεγάλο, λεπτό, κίτρινο τετράγωνο.

Βήμα 5: Ζητήστε ένα μπλοκ διαφορετικό ως προς 2 χαρακτηριστικά.

Βήμα 6: Ζητήστε ένα μπλοκ διαφορετικό ως προς 3 χαρακτηριστικά.

Βήμα 7: Ζητήστε ένα μπλοκ διαφορετικό ως προς 4 χαρακτηριστικά.

Μέρος ΙΙΙ:

Αυτό το μέρος περιλαμβάνει το παιχνίδι των συνόλων, σετ (π.χ. «όλα τα κόκκινα κομμάτια» ή «όλα τα τετράγωνα»).

Βήμα 1: Τοποθετήστε ένα από τα διαγράμματα (κύκλους) Venn που συνοδεύει τα Attribute Blocks στο τραπέζι μπροστά από τον μαθητή. Πείτε: «Σκέφτομαι ένα σετ. Επίλεξε ένα κομμάτι και θα σου πω αν ταιριάζει». Όταν ο μαθητής επιλέγει ένα κομμάτι, απαντήστε με *ναι* ή *όχι* ως προς το αν ταιριάζει. Αν ταιριάζει, τοποθετήστε το μέσα στον κύκλο Venn. Αν όχι, τοποθετήστε το ακριβώς έξω από τον κύκλο. Μόλις ο μαθητής κατανοήσει τον κανόνα του σετ, θα πρέπει να τον προσδιορίσει. Αν απαντά σωστά, πείτε, «Ναι, αυτό είναι το σετ μου». Αν όχι πείτε, «Όχι, αυτό δεν είναι το σετ μου, επίλεξε άλλα κομμάτια για να βρεις το σετ μου». Ο στόχος είναι να επιλέξει όσο το δυνατόν λιγότερα κομμάτια για να προσδιορίσει ποιο είναι το σετ σας.

Βήμα 2: Αφήστε τον μαθητή να πάρει σειρά. Τώρα ο προπονητής πρέπει να ανακαλύψει το σετ. Ξεκινήστε αυτό το βήμα με ένα εύκολο σετ, στη συνέχεια προσθέστε πιο δύσκολα.

Βήμα 3: Στη συνέχεια, πάρτε δύο κύκλους του Venn και κάντε δύο σετ. Για παράδειγμα, ένα σετ μπορεί να είναι όλα κόκκινα σχήματα, ένα σετ όλα τρίγωνα και η υποομάδα να περιέχει κομμάτια που είναι κοινά και στα δύο σετ. Ο μαθητής πρέπει να αποφασίσει ποια είναι η υποομάδα, επικαλύπτοντας τους κύκλους και τοποθετώντας τα σχήματα στην περιοχή της υποομάδας.

Βήμα 4: Δημιουργήστε πολλές παραλλαγές των συνόλων και υποομάδων. Δοκιμάστε τα διαγράμματα Venn και ανακαλύψτε ποια είναι τα κοινά και στα τρία σύνολα.

ΑΣΤΕΡΙΑ ΜΑΘΗΜΑΤΙΚΩΝ

Υλικά:

- Μολύβι
- Φύλλα εργασίας με τους αριθμούς 0 έως 9 γραμμένους σε κύκλο

Διαδικασία:

Βήμα 1: Για να πολλαπλασιάσετε με έναν αριθμό από το 1 έως το 9, ο μαθητής θα μετρήσει με αυτόν τον αριθμό, καθώς κινείται μέσα στον κύκλο με το μολύβι, βλ. Εικόνα #12. Για παράδειγμα, για να μετρήσει ανά δύο, ο μαθητής τοποθετεί τη μύτη του μολυβιού στο μηδέν και τραβάει μια γραμμή στον αριθμό 2, λέγοντας «δύο» δυνατά. Στη συνέχεια, μετακινεί το μολύβι απευθείας στον αριθμό 4, λέγοντας «τέσσερα» δυνατά. Συνεχίζει να τραβά γραμμές σε κάθε άλλο αριθμό μέχρι να προκύψει ένα μοτίβο. Συνεχίζει στον αριθμό 10 και πιο πέρα, πηγαίνοντας στο τελευταίο ψηφίο του αριθμού. Για παράδειγμα, πηγαίνει στο 0 και λέει «δέκα». Ο επόμενος αριθμός τελειώνει σε 2, κάνει μια γραμμή στον αριθμό 2 και λέει «δώδεκα», και συνεχίζει ακολουθώντας το ίδιο μοτίβο. Παρατηρήστε ότι κάθε πολλαπλάσιο του αριθμού θα παραμείνει στην ίδια γραμμή του σχεδίου.

Βήμα 2: Επαναλάβετε με το «3», μετά το «4», μετά το «5» κλπ.

Βήμα 3: Όταν ο μαθητής το κάνει εύκολα και γρήγορα μέχρι το 100, πηγαίνετε προς τα πίσω με κάθε αριθμό.

Βήμα 4: Για τον πολλαπλασιασμό, ο μαθητής μετράει τον «αριθμό των κινήσεων» που χρειάζονται για να φτάσει στην επιθυμητή απάντηση. Για παράδειγμα, για να πολλαπλασιάσει τρεις φορές το τρία, ξεκινά από το μηδέν και μετακινεί το μολύβι μέχρι το τρία, μετρώντας «μια» κίνηση. Στη συνέχεια, μετακινεί το μολύβι τρία διαστήματα μέχρι τον αριθμό 6 μετρώντας «δύο» κινήσεις. Στη συνέχεια, μετακινεί το μολύβι τρία διαστήματα στον αριθμό 9 μετρώντας «τρεις» κινήσεις. Έτσι, η απάντηση στο τρεις φορές το τρία είναι εννέα. Αν πολλαπλασιάζει τρεις φορές το τέσσερα, μετακινεί το μολύβι τρία επιπλέον κενά στον αριθμό 2. Ο αριθμός αυτός δείχνει το τελευταίο ψηφίο της απάντησης: 12.

Παρατηρήστε πώς το κάθε πολλαπλάσιο ενός διαφορετικού αριθμού θα δημιουργήσει ένα μοναδικό μοτίβο αστεριού.

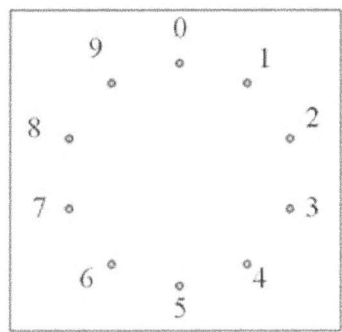 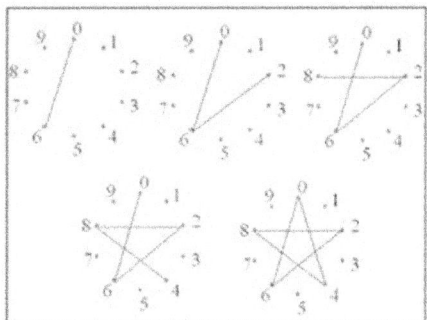

Εικόνα #12: Αστέρια Μαθηματικών

ΑΝΤΙΜΕΤΩΠΙΣΗ ΠΡΟΒΛΗΜΑΤΩΝ

ΧΑΡΤΙ ΜΕ ΤΕΤΡΑΓΩΝΑΚΙΑ

Μπορεί να είναι δύσκολο για τον μαθητή να στοιχίσει τους αριθμούς στις σωστές στήλες όταν κάνει πρόσθεση, αφαίρεση ή πολλαπλασιασμό τριών ή περισσότερων ψηφίων. Είναι βοηθητικό να χρησιμοποιηθεί χαρτί με μεγάλα τετραγωνάκια για να οργανώσει τα ψηφία. Αν δεν έχετε τέτοιο χαρτί, περιστρέψτε 90 μοίρες ένα χαρτί με γραμμές και θα έχει στήλες για να στοιχίσει τους αριθμούς στη σωστή θέση.

ΠΑΙΧΝΙΔΙΑ

Παιχνίδια που βοηθούν στη βελτίωση των δεξιοτήτων οπτικής σκέψης για τα μαθηματικά:

- Sudoku puzzles
- Tangoes
- Yahtzee
- Σκάκι
- Ναυμαχία
- Perfect Ten Magic Card Trick

SUDOKU

Αυτά τα παζλ βοηθούν στο να εξοικειωθεί ο μαθητής με τους αριθμούς ένα έως εννέα. Καθώς βελτιώνεται η ικανότητά του για επίλυση παζλ, ο μαθητής θα χτίζει δεξιότητες οπτικής μνήμης. Ξεκινήστε με πολύ εύκολα παζλ. Αν είναι ακόμη πολύ δύσκολο, συμπληρώστε μερικά από τα νούμερα για να γίνει ευκολότερο.

TANGOES

Αυτός ο τύπος παζλ είναι πιο προχωρημένος και απαιτεί δεξιότητες επίλυσης προβλημάτων υψηλότερου επιπέδου. Αυτές οι δεξιότητες είναι χρήσιμες σε μαθηματικά προχωρημένου επιπέδου, όπως η γεωμετρία.

YAHTZEE

Το Yahtzee θα εξοικειώσει τους μαθητές με την αναγνώριση αριθμών, την πρόσθεση, την ομαδοποίηση και τη λήψη αποφάσεων. Αυτό το παιχνίδι μπορεί να αρέσει τόσο σε μικρούς όσο και πιο μεγάλους μαθητές.

ΣΚΑΚΙ

Αυτό το παιχνίδι βοηθά στη βελτίωση της στρατηγικής, της οπτικής μνήμης και του νοερού σχεδιασμού.

ΝΑΥΜΑΧΙΑ

Αυτό το παιχνίδι είναι καλό για τη μνήμη, τη στρατηγική και την οπτική χωροταξική αντίληψη.

PERFECT TEN MAGIC CARD TRICK

Αυτό το διασκεδαστικό κόλπο βοηθά τον μαθητή στο μέτρημα.

ΠΕΡΙΛΗΨΗ

Η κατανόηση των μαθηματικών εννοιών απαιτεί από έναν μαθητή να έχει αναπτύξει σωστά τις οπτικές του δεξιότητες. Η αξιοποίηση των ευχάριστων δραστηριοτήτων που αναλύθηκαν σε αυτό το κεφάλαιο μπορεί να βοηθήσει ουσιαστικά τους μαθητές, προκειμένου να αποκτήσουν αυτοπεποίθηση στις μαθηματικές τους δεξιότητες. Η συσχέτιση των μαθηματικών με αρκετές επιλογές επαγγελματικής σταδιοδρομίας και με τις καθημερινές δραστηριότητες θα βοηθήσει τον μαθητή να καταλάβει την αξία τους. Τα μαθηματικά είναι διασκέδαση! Η ενδυνάμωση μαθηματικών δεξιοτήτων, εν τέλει, θα βελτιώσει τις μελλοντικές ευκαιρίες του μαθητή σας.

ΕΠΑΝΑΛΗΨΗ

Οπτικές δεξιότητες

- Συνεργασία ματιών (Διόφθαλμη όραση)
- Πλευρικότητα
- Κατευθυντικότητα
- Χωρική οργάνωση
- Χωρικός Προσανατολισμός
- Οπτικό κλείσιμο
- Οπτική Διάκριση εικόνας – φόντου
- Συσχέτιση
- Κατηγοριοποίηση

Χρόνος

- Απασχόληση 20 λεπτών σε καθημερινή βάση, για μαθηματικές έννοιες.
- Καθημερινό μέτρημα βημάτων (περπάτημα ή σκάλες), μαζί με ενασχόληση με παιχνίδια, θα οδηγήσουν

στην ανάπτυξη καλύτερων δεξιοτήτων σκέψης στα μαθηματικά

Προπόνηση

- Μην πείτε *όχι* ή *λάθος*
- Δείξτε ποιο μέρος της απάντησης είναι σωστό
- Ο μαθητής πρέπει να ανακαλύψει ποια προβλήματα πρέπει να διορθωθούν

Στοιχεία και έννοιες

- Γραμμικές μονάδες
- Πρόσθεση και αφαίρεση
- Πολλαπλασιασμός και διαίρεση
- Κλάσματα

Χτίσιμο Δεξιοτήτων

- Βήματα μέτρησης
- Μέτρηση αντικειμένων
- 100 τετράγωνα
- Παιχνίδια με ζάρια
- Παζλ

Πρακτική

- Κίνηση σώματος και πολλαπλασιασμός
- Η Τεχνική πολλαπλασιασμού της Dr. M
- Geoboards (Γεωπίνακες – Πίνακες με πλαστικά ή ξύλινα καρφιά)
- Parquetry Blocks (ξύλινα γεωμετρικά τουβλάκια)

- Attribute Blocks (γεωμετρικά σχήματα με ποικίλα χαρακτηριστικά)
- Αστέρια Μαθηματικών

Αντιμετώπιση προβλημάτων

- Χαρτί με τετραγωνάκια
- Sudoku puzzles
- Tangoes
- Yahtzee
- Σκάκι
- Ναυμαχία
- Perfect Ten Magic Card Trick

8

ΜΥΣΤΙΚΑ ΟΡΑΣΗΣ ΓΙΑ ΤΗΝ ΚΑΤΑΝΟΗΣΗ ΣΤΗΝ ΑΝΑΓΝΩΣΗ
ΑΥΤΟΕΚΤΙΜΗΣΗ ΚΑΙ ΑΝΑΓΝΩΣΤΙΚΗ ΙΚΑΝΟΤΗΤΑ

Όσο περισσότερο διαβάζεις, τόσο περισσότερα πράγματα θα μάθεις. Όσο περισσότερο μαθαίνεις, σε τόσα περισσότερα μέρη θα πας.

— Δρ Seuss

Η καλή ανάγνωση απαιτεί το μεγαλύτερο δυνατό αριθμό οπτικών δεξιοτήτων. Η ικανότητα ανάγνωσης επηρεάζεται όταν οι μαθητές δεν έχουν καλά αναπτυγμένες οπτικές δεξιότητες · έτσι, η ανάγνωση είναι ένα από τα πιο δύσκολα ακαδημαϊκά θέματα προς βελτίωση.

Υπάρχουν πολλές απόψεις σχετικά με τον καταλληλότερο τρόπο διδασκαλίας των μαθητών για να γίνουν καλοί στην ανάγνωση και την κατανόηση κειμένου. Δεν υπάρχουν δύο μαθητές που να είναι ακριβώς ίδιοι, ούτε ένας τρόπος διδασκαλίας που να κάνει για όλους. Όταν ένας μαθητής είναι πίσω από την ηλικία του στην ανάγνωση για συνεχή χρόνια και μόνο μια προσέγγιση έχει χρησιμοποιηθεί ξανά και ξανά με μικρή επιτυχία, δεν αποτελεί έκπληξη ότι ο μαθητής, ο δάσκαλος και οι γονείς είναι απογοητευμένοι. Μερικές τεχνικές διδασκαλίας προκαλούν μεγάλο άγχος, και ένας μεγάλος «Δεν μου αρέσει να διαβάσω» διακόπτης ανάβει στο κεφάλι του μαθητή κάθε φορά που απαιτείται να διαβάσει. Για να ξεπεραστεί αυτή η στάση απέναντι στην ανάγνωση, το περιβάλλον, η προσέγγιση και τα υλικά που χρησιμοποιούνται πρέπει να είναι διασκεδαστικά, συναρπαστικά και εύκολα, ώστε ο μαθητής να μπορέσει να οικοδομήσει την αυτοπεποίθησή του και να νιώσει καλά απέναντι στην ανάγνωση (και τον εαυτό του).

ΟΠΤΙΚΕΣ ΔΕΞΙΟΤΗΤΕΣ ΣΗΜΑΝΤΙΚΕΣ ΣΤΗΝ ΑΝΑΓΝΩΣΗ

Οπτική Δεξιότητα	Ορισμός
Σακκαδικές Κινήσεις ματιών	Η ικανότητα να αλλάζει κάποιος την στόχευση των ματιών του με ακρίβεια από ένα σημείο του χώρου σε ένα άλλο
Προσαρμογή – Εστίαση	Η ικανότητα να διατηρεί κάποιος σε καθαρή εστίαση σε ένα κοντινό στο πρόσωπο αντικείμενο
Συνεργασία Ματιών Διόφθαλμη όραση	Η ικανότητα των ματιών να δουλεύουν μαζί και να στέλνουν τις ίδιες πληροφορίες στον εγκέφαλο ταυτόχρονα
Πλευρικότητα	Η αναγνώριση και κατανόηση των εννοιών δεξιά και αριστερά στο σώμα και στο χώρο
Κατευθυντικότητα	Το να γνωρίζει κάποιος πού βρίσκεται χωρικά σε σχέση με τα αντικείμενα γύρω του, αλλά και πού αυτά βρίσκονται το ένα σε σχέση με το άλλο
Οπτικοποίηση	Η ικανότητα κάποιου να βλέπει εικόνες αντικειμένων στο μυαλό του με τα μάτια κλειστά

Οπτική Μνήμη	Η ικανότητα να ανακαλεί κάτι που είδε πριν από κάποιο χρονικό διάστημα
Οπτική Μνήμη Ακολουθίας	Η ικανότητα να θυμάται κάποιος τη σωστή σειρά γραμμάτων και λέξεων (ή σειράς αριθμών)
Οπτική Συσχέτιση	Η ικανότητα να συνδέει κάποιος κοινά αντικείμενα και/ή ιδέες
Οπτική Κατηγοριοποίηση	Η ικανότητα να οργανώνει κάποιος όμοια αντικείμενα και σκέψεις
Οπτική Διάκριση εικόνας - Φόντου	Η ικανότητα να διατηρεί κάποιος την οπτική του προσήλωση σε ένα ερέθισμα ή αντικείμενο, ακόμα και όταν οι γύρω πληροφορίες μπορεί να μοιάζουν ή να μπερδεύουν
Οπτική Αναγνώριση Μεγέθους, Χώρου, Σχήματος	Η ικανότητα να αναγνωρίζει και να ονοματίζει κάποιος αυτό που βλέπει
Οπτική Αντιστοίχιση Μεγέθους, Χώρου, Σχήματος	Η ικανότητα να συγκρίνει κάποιος και να ταυτίζει αντικείμενα που μοιάζουν
Οπτική Διάκριση Μεγέθους, Χώρου, Σχήματος	Η ικανότητα να διακρίνει κάποιος ομοιότητες και διαφορές

Σακκαδικές Κινήσεις Ματιών: Αυτή η ικανότητα είναι σημαντική στην ανάγνωση, γιατί τα μάτια πρέπει να κινούνται με ακρίβεια από λέξη σε λέξη. Αν τα μάτια ενός μαθητή κάνουν πολύ μεγάλες αλλαγές, μπορεί να παραλείψει κάποια λέξη. Αν, πάλι, η αλλαγή είναι πολύ μικρή, θα ξαναδιαβάσει τις ίδιες λέξεις. Αυτά τα προβλήματα παρεμποδίζουν την κατανόηση. Ένα άλλο σημάδι ενός προβλήματος με τις σακκαδικές κινήσεις ματιών είναι οι αντιστροφές λέξεων.

Προσαρμογή – Εστίαση ματιών: Οι άνθρωποι τελικά θα αντιληφθούν τι περιλαμβάνει αυτή η ικανότητα όταν πλησιάσουν την ηλικία των 45 ετών. Ξαφνικά θα γίνει δύσκολο για αυτούς να διαβάσουν ένα κείμενο που κρατούν σε κοντινή απόσταση, το κείμενο μπορεί να είναι θολό και μπορεί να επέλθει πονοκέφαλος όταν πιέσουν τα μάτια τους να εστιάσουν. Το να χάνει κάποιος την ικανότητα εστίασης σε κοντινή απόσταση είναι εντελώς φυσιολογικό μετά την ηλικία των 45 ετών. Ωστόσο, πριν από την ηλικία των 40 ετών, οι μαθητές πρέπει να είναι σε θέση να βλέπουν το κείμενο για παρατεταμένο χρονικό διάστημα, χωρίς να τους φαίνεται θολό. Αν τα γράμματα και οι λέξεις θολώνουν και ξεθολώνουν κατά την ανάγνωση, είναι δύσκολο να δοθεί προσοχή σε αυτό που διαβάζουν. Αν πιεστούν για να ολοκληρωθεί η μελέτη τους, ο πονοκέφαλος, το τρίψιμο των ματιών, και η κούραση είναι συνήθη συμπτώματα. Τα μάτια δεν πρέπει να πονούν κατά την ανάγνωση. Αν πονούν ή δακρύζουν στην ανάγνωση, είναι σημαντικό να δείτε έναν οπτομέτρη, ώστε το πρόβλημα να αντιμετωπιστεί. Η παράβλεψη μπορεί να οδηγήσει σε αποφυγή και άρνηση μελέτης.

> ΤΑ ΜΑΤΙΑ ΔΕΝ ΠΡΕΠΕΙ ΝΑ ΠΟΝΟΥΝ ΚΑΤΑ ΤΗΝ ΑΝΑΓΝΩΣΗ. ΑΝ ΠΟΝΟΥΝ Η ΔΑΚΡΥΖΟΥΝ ΣΤΗΝ ΑΝΑΓΝΩΣΗ, ΕΙΝΑΙ ΣΗΜΑΝΤΙΚΟ ΝΑ ΔΕΙΤΕ ΕΝΑΝ ΟΠΤΟΜΕΤΡΗ, ΩΣΤΕ ΤΟ ΘΕΜΑ ΝΑ ΑΝΤΙΜΕΤΩΠΙΣΤΕΙ

Συνεργασία Ματιών: Είναι σημαντική για την σωστή κατανόηση. Μαθητές με έλλειψη συνεργασίας ματιών (έκδηλος στραβισμός) μπορεί να γίνουν καλοί στην ανάγνωση. Οι πιο «απλές» δυσλειτουργίες διόφθαλμης όρασης (κρυφές) συνήθως προκαλούν το μεγαλύτερο πρόβλημα, κάτι που μοιάζει περίεργο. Γιατί ένας μαθητής με ένα «απλό» διόφθαλμο πρόβλημα να αντιμετωπίζει περισσότερες δυσκολίες από ό,τι ένας μαθητής με ένα πιο σοβαρό διόφθαλμο πρόβλημα (στραβισμό); Η απάντηση είναι η εξής: όταν τα μάτια συνεργάζονται, αλλά η συνεργασία αυτή διαρρηγνύεται εύκολα, το κείμενο στο βιβλίο μπορεί να γίνεται διπλό. Όταν είναι μόνιμα διπλό, ο εγκέφαλος συνήθως μαθαίνει να σβήνει, ή να αγνοεί, τις εισερχόμενες πληροφορίες από το ένα μάτι, κάτι που βοηθά στο να αγνοεί ο μαθητής το διπλό κείμενο πιο εύκολα. Όταν ο εγκέφαλος αγνοεί την εισερχόμενη πληροφορία από το ένα μάτι, αυτό ονομάζεται *καταστολή*. Όταν ένας μαθητής έχει πολύ ισχυρή καταστολή, ορισμένα από τα διόφθαλμα κύτταρα θα μετατραπούν σε μονόφθαλμα. Στην περίπτωση μιας μικρής καταστολής, μπορεί να προκύψει περισσότερη κόπωση, δεδομένου ότι μόνο το 10% των κυττάρων του οπτικού φλοιού επεξεργάζεται τις πληροφορίες.

Οι πρωτοποριακές ανακαλύψεις του David Hubel και του Torsten Wiesel σχετικά με το οπτικό σύστημα και την οπτική επεξεργασία, τους απέδωσαν ένα βραβείο Νόμπελ το 1981. Ανακάλυψαν ότι το δεξί μάτι σχετίζεται με το 10% των κυττάρων του οπτικού φλοιού και το αριστερό μάτι με ένα διαφορετικό 10%. Το άλλο 80% των κυττάρων του οπτικού φλοιού αντιδρά μόνο όταν τα δύο μάτια συνεργάζονται κάτω από τη διόφθαλμη κατάσταση.[31] Έτσι, αν ο εγκέφαλος καταστείλει τις πληροφορίες από το ένα μάτι, κλείνει το 90% των κυττάρων του οπτικού φλοιού που απαιτούνται για την επεξεργασία των οπτικών πληροφοριών. Σε αυτό το σενάριο, ο μαθητής κουράζεται πολύ γρήγορα, αμέσως μόλις αρχίζει να διαβάζει. Μερικοί άνθρωποι χρησιμοποιούν την ανάγνωση ως χάπι ύπνου. Συχνά, αυτοί οι άνθρωποι έχουν ένα πρόβλημα διόφθαλμης όρασης.

Πλευρικότητα: Πολλοί μαθητές χρησιμοποιούν το μνημονικό τους για να γνωρίζουν ποιο είναι το δεξιά και ποιο το αριστερά. Δύο παραδείγματα αυτού είναι να γνωρίζει κάποιος ότι γράφει με το δεξί του χέρι, και το να σχηματίζει το γράμμα L με τον αριστερό δείκτη και τον αντίχειρα, προκειμένου να δηλώσει το αριστερό χέρι (Left). Η χρήση μνημονικού παρεμβαίνει στη σωστή ανάπτυξη της γνώσης των εννοιών του δεξιά και αριστερά. Γιατί είναι τόσο σημαντικό για την ανάγνωση;

Όταν η πλευρίωση είναι ανεπαρκώς ανεπτυγμένη, πολλά γράμματα αντιστρέφονται. Αυτό κάνει τη μάθηση μια λέξη που προκαλεί σύγχυση. Για να βοηθήσετε να αποτραπεί η λάθος ανάπτυξη της πλευρικότητας, καλό είναι να χρησιμοποιείτε τις λέξεις *δεξιά* και *αριστερά* όταν δίνετε οδηγίες σε ένα μικρό παιδί.

Μην τους μαθαίνετε μνημονικά. Αντί αυτού, εκπαιδεύστε τους μαθητές σας να «νιώθουν» τη διαφορά μεταξύ του δεξιά και αριστερά αντί να χρησιμοποιούν μια σκέψη για να θυμηθούν. Όταν βάζετε τα παπούτσια σε ένα νήπιο, πείτε, «Αυτό είναι το δεξί σου παπούτσι που πηγαίνει στο δεξί σου πόδι». Όταν το παιδί εξασκεί την ισορροπία, μαθαίνει ότι έχει ένα κέντρο σώματος και δύο διαφορετικές πλευρές. Έτσι, πολλές εξωτερικές δραστηριότητες ισορροπίας βοηθούν στην ανάπτυξη αυτής της δεξιότητας. Ένας οπτομέτρης μπορεί να κάνει συγκεκριμένες δοκιμασίες για να ελέγξει θέματα στην πλευρίωση. Αν δεν είναι καλά ανεπτυγμένη μέχρι την ηλικία των επτά ετών, το Οπτομετρικό Vision Therapy (OVT) μπορεί να χρησιμοποιηθεί για τη θεραπεία αυτού του προβλήματος.

Κατευθυντικότητα: Είναι μια σημαντική έννοια για την κατανόηση του νοήματος των προτάσεων που περιλαμβάνουν λέξεις κατεύθυνσης, όπως *πάνω, κάτω, μέσα, έξω, από πάνω, από κάτω, βόρεια, νότια, ανατολικά,* και *δυτικά*. Όταν ένας μαθητής δηλώνει σύγχυση με τις έννοιες κατεύθυνσης, μπορεί να έχει δυσκολία κατανόησης αυτών των λέξεων όταν χρησιμοποιούνται για οδηγίες. Οι λέξεις κατεύθυνσης χρησιμοποιούνται σε πολλές οδηγίες που δίνονται στους μαθητές, τόσο προφορικά όσο και γραπτά. Κατά την ανάγνωση αυτών των λέξεων, ο μαθητής πρέπει να σκεφτεί τι σημαίνουν *πριν* μπορέσει να καταλάβει ποιο είναι το ζητούμενο. Το OVT που χρησιμοποιείται για την ανάπτυξη της πλευρικότητας μπορεί επίσης να βοηθήσει στην κατανόηση της κατευθυντικότητας.

Οπτικοποίηση ή οπτική απεικόνιση: Η οπτικοποίηση είναι η ικανότητα να βλέπει κάποιος μια εικόνα στο μυαλό του από κάτι που είδε πρόσφατα. Κάποιοι αναφέρονται σε αυτό ως Οπτική Απεικόνιση. Αυτή η ικανότητα είναι εξαιρετικά σημαντική για τους νέους μαθητές επειδή τους βοηθάει να θυμούνται λέξεις που έχουν μάθει ή ακούσει πρόσφατα. Αυτοί που είναι καλοί στην οπτικοποίηση μπορούν να διαβάσουν ένα βιβλίο σαν να βλέπουν μια ταινία. Το ψιθύρισμα ή η ακουστική επιβεβαίωση εμφανίζονται όταν κάποιος λέει τις λέξεις στο μυαλό του καθώς διαβάζει. Η εμφάνισή τους μπορεί να επηρεάσει την οπτικοποίηση και να κάνει τον μαθητή πιο αργό στην ανάγνωση.

Οπτική μνήμη: Όταν ένας μαθητής έχει φτωχή ικανότητα να οπτικοποιεί και δεν έχει βραχυπρόθεσμη οπτική μνήμη, δυσκολεύεται να θυμηθεί μια λέξη που βλέπει στη σελίδα 3 και που μόλις είχε πει φωναχτά στη σελίδα 1. Κλινικά, έχω παρατηρήσει ότι το να κατακτήσει ένας μαθητής την οπτικοποίηση είναι αρκετά εύκολο μέχρι περίπου την ηλικία των 12 ετών. Μετά την ηλικία των 12 ετών, η συνήθεια του μαθητή να μην μπορεί να κάνει μια οπτική εικόνα είναι περισσότερο εμπεδωμένη. Ο μαθητής που βλέπει μαύρο στο μυαλό του αντί μιας εικόνας πρέπει να χρησιμοποιεί την μη οπτική του μνήμη για να ανακαλεί τις λεπτομέρειες των πληροφοριών που διαβάζει. Δείτε το Κεφάλαιο 5 σχετικά με την ορθογραφία για να βοηθήσετε ένα μικρό παιδί να αναπτύξει δεξιότητες οπτικοποίησης, λέγοντάς του περιγραφικές ιστορίες.

Οπτική Μνήμη Ακολουθίας: Αυτή η δεξιότητα είναι καλή για την οπτική κατανόηση και την κατανόηση κειμένου. Μαθητές με φτωχή μνήμη ακολουθίας μπορεί να συναντήσουν δυσκολία στους γραμματικούς κανόνες και την ορθογραφία.

Οπτική Συσχέτιση: Αυτή η ικανότητα είναι σημαντική για την κατανόηση.

Οπτική Κατηγοριοποίηση: Πρόκειται για ικανότητα απαραίτητη για τα ανώτερα επίπεδα κατανόησης.

Οπτική Διάκριση Εικόνας - Φόντου: Όσο πιο μικρό είναι το εκτυπωμένο κείμενο και όσο πιο κοντά είναι οι λέξεις μεταξύ τους, τόσο περισσότερο αναγκαία είναι αυτή η ικανότητα. Προβλήματα με την διάκριση εικόνας-φόντου μπορεί να υπάρχουν όταν, για παράδειγμα, ο μαθητής χάνει τη θέση του κατά την ανάγνωση, και δεν μπορεί να την ξαναβρεί γιατί όλες οι λέξεις γύρω δημιουργούν ένα συγκεχυμένο φόντο. Παιδικές δραστηριότητες όπως τα παζλ, η παρακολούθηση πτηνών και ο χρωματισμός σχεδίων μπορούν να βοηθήσουν στην ανάπτυξη καλών δεξιοτήτων διάκρισης εικόνας-φόντου.

Οπτική Αναγνώριση Μεγέθους, Χώρου, Σχήματος: Η δυσκολία σε αυτή την δεξιότητα δημιουργεί προβλήματα στην αναγνώριση γραμμάτων και λέξεων.

Οπτική Αντιστοίχιση Μεγέθους, Χώρου, Σχήματος: Πολλές λέξεις, όπως για παράδειγμα οι *τρένο-τρένα*, μοιάζουν τόσο στην εμφάνιση, όσο και στη σημασία τους. Το να αντιλαμβάνεται κάποιος τη μικρή διαφορά που έχουν είναι σημαντικό για την κατανόηση του κειμένου.

Οπτική Διάκριση Μεγέθους, Χώρου, Σχήματος: Αυτή είναι χρήσιμη όταν προσπαθείτε να διαφοροποιήσετε και να διαβάσετε λέξεις που μοιάζουν, όπως οι *σώμα-μασώ* και *θέμα-δέμα*. Η «Τεχνική Σύγχυσης Λέξεων που Μοιάζουν» που περιγράφεται παρακάτω βοηθά στην αντιμετώπιση προβλημάτων στην οπτική διάκριση.

Έχουμε αναλύσει πολλές οπτικές δεξιότητες σημαντικές για την ανάγνωση. Είναι ξεκάθαρο πως, όταν υπάρχει μια αδυναμία ή δυσλειτουργία όρασης, ο μαθητής θα δυσκολευτεί περισσότερο με την ανάγνωση. Μόλις αυτές οι οπτικές δεξιότητες αναπτυχθούν σωστά μέσα από ένα πρόγραμμα οπτομετρικών ασκήσεων, θα είναι ευκολότερο για τον μαθητή να αγαπήσει την ανάγνωση και να γίνει καλός σε αυτή. Αντιθέτως, στην περίπτωση που οι κακές συνήθειες ανάγνωσης και η αρνητική ψυχολογική στάση απέναντι στην ανάγνωση είναι έντονα εμπεδωμένες, μπορεί ο μαθητής να αντιμετωπίζει μεγάλη δυσκολία στην υιοθέτηση αυτών των νέων οπτικών δεξιοτήτων.

ΕΙΝΑΙ ΣΗΜΑΝΤΙΚΟ ΝΑ ΞΕΚΙΝΗΣΕΤΕ ΑΥΤΕΣ ΤΙΣ ΔΙΑΔΙΚΑΣΙΕΣ ΑΦΟΥ Ο ΜΑΘΗΤΗΣ ΕΧΕΙ ΤΙΣ ΟΠΤΙΚΕΣ ΔΕΞΙΟΤΗΤΕΣ ΠΟΥ ΑΠΑΙΤΟΥΝΤΑΙ ΣΤΗΝ ΑΝΑΓΝΩΣΗ. ΑΝ ΟΙ ΟΠΤΙΚΕΣ ΔΕΞΙΟΤΗΤΕΣ ΔΕΝ ΕΙΝΑΙ ΠΑΡΟΥΣΕΣ Ή ΔΕΝ ΕΧΟΥΝ ΑΝΑΠΤΥΧΘΕΙ ΣΩΣΤΑ, Ο ΜΑΘΗΤΗΣ ΚΑΙ Ο ΠΡΟΠΟΝΗΤΗΣ ΘΑ ΣΥΝΕΧΙΣΟΥΝ ΝΑ ΑΠΟΓΟΗΤΕΥΟΝΤΑΙ.

Οι παρακάτω ιδέες αναδεικνύουν την αλλαγή αυτών των συνηθειών, για να μπορέσει ο μαθητής με καλά ανεπτυγμένες οπτικές δεξιότητες να βελτιώσει τις δεξιότητες ανάγνωσης. Θυμηθείτε, είναι σημαντικό να ξεκινήσετε αυτές τις διαδικασίες αφού ο μαθητής έχει αναπτύξει τις οπτικές δεξιότητες της συνεργασίας ματιών, της ακρίβειας των οφθαλμικών κινήσεων, της διάκρισης εικόνας-φόντου και οπτικοποίησης, οι οποίες να έχουν αξιολογηθεί από έναν εξειδικευμένο οπτομέτρη. Αν οι οπτικές δεξιότητες δεν είναι παρούσες ή δεν έχουν αναπτυχθεί σωστά, ο μαθητής και ο προπονητής θα συνεχίσουν να απογοητεύονται.

ΧΡΟΝΟΣ

Δουλέψτε στις τεχνικές ενίσχυσης των δεξιοτήτων ανάγνωσης για 10-15 λεπτά, για να ενθαρρύνετε τους μαθητές να είναι έτοιμοι να διαβάσουν. Με ευγενική καθοδήγηση, αφιερώστε 15 λεπτά την ημέρα σε σιωπηλή ανάγνωση.

ΠΡΟΠΟΝΗΣΗ

Για την βελτίωση της κατανόησης κειμένου, είναι σημαντικό να μην διακοπεί ή εκτραπεί η επεξεργασία των πληροφοριών από το μάτι στον εγκέφαλο. Η παύση της ανάγνωσης και το φωναχτό διάβασμα των άγνωστων λέξεων βάζει σε αναμονή τη διαδικασία σύνδεσης ματιού-εγκεφάλου. Ο μαθητής μπορεί να ξεχάσει εντελώς τι έχει διαβάσει.

Ζητήστε από τον μαθητή να δείξει μια λέξη που δεν γνωρίζει και απλά πείτε του ποια είναι. Δεν χρειάζεται να την πει φωναχτά. Ρωτήστε τον αν καταλαβαίνει τι σημαίνει η λέξη. Αν δεν γνωρίζει, δώστε του τον ορισμό εσείς. Αν ο μαθητής μπορεί να χρησιμοποιήσει τη λέξη σωστά σε μια πρόταση, τότε συνήθως η λέξη θα διατηρηθεί στη μνήμη του για ταχύτερη ανάκληση την επόμενη φορά που θα τη συναντήσει.

Δείξτε τυχαία πέντε λέξεις στο κείμενο. Αν ο μαθητής δεν γνωρίζει τις λέξεις, το επίπεδο ανάγνωσης είναι πολύ δύσκολο. Μειώστε το επίπεδο δυσκολίας του κειμένου ή ενισχύστε το λεξιλόγιο για τις λέξεις που θα συναντήσει στο κείμενο. Τρόποι ενίσχυσης του λεξιλογίου περιγράφονται παρακάτω στην *Τεχνική Αναγνώρισης Λέξεων*.

Η ανάγνωση ήταν τόσο δύσκολη

Το να ακούς την Laney να διαβάζει ήταν στενάχωρο. Έπρεπε να λέει φωναχτά κάθε λέξη, δεν χρησιμοποιούσε εκφράσεις προσώπου και η ανάγνωση μιας παραγράφου έπαιρνε πολύ χρόνο. Η δουλειά στο σπίτι γινόταν αγχωτική για την οικογένεια και συχνά κατέληγε σε δάκρυα.

Διαπιστώθηκε ότι η Laney είχε αρκετές αδυναμίες στην όραση που την εμπόδιζαν να μάθει να διαβάζει με ευκολία. Η Laney είχε πολύ καλή οπτική οξύτητα 10/10 (δεν χρειαζόταν γυαλιά), αλλά έβλεπε διπλά και είχε δυσκολία στην οπτική οργάνωση του κειμένου κατά την ανάγνωση. Εκτός από αυτά, η Laney είχε επίσης φτωχή πλευρίωση, οπτικοποίηση, οπτική μνήμη και διάκριση εικόνας-φόντου. Μετά την ολοκλήρωση ενός προγράμματος οπτομετρικών ασκήσεων όρασης, οι οπτικές δεξιότητες της Laney βελτιώθηκαν.

Η Laney ήταν ένα έξυπνο παιδί, αλλά οι προηγούμενες συνήθειές της την εμπόδιζαν να χρησιμοποιήσει τις πρόσφατα αναπτυγμένες οπτικές της δεξιότητες στην ανάγνωση. Εκείνη, ο οπτομέτρης της και οι γονείς της εφάρμοσαν τα *Μυστικά Όρασης για την Ανάγνωση* και η ίδια άρχισε να βελτιώνεται. Άρχισε να απολαμβάνει την ανάγνωση όταν βρήκε ένα βιβλίο για τα άλογα, τα οποία αγαπούσε, και το διάβασε από την πρώτη ως την τελευταία σελίδα. Ευτυχώς, το βιβλίο ήταν μόνο η αρχή μιας σειράς από πολλά βιβλία και μόλις τελείωνε το ένα, ήθελε να διαβάσει το επόμενο. Αφού διάβασε τρία από αυτά τα βιβλία για διασκέδαση, οι δεξιότητές της στην ανάγνωση βελτιώθηκαν σημαντικά. Σήμερα είναι φοιτήτρια στο πανεπιστήμιο με ειδίκευση στην αγγλική γλώσσα.

ΣΤΟΙΧΕΙΑ ΑΝΑΓΝΩΣΗΣ

- Υλικά Ανάγνωσης
- Κατάλληλος φωτισμός
- Αντι-ανακλαστική επίστρωση στα γυαλιά
- Γείσο
- Υπέροχο ρόφημα
- Μουσική
- Γραμματοσειρά
- Μέγεθος γραμμάτων
- Έντονη εκτύπωση

ΥΛΙΚΑ ΑΝΑΓΝΩΣΗΣ

Αρχικά, ξεκινήστε με ενδιαφέροντα θέματα, τα οποία μπορεί να είναι διαφορετικά για τις μαθήτριες και διαφορετικά για τους μαθητές. Τα μικρά κορίτσια έχουν την τάση να τους αρέσουν τα μυθιστορήματα, επομένως βιβλία με χαριτωμένα ζώα ή φανταστικά θέματα που ενδεχομένως να τους φαίνονται πιο ενδιαφέροντα. Τα μικρά αγόρια έχουν την τάση να τους αρέσουν τα βιβλία που δεν είναι φαντασίας (non-fiction), με χιούμορ ή ιστορίες με θέματα που πολλά κορίτσια μπορεί να βρουν ανιαρά. Μερικές φορές είναι προτιμότερο ο μπαμπάς, ο μεγάλος αδελφός ή ένα αρσενικό πρότυπο να βοηθήσει στην επιλογή υλικού ανάγνωσης για αγόρια αντί της δασκάλας ή της μαμάς. Είναι σημαντικό να γνωρίζετε τα ενδιαφέροντα του μαθητή και να βρείτε ένα βιβλίο σχετικό με το θέμα αυτό.

Πριν από χρόνια είχα ένα μαθητή που πήγαινε στην Δ΄ τάξη του Δημοτικού και που είχε ολοκληρώσει το πρόγραμμά του με τις Οπτομετρικές Ασκήσεις Όρασης, αλλά εξακολουθούσε να αντιπαθεί την ανάγνωση, παρά το γεγονός ότι κατάφερε να αναπτύξει τις οπτικές δεξιότητες που ήταν απαραίτητες για την ανάγνωση. Όταν τον ρώτησα τι θα του άρεσε να διαβάσει, η απάντησή του ήταν, «Αυτοκίνητα Barracuda». Σκέφτηκα, *Ω, όχι! Πώς θα βρούμε ένα βιβλίο για αυτό που του αρέσει;*

Ωστόσο, με την επιμονή της η μητέρα του, έψαξε παντού για να βρει ένα βιβλίο για τα αυτοκίνητα αυτά. Λάτρεψε το βιβλίο και το διάβαζε από την αρχή ως το τέλος. Όταν επέστρεψε η μητέρα του από τον έλεγχο προόδου του σχολείου, είπε ότι πλέον απολαμβάνει την ανάγνωση και ότι πάει πολύ καλά με τις απαιτούμενες ασκήσεις ανάγνωσης. Μερικές φορές αρκεί ένα μόνο βιβλίο για να προκαλέσει την θετική αντίδραση του μαθητή. Το έχω δει να συμβαίνει σε όλες τις ηλικίες.

Η αλλαγή της επιθυμίας για ανάγνωση μπορεί να συμβεί σε οποιαδήποτε ηλικία. Ένας πολύ ευφυής νεαρός που πήγαινε καλά στο σχολείο δεν αγαπούσε το διάβασμα και ποτέ δεν διάβαζε για ευχαρίστηση. Η φίλη του έγραψε ένα μυθιστόρημα και του ζήτησε να το διαβάσει. Η επιθυμία του να ευχαριστήσει τη φίλη του τον οδήγησε στο να το διαβάσει, και άρχισε να έχει ενδιαφέρον για την ιστορία. Αφού διάβασε το βιβλίο της, άρχισε να διαβάζει για ευχαρίστηση. Το μυθιστόρημά της του είχε προκαλέσει περιέργεια για την πλοκή και ο ίδιος ανέπτυξε μια θετική στάση, ενώ διάβαζε την ιστορία. Για μερικούς μαθητές, μπορεί να χρειαστεί η ανάγνωση μέχρι και τεσσάρων βιβλίων με το κίνητρο «Θέλω να μάθω τι θα συμβεί» στην πλοκή, πριν η χαρά της ανάγνωσης γίνει αυτόματη.

Είναι εξαιρετικά σημαντικό για ένα παιδί να του αρέσει αυτό που διαβάζει, έτσι ώστε να δημιουργηθεί η επιθυμία να ανακαλύψει το τέλος της ιστορίας. Η περιέργεια, το ενδιαφέρον και η διασκέδαση ξεπερνούν την αρνητική αντίδραση της ανάγνωσης. Τα αδιάφορα θέματα ενισχύουν το συναίσθημα ότι η ανάγνωση είναι βαρετή και πρέπει να αποφεύγεται όποτε είναι δυνατόν. Σε μαθητές που δυσκολεύονται να μάθουν να διαβάζουν δίδονται επανειλημμένως μη ενδιαφέροντα, εύκολα για ανάγνωση, θέματα που αυξάνουν την πλήξη. Για να αποφύγετε μια *βαρετή, εξαναγκαστική* κατάσταση ανάγνωσης, θα είναι καλύτερο να δημιουργήσετε μια πιο θετική κατάσταση με τις ακόλουθες ρυθμίσεις:

ΚΑΤΑΛΛΗΛΟΣ ΦΩΤΙΣΜΟΣ

Το πιο υγιές φως είναι το φως του ήλιου ή το φως των κεριών, και ακολουθεί το φως πυρακτώσεως πλήρους φάσματος, μετά το φως αλογόνου, μετά το φως LED, στη συνέχεια το συμπαγές φθορίζον φως (CFL). Οι λάμπες φθορίου είναι η πιο κοινή μορφή φωτισμού στα σχολεία. Ωστόσο, μπορεί να είναι πολύ ενοχλητικός για έναν αναγνώστη. Τα συμπτώματα που μπορεί να σχετίζονται με τον φωτισμό φθορισμού είναι:

- Καταπόνηση των ματιών
- Ευαισθησία στο φως
- Μειωμένη ικανότητα ανάγνωσης[32]
- Αύξηση ασθενειών των ματιών[33]
- Ψυχική και σωματική κόπωση[3]
- Μειωμένη εγρήγορση[3]
- Δυσκολία στον ύπνο[3]
- Πονοκέφαλος ή ημικρανία[34]
- Υπερκινητικότητα[4]
- Μυϊκές ενοχλήσεις[3]

ΑΝΤΙ-ΑΝΑΚΛΑΣΤΙΚΗ ΕΠΙΣΤΡΩΣΗ ΣΤΑ ΓΥΑΛΙΑ

Ειδικοί φακοί ανάγνωσης με συγκεκριμένες αντι-ανακλαστικές επιστρώσεις μπορούν να βοηθήσουν τους μαθητές να μείνουν εστιασμένοι ενώ διαβάζουν. Οι οπτομέτρες που ειδικεύονται στο Οπτομετρικό Vision Therapy έχουν λάβει ιδιαίτερη εκπαίδευση για την επιλογή των κατάλληλων βαθμών και τύπου γυαλιών για την ανάγνωση και τον υπολογιστή. Το εργαλείο αυτό δίνει στους μαθητές πρόσθετη στήριξη όταν εστιάζουν σε κοντινές αποστάσεις ανάγνωσης, ή γραφής ή εργασίας σε ψηφιακές συσκευές.

ΓΕΙΣΟ

Το γείσο ενός καπέλου μπορεί να αντισταθμίσει τις επιδράσεις του φωτισμού με φθόριο όταν είναι αδύνατο να αποφευχθεί. Το γείσο μειώνει την ποσότητα του φωτός που δέχεται το οπτικό σύστημα, γεγονός που επιτρέπει στα μάτια να λειτουργούν πιο άνετα κατά την ανάγνωση.

ΥΠΕΡΟΧΟ ΡΟΦΗΜΑ

Τα ευχάριστα ροφήματα, όπως ένα καυτό κακάο, ενισχύουν την διαδικασία της ανάγνωσης. Οι καφετέριες και άλλα, παρόμοια καταστήματα, το έχουν καταλάβει. Συχνά, αυτά τα ζεστά και φιλόξενα μέρη έχουν άνετες καρέκλες με στοίβες από ενδιαφέροντα περιοδικά. Η ευχαρίστηση, με ένα νόστιμο, «ζεστό» ρόφημα καθώς διαβάζετε ένα ενδιαφέρον βιβλίο, είναι μεγαλύτερη. Φτιάξτε μια περιοχή στο σπίτι που μπορεί να προσομοιώνει αυτήν τη ζεστή ατμόσφαιρα και να είστε έτοιμοι με το αγαπημένο ζεστό ρόφημα του μαθητή.

ΜΟΥΣΙΚΗ

Η μουσική μπορεί να βελτιώσει την εστίαση στην ανάγνωση. Ευχάριστη, απαλή, χαλαρωτική μουσική στο background χωρίς στίχους μπορεί να δημιουργήσει μια πιο θετική ατμόσφαιρα κατά την ανάγνωση. Ρωτήστε τον μαθητή σας πώς κάποιες μουσικές τον κάνουν να αισθάνεται. Λέξεις όπως «χαλαρά», «ήρεμα» και «άνετα» υποδεικνύουν ότι έχετε επιλέξει σωστά, ενώ λέξεις που υποδηλώνουν ένταση, ανησυχία και άγχος έχουν αντίθετο αποτέλεσμα.[35]

> Η ΜΟΥΣΙΚΗ ΜΠΟΡΕΙ ΝΑ ΒΕΛΤΙΩΣΕΙ ΤΗΝ ΕΣΤΙΑΣΗ ΣΤΗΝ ΑΝΑΓΝΩΣΗ. ΕΥΧΑΡΙΣΤΗ, ΑΠΑΛΗ, ΧΑΛΑΡΩΤΙΚΗ ΜΟΥΣΙΚΗ ΣΤΟ BACKGROUND ΧΩΡΙΣ ΣΤΙΧΟΥΣ ΜΠΟΡΕΙ ΝΑ ΔΗΜΙΟΥΡΓΗΣΕΙ ΜΙΑ ΠΙΟ ΘΕΤΙΚΗ ΑΤΜΟΣΦΑΙΡΑ ΚΑΤΑ ΤΗΝ ΑΝΑΓΝΩΣΗ.

ΓΡΑΜΜΑΤΟΣΕΙΡΑ

Να προσέχετε τη χρήση της γραμματοσειράς, γιατί η μορφή που χρησιμοποιείται μπορεί να είναι κρίσιμη για την αποδοτική ανάγνωση. Ορισμένες γραμματοσειρές έχουν μορφή serifs και μερικές όχι. Η μορφή Serif, όπως η Times New Roman, φαίνονται τα γράμματα σαν να έχουν «πόδια» επιπρόσθετα. Αυτά τα πόδια, ουρές και καμπύλες (serifs) προσομοιώνουν το πώς γράφουμε με το χέρι. Ξεγελούν τον εγκέφαλό μας να τα βλέπει σαν χειρόγραφο.[36]

Οι γραμματοσειρές που δεν διαθέτουν αυτά τα χαρακτηριστικά, όπως η Helvetica και η Arial, ονομάζονται γραμματοσειρές sans-serif (χωρίς serifs). Διαβάστε τις δύο παραγράφους στην Εικόνα #13. Η πρώτη είναι σε Times New Roman και η δεύτερη είναι γραμματοσειρά Arial.

Times New Roman

Το 80% των μαθητών με αναγνωστικές δυσκολίες έχουν βασικές οπτικές δυσλειτουργίες. Η σχέση της όρασης με την απόδοση ενός παιδιού στο σχολείο είναι πολύ σημαντική, καθώς δυσλειτουργίες οπτικών δεξιοτήτων εμποδίζουν, άλλοτε περισσότερο, άλλοτε λιγότερο, τη διάρκεια συγκέντρωσης, τη διάθεση για μελέτη, την ταχύτητα επεξεργασίας, την ικανότητα πρόσληψης, συγκράτησης και ανάκλησης οπτικών δεδομένων, την αποτελεσματική απόδοση σε διαδικασίες όπως η ανάγνωση, η γραφή, η αντιγραφή, η άθληση κ.α. Οι γονείς, οι δάσκαλοι και άλλοι ειδικοί πρέπει να είναι ενήμεροι για τα συμπτώματα και τις ενδείξεις μιας οπτικής δυσλειτουργίας που δεν περιορίζονται στο αν ένα παιδί βλέπει καθαρά ή όχι. Η σχέση αυτή αφορά σε παιδιά ΜΕ ή ΧΩΡΙΣ μαθησιακές δυσκολίες.

> **Arial**
>
> Το 80% των μαθητών με αναγνωστικές δυσκολίες έχουν βασικές οπτικές δυσλειτουργίες. Η σχέση της όρασης με την απόδοση ενός παιδιού στο σχολείο είναι πολύ σημαντική, καθώς δυσλειτουργίες οπτικών δεξιοτήτων εμποδίζουν, άλλοτε περισσότερο, άλλοτε λιγότερο, τη διάρκεια συγκέντρωσης, τη διάθεση για μελέτη, την ταχύτητα επεξεργασίας, την ικανότητα πρόσληψης, συγκράτησης και ανάκλησης οπτικών δεδομένων, την αποτελεσματική απόδοση σε διαδικασίες όπως η ανάγνωση, η γραφή, η αντιγραφή, η άθληση κ.α. Οι γονείς, οι δάσκαλοι και άλλοι ειδικοί πρέπει να είναι ενήμεροι για τα συμπτώματα και τις ενδείξεις μιας οπτικής δυσλειτουργίας που δεν περιορίζονται στο αν ένα παιδί βλέπει καθαρά ή όχι. Η σχέση αυτή αφορά σε παιδιά ΜΕ ή ΧΩΡΙΣ μαθησιακές δυσκολίες.

Εικόνα #13: Δύο τύποι γραμματοσειρών

Οι Sarah Morrison και Jan Noyes του Πανεπιστημίου του Μπρίστολ έδειξαν ότι η Times New Roman είναι η καλύτερη γραμματοσειρά για ανάγνωση σε οποιοδήποτε έγγραφο. Οι αναγνώστες διατρέχουν το κείμενο με απλά γράμματα. Η Times New Roman έχει γράμματα που αναγνωρίζονται ευκολότερα, επειδή μοιάζουν με χειρόγραφο.[36, 38]

Ο εγκέφαλος διαθέτει επίσης μια ποικιλία κυττάρων προσανατολισμού που αναγνωρίζουν τμήματα αντικειμένων. Ορισμένα κύτταρα αναγνωρίζουν οριζόντιες γραμμές, άλλα αναγνωρίζουν κάθετες γραμμές και μερικά αναγνωρίζουν διαγώνιες γραμμές. Οι χαρακτήρες της Serif περιλαμβάνουν αρκετές από αυτές τις γραμμές. Αυτό δίνει στον εγκέφαλο περισσότερα σημάδια ταύτισης, γεγονός που καθιστά ευκολότερη την αναγνώριση του συνδυασμού των γραμμάτων και την μεταφορά τους σε νόημα. Μια γραμματοσειρά sans-serif, ενώ φαίνεται καθαρότερη, δίνει λιγότερες πληροφορίες για αναγνώριση, έτσι ο εγκέφαλος χρειάζεται περισσότερο χρόνο για την επεξεργασία και κατανόηση.

ΜΕΓΕΘΟΣ ΓΡΑΜΜΑΤΩΝ

Ελέγξτε αν η μεγεθυμένη εκτύπωση είναι βοηθητική. Όταν ένας μαθητής ξεκινά να διαβάσει, το μέγεθος γραμμάτων είναι μεγάλο. Κάθε χρόνο, το μέγεθος μικραίνει. Αυτό συνεχίζεται μέχρι την Ε΄ ή ΣΤ΄ τάξη του Δημοτικού. Αν ο μαθητής αντιμετωπίζει δυσλειτουργίες όρασης σε τομείς όπως το σκανάρισμα σελίδας, την εστίαση, τη συνεργασία των ματιών, το μικρό μέγεθος γραμμάτων επιτείνει αυτά τα προβλήματα. Ένας φοιτητής με αυτά τα προβλήματα μπορεί να έχει 10/10 οπτική οξύτητα, αλλά αδύναμη όραση. Για την αντιμετώπιση αυτών των προβλημάτων ένα πρόγραμμα Οπτομετρικών Ασκήσεων είναι απαραίτητο. Μέχρι να επιλυθούν τα προβλήματα αυτά, ο μαθητής θα συνεχίσει να ταλαιπωρείται με την ανάγνωση. Σε αυτές τις περιπτώσεις, προσπαθήστε να αυξήσετε το μέγεθος γραμματοσειράς των κειμένων ανάγνωσης όσο το δυνατόν περισσότερο, έτσι ώστε ο μαθητής να μην υποφέρει εξαιτίας ενός μη διορθωμένου προβλήματος οπτικών δεξιοτήτων.

Για να προσδιορίσει το καλύτερο μέγεθος γραμματοσειράς για εύκολη ανάγνωση, ο οπτομέτρης αξιολογεί την απόδοση του μαθητή στην ανάγνωση προτάσεων με διαφορετικά μεγέθη γραμματοσειρών, από μεγάλες σε μικρές. Αυτή η αξιολόγηση μπορεί να γίνει σιωπηλά, παρακολουθώντας τα μάτια του μαθητή κατά την διάρκεια του διαβάσματος. Όταν τα μάτια του μαθητή κοιτάζουν την ίδια λέξη περισσότερες από μια φορές ή φαίνεται να παραλείπουν μια λέξη ή γραμμή, αυτό σημαίνει ότι το μέγεθος της γραμματοσειράς είναι πολύ μικρό. Μόλις το ιδανικό μέγεθος καθοριστεί, χρησιμοποιήστε το για να χτίσετε δεξιότητες ανάγνωσης.

ΕΝΤΟΝΗ ΕΚΤΥΠΩΣΗ

Η έντονη εκτύπωση και η αντίθεση φόντου μπορεί να βελτιώσει την οπτική λειτουργία. Εκτός από τη μεγέθυνσή της, η έντονη εκτύπωση μπορεί να επιτύχει καλύτερη αντίθεση με το λευκό φόντο. Η έντονη γραμματοσειρά βελτιώνει την αναγνώριση του κειμένου, καθιστώντας ευκολότερη την ανάγνωση. Υπάρχει η περίπτωση η έντονη αντίθεση να μειώσει την ικανότητα κάποιων μαθητών να εστιάζουν στις λέξεις και να προκαλείται κοπιωπία. Όταν συμβαίνει αυτό, μπορείτε να θέσετε το φόντο λιγότερο άσπρο.

Η έντονη εκτύπωση λέξεων σε φωτεινά χρωματιστά χαρτιά μπορεί να είναι πολύ ενοχλητική και δεν συνιστάται. Προσδιορίστε τι είναι καλύτερο για τον μαθητή αλλάζοντας τη γραμματοσειρά, την έντονη εκτύπωση και το χρώμα στο φόντο. Ρωτήστε τον μαθητή με τι αισθάνεται καλύτερα, τόσο στο μυαλό του, όσο και στα μάτια του. Χρησιμοποιήστε αυτό που ο μαθητής επιλέγει μέχρι το οπτικό το σύστημα να είναι έτοιμο για ανάγνωση σε οποιαδήποτε συνθήκη.

ΑΝΑΠΤΥΞΗ ΔΕΞΙΟΤΗΤΩΝ

- Αναγνώριση Λέξεων
- Τεχνική για τη Σύγχυση Λέξεων που Μοιάζουν
- Εκφραστική Ανάγνωση
- Αναγνώριση Καινούργιων Λέξεων
- Κατασκευή Προτάσεων

ΑΝΑΓΝΩΡΙΣΗ ΛΕΞΕΩΝ

Κάντε με τον μαθητή δραστηριότητες αναγνώρισης λέξεων. Είναι σημαντικό να χτίσετε το λεξιλόγιό του, ώστε να υπάρχει ελάχιστη ανάγκη να συλλαβίζει λέξεις κατά την ανάγνωση. Με το να συλλαβίζει κάθε λέξη διακόπτεται η ροή της σκέψης και μειώνεται η κατανόηση. Για να πετύχετε ένα διευρυμένο λεξιλόγιο, επιλέξτε πρώτα ένα συγκεκριμένο θέμα. Κάντε μια λίστα 25 λέξεων που σχετίζονται με αυτό το θέμα, όπως τα ηφαίστεια. Η λίστα μπορεί να είναι η εξής: *ηφαίστειο, λιωμένο, βράχος, ασπίδα, αποκαΐδι, αδρανής, ενεργός, έκρηξη, λάβα, βουνό, γη, πυρήνας, έκρηξη, τέφρα, κρούστα, τεκτονική πλάκα, μανδύας, ζεστό, μαλακό, αέρια, εξαερισμός, θραύσματα, επιφάνεια, Αλάσκα, Καλιφόρνια, Μεξικό, Χαβάη, Ουάσιγκτον*. Βρείτε μια ιστορία ειδήσεων σχετικά με τα ηφαίστεια και δείξτε στο μαθητή τις εικόνες μιας έκρηξης.

Υλικά:

• Παράγραφοι με διαφορετικά επίπεδα ανάγνωσης

Διαδικασία:

Μέρος Ι:

Βήμα 1: Ρωτήστε, «Γνωρίζεις τι είναι η λάβα;» Αφήστε τον μαθητή να προσπαθήσει να εξηγήσει τη λέξη. Αν είναι ακριβής η εξήγηση, μπορεί να την χρησιμοποιήσει σε μια πρόταση. Αφήστε τον να πει τη λέξη *λάβα* φωναχτά.

Βήμα 2: Τώρα είναι έτοιμος να δει πως γράφεται η λέξη. Δείξτε του τη λέξη σε μια παράγραφο. Αφήστε τον να την προφέρει καθώς την κοιτάει.

Βήμα 3: Στη συνέχεια, απομακρύνεται την παράγραφο για λίγο, και μετά δείξτε την ξανά για να δείτε αν μπορεί να βρει τη λέξη *λάβα*. Αν είναι λέξη που χρησιμοποιείται περισσότερο από μια φορές στην παράγραφο, ρωτήστε τον αν μπορεί να καθορίσει πόσες φορές εμφανίζεται.

Βήμα 4: Επαναλάβετε αυτή τη διαδικασία με άλλες δύσκολες λέξεις στην παράγραφο. Μπορεί να ακούγεται μονότονο, αλλά μόλις ο μαθητής έχει μια εικόνα ή μια φωτογραφία στο μυαλό του για το τι αναπαριστά η γραπτή λέξη, είναι πιο πιθανό να τη θυμηθεί εύκολα, να την μάθει και να μην χρειαστεί να τη συλλαβίσει όταν τη δει την επόμενη φορά.

Αυτό το σύστημα επιτρέπει στον μαθητή να δημιουργήσει κάτι που λέγεται *οπτικό λεξικό*, το οποίο βρίσκεται στη μεσο-κροταφική περιοχή του εγκεφάλου. Οι έρευνες δείχνουν ότι αυτή η περιοχή του εγκεφάλου είναι πολύ μεγαλύτερη για τους καλούς αναγνώστες από ό,τι για τους αδύναμους αναγνώστες.[37] Όταν οι μικροί μαθητές μου διδάσκονται αυτή τη μέθοδο, τελειώνω τη συνεδρία λέγοντάς τους ότι μόλις έμαθαν μερικές πραγματικά δύσκολες λέξεις που ανήκουν στην κατηγορία των λέξεων της Α΄ Γυμνασίου. Τους ρωτώ αν είναι στην Α΄ Γυμνασίου, και απαντούν *όχι* (συνήθως είναι στην Α΄, Β΄, Γ΄ ή Δ΄ τάξη του Δημοτικού και διαβάζουν κάτω από το επίπεδο της τάξης αυτής). Μετά την επιτυχή εκμάθηση αυτών των δύσκολων λέξεων, οι μαθητές μπορούν να αναγνώσουν μια πρόταση από την ίδια παράγραφο που έχει αυτές τις λέξεις. Η επιτυχία τους σε αυτό τους δίνει τεράστια αυτοπεποίθηση και την πεποίθηση ότι πραγματικά μπορούν να διαβάσουν απαιτητικά κείμενα. Τους εξηγώ ότι πολλοί μαθητές από την τάξη τους δεν μπορούν να διαβάσουν τις λέξεις που μόλις διάβασαν. Τα πρόσωπά τους αντικατοπτρίζουν την υπερηφάνειά τους, μόλις καταλάβουν ότι πέτυχαν κάτι πολύ προχωρημένο. Είναι μεγάλη η ανταμοιβή για όλους τους εμπλεκόμενους.

> Η ΑΝΑΓΝΩΡΙΣΗ ΛΕΞΕΩΝ ΕΠΙΤΡΕΠΕΙ ΣΤΟΝ ΜΑΘΗΤΗ ΝΑ ΔΗΜΙΟΥΡΓΗΣΕΙ ΚΑΤΙ ΠΟΥ ΛΕΓΕΤΑΙ *ΟΠΤΙΚΟ ΛΕΞΙΚΟ*, ΤΟ ΟΠΟΙΟ ΒΡΙΣΚΕΤΑΙ ΣΤΗ ΜΕΣΟ-ΚΡΟΤΑΦΙΚΗ ΠΕΡΙΟΧΗ ΤΟΥ ΕΓΚΕΦΑΛΟΥ. ΟΙ ΕΡΕΥΝΕΣ ΔΕΙΧΝΟΥΝ ΟΤΙ ΑΥΤΗ Η ΠΕΡΙΟΧΗ ΤΟΥ ΕΓΚΕΦΑΛΟΥ ΕΙΝΑΙ ΠΟΛΥ ΜΕΓΑΛΥΤΕΡΗ ΓΙΑ ΤΟΥΣ ΚΑΛΟΥΣ ΑΝΑΓΝΩΣΤΕΣ ΑΠΟ Ο,ΤΙ ΓΙΑ ΤΟΥΣ ΑΔΥΝΑΜΟΥΣ ΑΝΑΓΝΩΣΤΕΣ.

Μέρος ΙΙ: Πρακτική στις νέες λέξεις.

Βήμα 1: Μόλις ένας μαθητής μάθει 20 νέες λέξεις, πληκτρολογήστε τις αρκετές φορές σε τυχαία σειρά σε έντονη γραμματοσειρά, Times New Roman, μέγεθος 14. Ζητήστε από τον μαθητή να διαβάσει γρήγορα τις λέξεις χωρίς δισταγμό. Χρονομετρήστε τον. Ζητήστε του να τις διαβάσει ξανά για να δει αν μπορεί να ξεπεράσει τον προηγούμενο χρόνο του. Δώστε του μια ανταμοιβή αν το καταφέρει. (Ναι, τα χρυσά αστέρια εξακολουθούν να είναι περιζήτητα στους περισσότερους μαθητές).

Βήμα 2: Γυρίστε το χαρτί ανάποδα και δείτε αν μπορεί ακόμα να διαβάσει τις λέξεις. Χρονομετρήστε τον για να δείτε αν μπορεί να τις διαβάσει το ίδιο γρήγορα ανάποδα, αλλά και με την δεξιά πλευρά πάνω. Αυτό θα αναπτύξει αυτοματοποίηση της αναγνώρισης των λέξεων κάθε φορά που τις βλέπει σε ένα κείμενο.

ΤΕΧΝΙΚΗ ΓΙΑ ΤΗΝ ΣΥΓΧΥΣΗ ΛΕΞΕΩΝ ΠΟΥ ΜΟΙΑΖΟΥΝ

Οι μαθητές που έχουν δυσκολίες στην ανάγνωση και κατανόηση μπορεί να μπερδεύουν παρόμοιες λέξεις όπως: χώρος, χώρα, χωριό, χώμα, χρώμα κλπ. Μόλις ο εγκέφαλος συμπλέξει δύο ή περισσότερες λέξεις και τις μπερδεύει, η σύγχυση ενισχύεται. Ο μαθητής φθάνει να βλέπει μια από τις δύο λέξεις και ο εγκέφαλος σκέφτεται, *Αναρωτιέμαι ποια είναι. Δεν είμαι σίγουρος. Ξέρω ότι είναι μια από αυτές τις δύο λέξεις*. Για να σταματήσει η σύγχυση, ο εγκέφαλος πρέπει να το παρακάμψει με ακρίβεια, και άμεση πρώτη ανάκληση της λέξης. Η επανάληψη είναι το κλειδί στη δημιουργία αυτόματης αναγνώρισης. Η οπτική διαδικασία από το μάτι στον εγκέφαλο πρέπει περιλαμβάνει την ανάκληση της λέξης με ακρίβεια για τουλάχιστον 15 φορές, προκειμένου να παρακάμψει τη σύγχυση μεταξύ των δύο λέξεων.

Υλικά

- Διάγραμμα, βλ. Εικόνα #14

Διαδικασία:

Βήμα 1: Για την τεχνική αυτή, φτιάξτε μια λίστα όλων των λέξεων που ακούγονται ή φαίνονται παρόμοιες. Φτιάξτε διαφορετικές λίστες για κάθε ομάδα λέξεων.
Βήμα 2: Φτιάξτε μια λίστα σε πίνακα, χρησιμοποιώντας τις λέξεις επανειλημμένα και σε τυχαία σειρά, βλ. Εικόνα #14. Βεβαιωθείτε ότι οι λέξεις είναι σε μεγάλη γραμματοσειρά, με έντονα γράμματα, με πεζά γράμματα Times New Roman.
Βήμα 3: Ζητήστε από τον μαθητή να πει φωναχτά τις λέξεις όσο πιο γρήγορα γίνεται. Όταν μια λέξη ειπωθεί λάθος, δείξτε προς τα πίσω και εμπρός μεταξύ των δύο λέξεων μέχρι να την πει με ακρίβεια. Όταν ο μαθητής αρχίζει να κατανοεί πώς να τις διαβάζει σωστά, θα δείτε ότι αυτοδιορθώνεται την ίδια στιγμή που κάνει το λάθος. Αυτό μπορεί να είναι απογοητευτικό για τον μαθητή, έτσι κάντε το διασκεδαστικό με ανταμοιβή, επικρότηση και χαμόγελα. *Ποτέ* μην πείτε, «Όχι, είσαι λάθος». Απλά δείξτε τη λέξη μέχρι να την κάνει σωστά. Ή πείτε, «Σχεδόν!».
Αφήστε τον μαθητή να ανακαλύψει πώς να εντοπίσει και να διορθώσει ένα λάθος. Είναι πολύ σημαντικό να κρατήσετε το κλίμα θετικό και να τον κάνετε να νιώθει ότι πρόκειται για ένα παιχνίδι. Το γέλιο είναι επίσης σημαντική παράμετρος. Ο στόχος είναι να ονοματίσει κάθε λέξη γρήγορα και με ακρίβεια χωρίς δισταγμό, δημιουργώντας αυτόματη ανάκληση.

χώρα	χρώμα	χωριό	χώμα	χώρος
χώρα	χωριό	χρώμα	χώρος	χώμα
χώμα	χρώμα	χωριό	χώρα	χώρος
χρώμα	χώρος	χώρα	χώμα	χωριό
χωριό	χρώμα	χώρος	χώμα	χώρα

Εικόνα #14: Διάγραμμα λέξεων που μοιάζουν

ΕΚΦΡΑΣΤΙΚΗ ΑΝΑΓΝΩΣΗ

Η διδασκαλία της εκφραστικής ανάγνωσης απαιτεί από τον μαθητή να διαβάσει φωναχτά. Ενώ η φωναχτή ανάγνωση μπορεί να μην είναι πάντοτε χρήσιμη, μπορεί να διδαχθεί με τρόπο που ο μαθητής να μπορεί να νιώσει ασφαλής στο σχολείο. Όταν διαβάζει φωναχτά στην τάξη, ο δάσκαλος και οι υπόλοιποι μαθητές ακούν τα λάθη του. Αυτό μπορεί να είναι πολύ ντροπιαστικό για το ίδιο το παιδί και συνήθως οδηγεί σε ακόμη μεγαλύτερη αντιπάθεια για την ανάγνωση. Για το λόγο αυτό, είναι σημαντικό να είναι σε θέση να διαβάζει καλά φωναχτά. Είναι σημαντικό να αναφέρω ότι: Η φωναχτή ανάγνωση μπορεί να μην έχει θετικό αντίκτυπο στη σιωπηλή ανάγνωση με κατανόηση.

Θυμάσαι όταν ήσουν στο νηπιαγωγείο πριν να μπορείς να διαβάσεις; Ο δάσκαλος μάζευε όλα τα παιδιά σε έναν κύκλο και τους διάβαζε. Έριχνε ματιές στο βιβλίο, αλλά κοίταζε γύρω τα παιδιά όταν έλεγε την ιστορία. Κρατούσε το βιβλίο έτσι ώστε όλοι να μπορούν να δουν τις εικόνες. Αυτό είναι ένα περιβάλλον εκφραστικής ανάγνωσης.

Ξεκινήστε, επιλέγοντας υλικό ανάγνωσης που είναι ελαφρώς κάτω από το επίπεδο ανάγνωσης του μαθητή. Ο στόχος είναι να διαβάσει χωρίς να συλλαβίζει, οπότε είναι σημαντικό για τον μαθητή να είναι σε θέση να αναγνωρίζει οπτικά όλες τις λέξεις με γρήγορη ανάκληση. Αφήστε τον μαθητή να ρίξει μια καλή ματιά στις πρώτες λέξεις, και στη συνέχεια να κοιτάζει στο πρόσωπο το άτομο στο οποίο διαβάζει. Ο μαθητής λέει τις λέξεις μόνο όταν κοιτάζει επάνω. Εστιάζει στο επόμενο σύνολο λέξεων που είναι να διαβάσει και έπειτα κοιτάζει επάνω και λέει τις λέξεις. Είναι επίσης κρίσιμο να ακούει αυτό που λέει, ώστε να μπορεί να χρησιμοποιήσει τη σωστή έκφραση που σχετίζεται με τις λέξεις που διαβάζει. Αν ο μαθητής δεν θέλει να κοιτάζει τον προπονητή του μπορεί να κοιτάζει τον εαυτό του στον καθρέφτη. Αυτό αναφέρεται ως ανάγνωση στον καθρέφτη.

ΑΝΑΓΝΩΡΙΣΗ ΚΑΙΝΟΥΡΓΙΩΝ ΛΕΞΕΩΝ

Πόσα παιδιά μπορούν να διαβάσουν τις χαρακτηριστικές διαφημιστικές πινακίδες γνωστών εταιρειών σε ηλικία δύο ετών; Σχεδόν όλα τα παιδιά μπορούν, εκτός αν δεν έχουν επισκεφτεί τακτικά αυτά τα μέρη. Πόσα παιδιά δύο ετών έχουν διδαχθεί φωνολογική ενημερότητα; Όχι πολλά, όμως με βάση αυτή την παρατήρηση είναι δυνατόν να μάθουν να διαβάζουν λέξεις χωρίς φωνολογική επίγνωση. Η φωνολογική ενημερότητα κάνει την εκμάθηση της ανάγνωσης πιο εύκολη για πολλούς μαθητές, αλλά όχι για όλους. Ο μικρός μαθητής, ο οποίος δυσκολεύεται και δεν μαθαίνει καμία λέξη, χρειάζεται να χτίσει το λεξιλόγιό του. Η επιμονή στις οπτικές λέξεις, σε αρχικό επίπεδο, είναι πολύ πιο δύσκολη διαδικασία για αυτόν τον τύπο μαθητή. Οι ενήλικες φαντάζονται ότι μια μικρή λέξη τριών γραμμάτων, όπως η λέξη *ΚΑΙ*, μάλλον είναι εύκολη για να την μάθει κάποιος μαθητής. Αλλά τι σημαίνει το *ΚΑΙ* για κάποιον αρχάριο αναγνώστη; Ποια οπτική εικόνα σχετίζεται με το *ΚΑΙ*; Σε σύγκριση με μια διαφημιστική πινακίδα, το *ΚΑΙ* είναι πολύ βαρετό, χωρίς ενδιαφέρον και δεν δημιουργεί περιέργεια. Έτσι, αντί να πιέζετε με οπτικές λέξεις, ίσως θα ήταν καλύτερο να χτίσετε πρώτα τις ομάδες των ουσιαστικών και των ρημάτων, και στη συνέχεια να χρησιμοποιήσετε τις οπτικές λέξεις, όταν προσπαθείτε να τις ενώσετε για να δημιουργήσετε μια πρόταση.

Υλικά:

- Μικρές πινακίδες αντικειμένων του σπιτιού
- Χρονόμετρο
- Μεγάλη επιφάνεια, όπως τραπέζι τραπεζαρίας

Διαδικασία:

Βήμα 1: Φτιάξτε δέκα ταμπέλες που θα τοποθετηθούν σε δέκα αντικείμενα του σπιτιού. Αφήστε τον μαθητή να επιλέξει τα αντικείμενα. Τα γράμματα στις ταμπέλες πρέπει να είναι μεγάλα, σε γραμματοσειρά Times New Roman μεγέθους 48, έντονα και πεζά. Οι ταμπέλες θα μείνουν πάνω στα αντικείμενα για τρεις ημέρες.

Βήμα 2: Ο μαθητής ενημερώνεται ότι, σε τρεις ημέρες, οι ταμπέλες θα αφαιρεθούν.

Βήμα 3: Ο μαθητής βλέπει καθημερινά τις ταμπέλες. Θα πρέπει να έχει καταλάβει ότι μετά την τρίτη ημέρα θα πρέπει να τις βάλει πίσω στα σωστά αντικείμενα και θα χρονομετρηθεί για αυτό. Βεβαιωθείτε ότι ο μαθητής κατανοεί το παιχνίδι, δηλαδή το πόσες ταμπέλες μπορεί να τοποθετήσει σωστά και όσο πιο γρήγορα μπορεί.

Βήμα 4: Την τρίτη ημέρα, αφαιρέστε όλες τις ταμπέλες και ζητήστε από τον μαθητή να τις τοποθετήσει πίσω στα αντικείμενα. Επαναλάβετε αρκετές φορές. Δείτε αν μπορεί να μειώσει το χρόνο που χρειάζεται για να βάλει τις ταμπέλες πίσω.

Βήμα 5: Όταν η διαδικασία ολοκληρώνεται 100% σωστά, πάρτε τις ταμπέλες και στοιβάξτε τις όλες μαζί με την καλή πλευρά προς τα κάτω. Ζητήστε του να τις αναποδογυρίσει καθώς θα λέει κάθε λέξη. Χρονομετρήστε τον. Επαναλάβετε και δείτε αν μπορεί να ξεπεράσει τον προηγούμενο χρόνο του. Στη συνέχεια, γυρίστε τις λέξεις ανάποδα και επαναλάβετε. Ο στόχος είναι να πει κάθε λέξη γρήγορα, είτε είναι ανάποδα είτε είναι κανονικά. Στη συνέχεια, βάλτε ταμπέλες για δέκα διαφορετικά αντικείμενα και επαναλάβετε την παραπάνω διαδικασία. Η διαφορά είναι ότι, όταν τις στοιβάζετε, θα πρέπει να χρησιμοποιηθούν όλες οι λέξεις που έχετε μάθει από πριν. Φτιάξτε σιγά σιγά μια στοίβα από 100 λέξεις.

ΚΑΤΑΣΚΕΥΗ ΠΡΟΤΑΣΕΩΝ

Διαδικασία:

Βήμα 1: Οι προτάσεις απαιτούν κάτι περισσότερο από μόνο ουσιαστικά. Ζητήστε από το μαθητή να πάρει τη στοίβα των λέξεων από την προηγούμενη δραστηριότητα και σε μια μεγάλη επιφάνεια (όπως το τραπέζι της τραπεζαρίας) να φτιάξει μια πρόταση.

Βήμα 2: Όταν ο μαθητής χρειαστεί ένα ρήμα ή μια οπτική λέξη, κάντε μια ταμπέλα για αυτές τις λέξεις. *Το τραπέζι και οι καρέκλες είναι στην τραπεζαρία.* Έχει μάθει ήδη τις υπογραμμισμένες λέξεις, έτσι θα πρέπει να κατασκευάσετε ταμπέλες για τις λέξεις *το, και, οι, είναι, στην* για να ολοκληρωθεί η φράση. Τώρα, οι οπτικές λέξεις έχουν κάποια έννοια και σύνδεση. Επίσης, έχει μεγαλύτερο ενδιαφέρον να τις χρησιμοποιεί και να τις μάθει. Επαναλάβετε αυτή τη δραστηριότητα χρησιμοποιώντας αρκετές προτάσεις.

Βήμα 3: Αφού ο μαθητής αναγνωρίσει νέα ρήματα και οπτικές λέξεις, μπορεί να κάνει τη δραστηριότητα «αναποδογύρισμα και χρόνος», όπως περιγράφεται πιο πάνω. Χρονομετρήστε τον, τόσο στο ανάποδο γύρισμα, όσο και με την δεξιά πλευρά προς τα πάνω. Η γρήγορη ανάκληση εξασφαλίζει καλύτερη αυτοματοποίηση στην εκμάθηση των λέξεων. Αργότερα, η εξάσκηση αυτή θα βοηθήσει στην ταχύτερη ανάγνωση και στην εξαιρετική κατανόηση του περιεχομένου.

ΠΡΑΚΤΙΚΗ

- Αθόρυβη Ανάγνωση
- Προεπιλεγμένες Λέξεις
- Προεπιλεγμένες Ερωτήσεις

ΣΙΩΠΗΡΗ ΑΝΑΓΝΩΣΗ

Ενθαρρύνετε τη σιωπηρή ανάγνωση αντί να διαβάζει δυνατά.[38] Η σιωπηρή ανάγνωση είναι ταχύτερη, με καλύτερη κατανόηση. Στην προσπάθεια να μάθουν οι μαθητές ανάγνωση, υπάρχει μια ισχυρή ώθηση στις τάξεις του δημοτικού για τους μαθητές να διαβάζουν κάθε λέξη φωναχτά. Οι έρευνες δείχνουν ότι οι πολύ καλοί αναγνώστες δεν διαβάζουν όλες τις λέξεις, και όταν τους ζητηθεί να διαβάσουν φωναχτά, πρέπει να προσπαθήσουν σκληρά για να επιβραδύνουν.

Σε μερικούς μαθητές ανατίθενται να διαβάσουν φωναχτά 20 λεπτά κάθε απόγευμα. Συχνά ρωτάω τους γονείς αν έχουν διαβάσει ποτέ φωναχτά κάθε λέξη, πολύ γρήγορα, για 20 λεπτά. Λίγοι το έχουν πράξει. Ρωτώ επίσης, «Πότε, ως ενήλικες, χρειάζεται να διαβάσουμε έτσι;». Ποτέ. Ως ενήλικες, όταν καλούμαστε να διαβάσουμε φωναχτά, ο καλύτερος τρόπος για να το κάνουμε είναι να διαβάζουμε αργά, με αρκετή εκφραστικότητα, για να κρατήσουμε ζωντανή την προσοχή του ακροατηρίου. Ανάλογα παραδείγματα είναι η αφήγηση ενός έργου ή η ανάγνωση σε μια ομάδα που μελετά ένα συγκεκριμένο θέμα - κείμενο.

> ΕΝΘΑΡΡΥΝΕΤΕ ΤΗ ΣΙΩΠΗΡΗ ΑΝΑΓΝΩΣΗ ΑΝΤΙ ΝΑ ΔΙΑΒΑΖΕΙ ΦΩΝΑΧΤΑ. Η ΣΙΩΠΗΡΗ ΑΝΑΓΝΩΣΗ ΕΙΝΑΙ ΤΑΧΥΤΕΡΗ, ΜΕ ΚΑΛΥΤΕΡΗ ΚΑΤΑΝΟΗΣΗ.

Η φωναχτή ανάγνωση είναι χρήσιμη κάποιες φορές, αλλά η σιωπηρή ανάγνωση είναι πιο σημαντική για την ανάπτυξη των δεξιοτήτων ανάγνωσης. Τι αποδεικνύει ότι ένας μαθητής θυμάται αυτό που διάβασε; Απλό: το να κάνετε ερωτήσεις σχετικά με το κείμενο.

Ζητήστε από τον μαθητή να διαβάσει μια παράγραφο. Αν φτάσει σε μια λέξη που δεν γνωρίζει, τη δείχνει σε εσάς και, ως προπονητής, του εξηγείτε τη λέξη αυτή. Αυτή η βοήθεια εμποδίζει τη διακοπή της ροής της σκέψης κατά την ανάγνωση. Το συλλάβισμα των λέξεων μπορεί να γίνει σε μια άλλη στιγμή που θα θέλετε να μάθει λεξιλόγιο. Κάντε μια γενική ερώτηση για το περιεχόμενο ή ποιο περίπου είναι το θέμα της παραγράφου. Μπορείτε να κάνετε συγκεκριμένες, λεπτομερείς ερωτήσεις σχετικά με το κείμενο. Αυτά τα ερωτήματα δείχνουν το βάθος της κατανόησης. Επίσης, οι σωστές απαντήσεις του μαθητή δείχνουν ότι το υλικό που διάβασε έχει καταχωρηθεί στη διαδικασία σύνδεσης ματιού - εγκεφάλου.

ΠΡΟΕΠΙΛΕΓΜΕΝΕΣ ΛΕΞΕΙΣ

Προεπιλέξτε άσχετες λέξεις μέσα από το κείμενο ανάγνωσης. Αναγνώστε από πριν ένα κεφάλαιο που ο μαθητής θα διαβάσει. Επιλέξτε πέντε λέξεις που υπάρχουν στο κεφάλαιο. Δεν πειράζει αν δεν φαίνεται με ποιον τρόπο σχετίζονται μεταξύ τους. Ζητήστε από τον μαθητή να καθορίσει πώς οι λέξεις μπορεί να σχετίζονται πριν από την ανάγνωση του κεφαλαίου. Μπορεί να φτιάξει μια ιστορία, χρησιμοποιώντας τις πέντε λέξεις; Στη συνέχεια, να διαβάσει το κεφάλαιο και να υποδείξει τον τρόπο με τον οποίο οι λέξεις *πραγματικά* συνδέονται μεταξύ τους. Αυτό βοηθά στη βελτίωση του ενδιαφέροντος και της περιέργειας κατά την ανάγνωση.

ΠΡΟΕΠΙΛΕΓΜΕΝΕΣ ΕΡΩΤΗΣΕΙΣ

Προκαλέστε την περιέργεια με προ-ανάγνωση και προεπιλεγμένες ερωτήσεις.

Επιλέξτε ένα ενδιαφέρον θέμα για να διαβάσει ο μαθητής, ένα που να δημιουργεί περιέργεια. Αν ο μαθητής είναι αδιάφορος για τα ηφαίστεια, για παράδειγμα, μην επιλέξετε αυτό το θέμα. Προσπαθήστε να βρείτε ένα θέμα σχετικό με ένα άθλημα ή ένα χόμπι που αγαπά ο μαθητής. Προ-αναγνώστε το πρώτο κεφάλαιο. Δημιουργήστε πέντε ερωτήσεις σχετικά με το κεφάλαιο. Κάντε στον μαθητή τις ερωτήσεις, προτού διαβάσει το κεφάλαιο. Ζητήστε του να προσπαθήσει να απαντήσει στις ερωτήσεις, παρόλο που δεν έχει κάνει την ανάγνωση που απαιτείται για να απαντήσει στις ερωτήσεις. Στη συνέχεια, θα διαβάσει το κεφάλαιο και τότε κάντε πάλι τις ίδιες ερωτήσεις. Αφήστε τον να ανακαλύψει αν οι απαντήσεις του ήταν σωστές ή όχι. Η περιέργεια σχετικά με τις πραγματικές απαντήσεις συμβάλλει στην αύξηση του ενδιαφέροντος κατά την ανάγνωση.

ΑΝΤΙΜΕΤΩΠΙΣΗ ΠΡΟΒΛΗΜΑΤΩΝ

Οι μαθητές που κάποια στιγμή πιέστηκαν να διαβάσουν είναι πιθανό να τηρούν μια πολύ αρνητική στάση απέναντι στην ανάγνωση, ακόμη και όταν έχουν όλα τα εργαλεία για να είναι καλοί αναγνώστες. Είναι σημαντική η βοήθεια προς τον μαθητή για να ξεπεράσει την αρνητική εσωτερική του αίσθηση, έτσι ώστε η ανάγνωση να μπορεί να είναι διασκεδαστική.

ΑΝΑΓΝΩΣΗ ΣΤΗΝ ΑΓΚΑΛΙΑ

Διαδικασία:

Βήμα 1: Οι προπονητές, απομακρύνουν το κινητό τους τηλέφωνο, ξεχνούν ότι το δείπνο δεν είναι έτοιμο, και δεν επιτρέπουν καμία διακοπή από κανέναν, σύζυγο ή αδέλφια.
Βήμα 2: Επιλέξτε μια άνετη καρέκλα. Οι μικρότεροι μαθητές μπορούν να καθίσουν στην αγκαλιά του προπονητή κατά την διάρκεια του διαβάσματος. Όταν οι μαθητές είναι πολύ μεγάλοι για να χωρέσουν στην αγκαλιά του προπονητή, κάθονται δίπλα του. Τα χέρια του προπονητή και του μαθητή πρέπει να είναι σε επαφή. Αυτό δίνει ένα πολύ θετικό μήνυμα.
Οι μαθητές αισθάνονται συνδεδεμένοι ενόσω ο προπονητής είναι πλήρως αφοσιωμένος. Οι μαθητές διαβάζουν καθ' όλη τη διάρκεια, γνωρίζουν ότι έχουν όλη την προσοχή του προπονητή. Μη λέτε πολλά, απλά να είστε εκεί. Αυτό δίνει στον μαθητή μια θετική αίσθηση σύνδεσης πριν ξεκινήσει να διαβάζει.

Βήμα 3: Αν ο μαθητής φτάσει σε μια λέξη για την οποία γνωρίζει το νόημα όταν την ακούει προφορικά, αλλά δεν την αναγνωρίζει βλέποντάς την γραπτή, ζητήστε του να την δείξει. Ο προπονητής λέει τη λέξη, αλλά όχι ο μαθητής. Αφού ο μαθητής την ακούσει, θα πρέπει να συνεχίσει να διαβάζει. Αυτό αποτρέπει τη διατάραξη της ροής της ανάγνωσης.

Βήμα 4: Εάν ο μαθητής φτάσει σε μια λέξη της οποίας δεν γνωρίζει το νόημα όταν την ακούει ή την βλέπει γραμμένη, θα πρέπει να ζητήσει από τον προπονητή να την εξηγήσει και να την περιγράψει. Μετά την εξήγηση, ο μαθητής πρέπει να ξαναδιαβάσει την πρόταση, αντί απλά να την προσπεράσει, ώστε να εξασφαλιστεί ότι την έχει κατανοήσει.

ΑΝΑΓΝΩΣΗ ΑΝΑΠΟΔΑ

Η φωνολογική ενημερότητα έχει υπερτιμηθεί για αρκετά χρόνια σε σχέση με την διδασκαλία της ανάγνωσης στους αδύναμους μαθητές. Μερικοί εξ αυτών μπορεί να «κολλήσουν» στη φωνολογική ανάγνωση και να δυσκολευτούν στη μετάβαση προς την αποτελεσματική σιωπηρή ανάγνωση. Όταν διαβάζουν φωναχτά, πολλές ή όλες οι λέξεις εκφέρονται προφορικά. Όταν προσπαθούν να διαβάσουν σιωπηλά, τα χείλη κινούνται. Αυτό αναφέρεται ως «διάβασμα χειλιών». Με έναν ικανό μαθητή, αυτή η συνήθεια μπορεί να είναι δύσκολο να αλλάξει. Σε αυτούς τους μαθητές θα πρότεινα να διαβάζουν κρατώντας το βιβλίο ανάποδα. Χρησιμοποιήστε υλικό ανάγνωσης περίπου δύο τάξεων κάτω από το επίπεδό τους. Οι περισσότεροι μαθητές απολαμβάνουν την πρόκληση και τους εκπλήσσει το γεγονός ότι μπορεί να γίνει. Αυτή η διαδικασία μπορεί να μετατρέψει τη στάση «Αντιπαθώ το διάβασμα» σε «Αναρωτιέμαι αν μπορώ να το κάνω;».

Είχα έναν ασθενή που ήταν στην ΣΤ΄ τάξη του Δημοτικού. Είχε ολοκληρώσει ένα πλήρες πρόγραμμα Οπτομετρικού Vision Therapy, αλλά δεν υιοθετούσε τις νέες δεξιότητές του στην ανάγνωση. Είχε έναν δείκτη νοημοσύνης IQ περίπου 130, το οποίο είναι πολύ υψηλό. Τον έβαλα να διαβάζει ανάποδα για δέκα λεπτά την ημέρα. Σε τέσσερις εβδομάδες, η ανάγνωσή του απογειώθηκε και άρχισε να απολαμβάνει την ανάγνωση. Αυτό είχε πολύ θετικό αντίκτυπο στην επιτυχία του σε όλα τα επιστημονικά πεδία. Σήμερα είναι καθηγητής μηχανικός.

ΜΕΓΑΛΕΣ ΛΕΞΕΙΣ

Η οικοδόμηση εμπιστοσύνης συχνά επιτυγχάνεται δείχνοντας στους μαθητές ότι μπορούν πραγματικά να διαβάσουν μεγαλύτερες, πιο δύσκολες λέξεις. Επιλέξτε ένα θέμα που αρέσει στον μαθητή. Βρείτε μερικές λέξεις επιπέδου Α΄ Γυμνασίου, σχετικές με το θέμα επιλογής του, και χρησιμοποιήστε την Τεχνική Αναγνώρισης Λέξεων που περιγράφεται πιο πάνω. Τονίστε στο μαθητή ότι ίσως διαβάζει λέξεις που κανείς στην τάξη του δεν ξέρει να διαβάζει.

ΠΕΡΙΛΗΨΗ

Η ανάγνωση είναι μια από τις πιο δύσκολες προς βελτίωση δεξιότητες, εξαιτίας της πολυπλοκότητας και της ποικιλίας των οπτικών δεξιοτήτων που απαιτούνται για να γίνει σωστά. Η αυτοεκτίμηση, το κίνητρο και η εμπιστοσύνη έχουν συνδεθεί με τις δεξιότητες ανάγνωσης. Οι παραπάνω δραστηριότητες προορίζονται για ποικίλα επίπεδα ανάγνωσης. Ορισμένες απευθύνονται σε αρχάριους στην ανάγνωση, άλλες σε μαθητές με κακές συνήθειες στην ανάγνωση, ενώ κάποιες είναι σχεδιασμένες για να βελτιώσουν το βαθμό κατανόησης όλων των μαθητών. Ο στόχος για τους μαθητές είναι να ξεκινήσουν να διαβάζουν για την αίσθημα της ευχαρίστησης και στο τέλος να απολαμβάνουν την ανάγνωση. Όταν ένας μαθητής απολαμβάνει την ανάγνωση, είναι πιο πιθανό να αισθάνεται καλύτερα για τον εαυτό του. Όταν η μαμά λέει: «Άφησε το βιβλίο, ήρθε η ώρα για φαγητό» και ο μαθητής απαντά: «Άφησε με να ολοκληρώσω αυτό το κεφάλαιο», ένας αναγνώστης έχει γεννηθεί.

ΕΠΑΝΑΛΗΨΗ

Οπτικές δεξιότητες

- Σακκαδικές (κινήσεις των ματιών)
- Προσαρμογή – Εστίαση
- Συνεργασία Ματιών (Διόφθαλμη όραση)
- Πλευρικότητα
- Κατευθυντικότητα
- Οπτικοποίηση
- Οπτική Μνήμη
- Οπτική Μνήμη Ακολουθίας
- Οπτική Συσχέτιση
- Οπτική Κατηγοριοποίηση
- Οπτική Διάκριση εικόνας - Φόντου
- Οπτική Αναγνώριση Μεγέθους, Χώρου, Σχήματος
- Οπτική Αντιστοίχιση Μεγέθους, Χώρου, Σχήματος
- Οπτική Διάκριση Μεγέθους, Χώρου, Σχήματος

Χρόνος

- 10-15 λεπτά δουλειάς την ημέρα για το χτίσιμο δεξιοτήτων ανάγνωσης
- 15 λεπτά καθημερινής σιωπηλής ανάγνωσης με διακριτική προπόνηση

Προπόνηση

- Ελαχιστοποιήστε τις διακοπές και χρησιμοποιήστε περισσότερο ένα θετικό και ενθαρρυντικό στυλ προπόνησης
- Επιτρέψτε στον μαθητή να ανακαλύπτει και να ζητά βοήθεια αντί να επισημαίνετε τα λάθη

Στοιχεία Ανάγνωσης

- Υλικά Ανάγνωσης
- Κατάλληλος φωτισμός
- Αντι-ανακλαστική επίστρωση στα γυαλιά
- Γείσο
- Υπέροχο ρόφημα
- Μουσική
- Γραμματοσειρά
- Μέγεθος γραμμάτων

Ανάπτυξη Δεξιοτήτων

- Αναγνώριση Λέξεων
- Τεχνική για τη Σύγχυση Λέξεων που Μοιάζουν
- Εκφραστική Ανάγνωση
- Αναγνώριση Καινούργιων Λέξεων
- Κατασκευή Προτάσεων

Πρακτική

- Αθόρυβη Ανάγνωση
- Προεπιλεγμένες Λέξεις
- Προεπιλεγμένες Ερωτήσεις

Αντιμετώπιση Προβλημάτων

- Ανάγνωση στην Αγκαλιά
- Ανάγνωση Ανάποδα
- Μεγάλες Λέξεις

ΜΕΡΟΣ ΙΙΙ

Ο ΘΗΣΑΥΡΟΣ: ΩΡΑ ΓΙΑ ΠΡΟΟΔΟ

9
ΕΚΜΕΤΑΛΛΕΥΤΕΙΤΕ ΤΟΝ ΕΛΕΥΘΕΡΟ ΧΡΟΝΟ ΣΤΟ ΣΧΟΛΕΙΟ
Ο ΧΡΟΝΟΣ ΔΕΝ ΠΡΕΠΕΙ ΝΑ ΣΠΑΤΑΛΑΤΑΙ

Χρόνος = Ζωή. Επομένως, σπαταλήστε το χρόνο σας και σπαταλήστε τη ζωή σας, ή κυριαρχήστε το χρόνο σας και κυριαρχήστε τη ζωή σας.

— Alan Lakein

Η διαχείριση του χρόνου είναι το κλειδί για την υπέρβαση των προσδοκιών και την επιτυχή μάθηση. Χρησιμοποιήστε αποτελεσματικά το χρόνο σας, μαθαίνοντας από τα *Μυστικά Όρασης για Σχολική Επιτυχία*.

Χρόνος. Γιατί να μιλήσουμε για το χρόνο; Ο χρόνος είναι πεπερασμένος για κάθε άτομο που ζει στη γη. Μόλις περάσει, δεν μπορείτε να τον πάρετε πίσω. Κανένας δεν μπορεί ποτέ να δημιουργήσει περισσότερο χρόνο. Κανένα χρηματικό ποσό στη γη δεν μπορεί να αγοράσει ούτε καν ένα επιπλέον δευτερόλεπτο του χρόνου, και μια μέρα δεν μπορεί να διαρκέσει περισσότερο. Κάθε άτομο έχει διαθέσιμο μόνο ένα συγκεκριμένο χρονικό διάστημα σε αυτή τη γη, οπότε δεν πρέπει να χάσει ούτε ένα δευτερόλεπτο του χρόνου.

Αν μια εργασία μπορεί να ολοκληρωθεί σε λιγότερο χρόνο, τότε να την κάνετε. Τα *Μυστικά Όρασης για σχολική επιτυχία*, που περιλαμβάνουν βοηθητικό υλικό προς τους μαθητές για να γίνουν πιο καλοί στο σχολείο, γράφτηκαν για να τους εξοικονομήσουν περισσότερο ποιοτικό χρόνο. Όταν οι μαθητές μάθουν πώς να ολοκληρώνουν τις εργασίες/ασκήσεις τους με ακρίβεια και ταχύτητα, θα έχουν χρόνο να κάνουν και άλλες σημαντικές δραστηριότητες. Όταν οι μαθητές έχουν χρόνο να κάνουν πράγματα που απολαμβάνουν, είναι πιο ευτυχισμένοι, αισθάνονται καλύτερα με τον εαυτό τους και είναι έτοιμοι να κάνουν τη διαφορά στη ζωή άλλων ανθρώπων.

> ΌΤΑΝ ΟΙ ΜΑΘΗΤΕΣ ΕΧΟΥΝ ΧΡΟΝΟ ΝΑ ΚΑΝΟΥΝ ΠΡΑΓΜΑΤΑ ΠΟΥ ΑΠΟΛΑΜΒΑΝΟΥΝ, ΕΙΝΑΙ ΠΙΟ ΕΥΤΥΧΙΣΜΕΝΟΙ, ΑΙΣΘΑΝΟΝΤΑΙ ΚΑΛΥΤΕΡΑ ΜΕ ΤΟΝ ΕΑΥΤΟ ΤΟΥΣ ΚΑΙ ΕΙΝΑΙ ΕΤΟΙΜΟΙ ΝΑ ΚΑΝΟΥΝ ΤΗ ΔΙΑΦΟΡΑ ΣΤΗ ΖΩΗ ΑΛΛΩΝ ΑΝΘΡΩΠΩΝ.

Οι δραστηριότητες που συζητήθηκαν στα κεφάλαια 4 έως 8 σχεδιάστηκαν για να διδάξουν στους μαθητές πώς να ολοκληρώνουν τις εργασίες/ασκήσεις τους πιο γρήγορα και να συνεχίσουν να παίρνουν καλούς βαθμούς.

ΟΠΤΙΚΕΣ ΔΕΞΙΟΤΗΤΕΣ ΠΟΥ ΑΠΑΙΤΟΥΝΤΑΙ ΓΙΑ ΤΗ ΔΙΑΧΕΙΡΙΣΗ ΧΡΟΝΟΥ:

Οπτική δεξιότητα	Ορισμός
Συνεργασία Ματιών Διόφθαλμη Όραση	Η ικανότητα συνεργασίας των δύο ματιών ώστε να στέλνουν το ίδιο μήνυμα στον εγκέφαλο την ίδια ώρα
Προσαρμογή – Εστίαση	Η ικανότητα να μένει η εικόνα σε εστίαση (καθαρή) όταν κοιτάει κάποιος κοντά

Χρονικός Εντοπισμός	Πόσος χρόνος χρειάζεται για να πραγματοποιηθεί μια κίνηση από σημείο σε σημείο
Χρονική Οργάνωση	Ο συγχρονισμός της διαδικασίας ανάμεσα στο μάτι, τον εγκέφαλο και το περιβάλλον για τη διατήρηση του εσωτερικού συστήματος χρόνου
Χρονικός Προσανατολισμός	Η διαδικασία ματιού-εγκεφάλου στη σύγκριση γεγονότων σε σχέση με το πότε συμβαίνουν
Οπτικοποίηση	Η ικανότητα να βλέπει εικόνες με τα μάτια κλειστά
Οπτική Μνήμη	Η ικανότητα ανάκλησης μιας εικόνας που έχει δει, για μια παρατεταμένη χρονική περίοδο

Διόφθαλμη Όραση: Όταν ένας μαθητής έχει είτε υπερβολική σύγκλιση ματιών είτε ανεπάρκεια σύγκλισης, μπορεί να επηρεαστεί η ικανότητά του να εκτιμήσει το χρόνο. Ένας μαθητής με υπερβολική σύγκλιση τείνει να υποεκτιμά το χρόνο που μπορεί να διαρκεί μια δραστηριότητα. Ο μαθητής με ανεπάρκεια σύγκλισης αντιλαμβάνεται ότι έχει περισσότερο χρόνο από ό,τι χρειάζεται για να ολοκληρώσει την εργασία/άσκησή του.

Προσαρμογή: Η ικανότητα να διατηρείται η εστίαση σε έναν στόχο σχετίζεται με το χρόνο. Βοηθάει το σύστημα σύγκλισης των ματιών να κρίνει με ακρίβεια και σταθερότητα πού βρίσκονται τα αντικείμενα.

Χρονικός εντοπισμός: Καθώς τα αντικείμενα κινούνται στο χώρο, είναι σημαντικό να μπορούμε να κρίνουμε τις θέσεις τους μέσα σε αυτόν, καθώς και να αναγνωρίζουμε τη στιγμή που θα βρίσκονται σε αυτές τις θέσεις. Γνωρίζοντας πού είναι ένα αντικείμενο και πού θα βρεθεί, βοηθά τον μαθητή να καθορίσει το χρόνο που θα χρειαστεί το αντικείμενο για να φτάσει στον προορισμό του. Για παράδειγμα, αν ένας μαθητής δει πόσο αργά ή γρήγορα κλείνει μια πόρτα, μπορεί να καθορίσει πόσο χρόνο έχει για να περάσει την πόρτα αποφεύγοντας να χτυπηθεί από αυτήν.

Χρονική οργάνωση: Το εσωτερικό ρολόι βοηθά τον μαθητή να κρίνει τον χρόνο που χρειάζεται για να ολοκληρώσει μια εργασία.

Χρονικός Προσανατολισμός: Είναι χρήσιμος για να μπορεί ο μαθητής να αντιλαμβάνεται την ώρα και τις εποχικές αλλαγές.

Οπτικοποίηση: Το να μπορεί να εκτιμήσει το μέγεθος του χώρου που καταλαμβάνεται από το χρόνο ενισχύεται από το να μπορεί να δει αυτόν τον χώρο.

Οπτική μνήμη: Είναι ευκολότερο να θυμάστε πόσο διαρκεί μια εργασία, αν έχετε αναπτύξει καλή οπτική μνήμη από προηγούμενη εμπειρία.

ΧΡΟΝΟΣ

Αφιερώστε 10-15 λεπτά την ημέρα στις δραστηριότητες. Κατά τη διάρκεια της ημέρας, κάντε αναφορές στον χρόνο, έτσι ώστε οι μαθητές να αρχίσουν αυτόματα να σκέφτονται πώς σχετίζονται με αυτόν οι δραστηριότητες στις οποίες συμμετέχουν.

ΠΡΟΠΟΝΗΣΗ

Συζητήστε για το χρόνο καθ' όλη τη διάρκεια της ημέρας. Ρωτήστε έναν μαθητή τι ώρα είναι. Να είστε θετικοί και να κατευθύνετε με ερωτήσεις όταν η απάντηση δεν είναι σωστή. Βάλτε ένα ρολόι κοντά στο κρεβάτι του μαθητή και αναφερθείτε σε αυτό όταν ξυπνάει και όταν πηγαίνει για ύπνο.

ΣΤΟΙΧΕΙΑ

- Ρολόι καρπού
- Ξυπνητήρι δίπλα στο κρεβάτι
- Χρονόμετρο
- Ψηφιακές συσκευές

ΡΟΛΟΙ ΧΕΙΡΟΣ

Οι μαθητές μπορούν να φορούν ένα ρολόι χειρός. Ενθαρρύνετέ τους να παίξουν το Παιχνίδι Εκτίμησης Χρόνου που εξηγείται στον τομέα *Πρακτική* του κεφαλαίου αυτού.

ΞΥΠΝΗΤΗΡΙ ΔΙΠΛΑ ΣΤΟ ΚΡΕΒΑΤΙ

Να έχετε ένα ρολόι κοντά στο κρεβάτι του μαθητή και αναφερθείτε σε αυτό όταν ξυπνάει και όταν πάει για ύπνο. Αν το ρολόι έχει και φως αφύπνισης, μπορείτε να το ρυθμίσετε ώστε να ταιριάζει με την ανατολή και τη δύση του ήλιου. Αυτός ο τύπος ρολογιού ονομάζεται "Wake-Up Light Alarm Clock". Βοηθά τον φυσικό κιρκαδικό ρυθμό της διαδικασίας σύνδεσης ματιού-εγκεφάλου και ρυθμίζει το εσωτερικό ρολόι του μαθητή. Οι κιρκαδικοί ρυθμοί είναι οι βιολογικές λειτουργίες που επηρεάζονται από το φως και το σκοτάδι.

ΧΡΟΝΟΜΕΤΡΟ

Βήμα 1: Το χρονόμετρο μπορεί να χρησιμοποιηθεί σε οποιαδήποτε από τις τεχνικές των *Μυστικών όρασης* στα Κεφάλαια 4 έως 8, όταν απαιτείται χρονομέτρηση.

Βήμα 2: Ζητήστε από τον μαθητή να εκτιμήσει πόσος χρόνος απαιτείται για να ολοκληρώσει μια συγκεκριμένη εργασία. Χρησιμοποιήστε εύκολες εργασίες στην αρχή, όπως το τάισμα του σκύλου. Στη συνέχεια, πιο περίπλοκες, όπως: «Πόσος χρόνος νομίζεις θα σου χρειαστεί για να καθαρίσεις το δωμάτιό σου;».

Βήμα 3: Όταν ο μαθητής ολοκληρώσει την εργασία στον προβλεπόμενο χρόνο, θα λάβει μια ανταμοιβή. Σε αυτή τη δραστηριότητα, είναι προτιμότερο να ανταμείβετε αποτελέσματα που είναι κοντά στον προβλεπόμενο χρόνο. Περισσότεροι βαθμοί μπορούν να δοθούν για ολοκλήρωση σε ένα λεπτό διαφορά, λιγότεροι σε πέντε λεπτά διαφορά και ούτω καθεξής.

ΨΗΦΙΑΚΕΣ ΣΥΣΚΕΥΕΣ

Πείτε όχι στην υπερβολική χρήση ψηφιακών συσκευών. Αν ένας μαθητής αποφασίσει ότι είναι προτεραιότητά του να περνάει όλη την ημέρα παίζοντας βιντεοπαιχνίδια, τότε θα πρέπει να του εξηγήσετε ότι αυτή η επιλογή θα εμποδίσει την επίτευξη των στόχων της ζωής του. Ρωτήστε τον αν το να παίζει το παιχνίδι είναι η πρώτιστη προτεραιότητά του.

Σήμερα, τα παιδιά ξοδεύουν υπερβολικό χρόνο εκτεθειμένα σε ψηφιακές συσκευές και η έρευνα αποδεικνύει ότι η πρακτική αυτή βλάπτει την εγκεφαλική λειτουργία. Παιδιά που περνούν δύο ή περισσότερες ώρες την ημέρα κοιτάζοντας οθόνες έχουν χαμηλότερες βαθμολογίες στα τεστ που εστιάζουν στην κριτική ικανότητα και τις γλωσσικές δεξιότητες.[39] Οι πρώτες μαγνητικές εγκεφάλου από *Τη Μελέτη ABCD* έχουν αναλυθεί και οι ερευνητές κατέληξαν στο συμπέρασμα ότι τα παιδιά που περνούν περισσότερες από επτά ώρες την ημέρα σε οθόνες παρουσιάζουν «πρόωρη λέπτυνση του φλοιού του εγκεφάλου», σύμφωνα με την Gayla Dowling.[40]

> ΠΕΙΤΕ ΟΧΙ ΣΤΗΝ ΥΠΕΡΒΟΛΙΚΗ ΧΡΗΣΗ ΨΗΦΙΑΚΩΝ ΣΥΣΚΕΥΩΝ. ΠΑΙΔΙΑ ΠΟΥ ΠΕΡΝΟΥΝ ΔΥΟ Ή ΠΕΡΙΣΣΟΤΕΡΕΣ ΩΡΕΣ ΤΗΝ ΗΜΕΡΑ ΚΟΙΤΑΖΟΝΤΑΣ ΟΘΟΝΕΣ ΕΧΟΥΝ ΧΑΜΗΛΟΤΕΡΕΣ ΒΑΘΜΟΛΟΓΙΕΣ ΣΤΑ ΤΕΣΤ ΠΟΥ ΕΣΤΙΑΖΟΥΝ ΣΤΗΝ ΚΡΙΤΙΚΗ ΙΚΑΝΟΤΗΤΑ ΚΑΙ ΤΙΣ ΓΛΩΣΣΙΚΕΣ ΔΕΞΙΟΤΗΤΕΣ

Η κατανόηση του εθισμού στην τηλεόραση και στις ψηφιακές συσκευές συμβάλλει στην έμφαση που δίνεται σε μαθητές και γονείς για την αναγκαιότητα ελαχιστοποίησης της χρήσης αυτών των συσκευών. Η κατάχρηση των ψηφιακών συσκευών δεν θα τους κάνει καλύτερους μαθητές, πιο αποτελεσματικούς αναγνώστες, ούτε θα τους βοηθήσει να εισαχθούν σε μια καλή πανεπιστημιακή ή επαγγελματική σχολή. Είναι πιο εύκολο να ελαχιστοποιήσετε αυστηρώς τη χρήση τους όταν οι μαθητές είναι ακόμα μικροί αντί να τις απομακρύνετε αργότερα, σε μεγαλύτερη ηλικία. Όταν η χρήση των ψηφιακών συσκευών είναι η ελάχιστη δυνατή, τα παιδιά είναι πιο ευτυχισμένα και τσακώνονται λιγότερο συχνά με τα αδέλφια και τους γονείς τους.

Όταν τα παιδιά μου ήταν μικρά στο σπίτι με την νταντά τους, ζητούσα πάντα να μην ασχοληθούν καθόλου με οθόνες. Αν ο ήλιος έλαμπε, προτιμούσα να παίζουν έξω. Όταν γύριζα σπίτι μετά τη δουλειά, μπορούσα πάντα να καταλάβω αν ο «κανόνας χρόνου οθόνης» δεν είχε εφαρμοστεί με βάση το πόσο καλά τα παιδιά μου τα πήγαιναν μεταξύ τους. Απαιτείται διάστημα περίπου δύο βδομάδων για να σβήσουν οι αρνητικές επιπτώσεις του υπερβολικού χρόνου χρήσης οθόνης. Εκτός από το ότι χάνεται πολύτιμος χρόνος, η παρατεταμένη παρακολούθηση σε οθόνες μαθαίνει τον εγκέφαλο να είναι σε μια κατάσταση ύπνου. Επίσης, ενισχύει την κακή στάση του σώματος, παρεμβαίνει στην γλωσσική ανάπτυξη και κάνει τους μαθητές να θεωρούν το διάβασμα μια βαρετή δραστηριότητα. Ήξερα ότι είχα κερδίσει τη μάχη οθόνης με τα παιδιά μου, όταν προτιμούσαν να διαβάζουν ένα βιβλίο αντί να παρακολουθήσουν ένα πρόγραμμα στην τηλεόραση.

ΑΝΑΠΤΥΞΗ ΔΕΞΙΟΤΗΤΩΝ

Οι μαθητές πρέπει να αλλάξουν τον τρόπο με τον οποίο σκέφτονται την άσκηση που τους ανατίθεται μέσα στην τάξη. Οι μαθητές που χρησιμοποιούν τα *Μυστικά Όρασης για Σχολική Επιτυχία* διαβάζουν και σκέφτονται πιο γρήγορα και συντάσσουν εκθέσεις με ευκολία. Επιπλέον, είναι σε θέση να ολοκληρώσουν τις εργασίες στην τάξη σε σύντομο χρονικό διάστημα, σε σχέση με τους άλλους μαθητές. Μετά την ολοκλήρωση των ασκήσεων, οι μαθητές μπορούν να συνεχίσουν με τη μελέτη που έχουν για το σπίτι. Ο στόχος των μαθητών σε καθημερινή βάση είναι να μην έχουν διάβασμα για το σπίτι στο τέλος της ημέρας και να ολοκληρώνουν όλες τις ασκήσεις τους πριν ακουστεί το τελευταίο κουδούνι. Αν υπάρχει αίθουσα μελέτης, δεν πρέπει να χάνουν χρόνο συζητώντας ή κοιτάζοντας έξω από το παράθυρο, αλλά θα πρέπει να συνεχίσουν τις ασκήσεις που έχουν για το σπίτι. Ενθαρρύνετε τους μαθητές σας να φτάσουν γρήγορα στην αίθουσα μελέτης και να ξεκινήσουν αμέσως τις εργασίες/ασκήσεις.

ΠΡΑΚΤΙΚΗ:

ΕΚΤΙΜΗΣΗ ΧΡΟΝΟΥ

Υλικά:

• Χρονόμετρο

Διαδικασία:

Βήμα 1: Εξηγήστε ότι ο μαθητής, με τα μάτια κλειστά, πρέπει να εκτιμήσει πόσο διαρκούν 10 δευτερόλεπτα χωρίς να μετρά από μέσα του.

Βήμα 2: Αφήστε τον μαθητή να κλείσει τα μάτια του και να προετοιμαστεί να σηκώσει το χέρι του όταν τελειώσουν τα 10 δευτερόλεπτα.

Βήμα 3: Πείτε «Πάμε» και ξεκινήστε το χρονόμετρο. Όταν ο μαθητής σηκώσει το χέρι του, σταματήστε το χρονόμετρο.

Βήμα 4: Δείξτε στον μαθητή το χρονόμετρο και αφήστε τον να ανακαλύψει πόσο κοντά ήταν στην εκτίμηση των 10 δευτερολέπτων.

Βήμα 5: Επαναλάβετε μέχρι ο μαθητής να είναι ακριβής κάθε φορά.

Βήμα 6: Αυξήστε το χρόνο σε 15 δευτερόλεπτα και επαναλάβετε τα βήματα 2 έως 6. Συνεχίστε να αυξάνετε το χρόνο μέχρι να μπορέσει ο μαθητής να εκτιμήσει με ακρίβεια το ένα λεπτό της ώρας.

Βήμα 7: Αυξομειώστε τον προς εκτίμηση χρόνο. Κάντε 5 δευτερόλεπτα, στη συνέχεια 45, μετά 20, κλπ.

ΕΚΤΙΜΗΣΗ ΧΩΡΟΥ

Υλικά:

- Καρέκλα
- Ένα φωτεινό κόκκινο αντικείμενο που να μπορεί να μετακινηθεί εύκολα. Για παράδειγμα, ένα κόκκινο παιχνίδι που μπορεί εύκολα να ανασηκωθεί με το ένα χέρι.

Διαδικασία:

Βήμα 1: Εξηγήστε ότι το αντικείμενο θα τοποθετηθεί μερικά μέτρα μακριά από τον μαθητή. Ξεκινήστε από ενάμιση μέτρο περίπου. Ο μαθητής θα κοιτάξει το διάστημα μεταξύ του ιδίου και του αντικειμένου, και θα υπολογίσει πόσα κανονικά βήματα σκέφτεται ότι θα χρειαστούν για να φτάσει στο αντικείμενο. Αποθαρρύνετε το εσωτερικό (από μέσα του) μέτρημα ενώ κάνει το κάθε βήμα.

Βήμα 2: Ο μαθητής θα περπατήσει μέχρι το αντικείμενο και θα το σηκώσει. Ρωτήστε τον πόσο κοντά βρίσκεται στην εκτίμησή του. Ενθαρρύνετε τον μαθητή να χρησιμοποιήσει τα ίδια σε μέγεθος βήματα που κανονικά θα έκανε ενώ περπατούσε. Επαναλάβετε με διαφορετικές αποστάσεις. Όσο πιο μακριά είναι τοποθετημένο το αντικείμενο, τόσο πιο δύσκολο θα είναι.

Βήμα 3: Τοποθετήστε μια καρέκλα ανάμεσα στον μαθητή και το αντικείμενο. Επαναλάβετε το Βήμα 2. Σημείωση: Βεβαιωθείτε ότι ο μαθητής κινείται γύρω από τη καρέκλα, χωρίς να την ακουμπήσει.

Βήμα 4: Χρησιμοποιήστε περισσότερα εμπόδια για τον ελιγμό του μαθητή και την πορεία του προς το αντικείμενο.

Βήμα 5: Επαναλάβετε τα βήματα 2 έως 4, με τη διαφορά ότι τώρα ο μαθητής, αφού κοιτάζει το διάστημα μεταξύ εκείνου και του αντικειμένου, πρέπει να κλείσει τα μάτια του και στη συνέχεια να μετακινηθεί για να πάρει το αντικείμενο με τα μάτια του κλειστά. Σημείωση: Βεβαιωθείτε ότι δεν «κλέβει» ματιές, και ότι υπολογίζει το διάστημα χωρίς να μετράει τα βήματα. Επίσης, μην χρησιμοποιείτε αντικείμενα που μπορούν να βλάψουν τον μαθητή αν τα πατήσει.

ΜΑΝΤΕΥΟΝΤΑΣ ΤΟ ΧΡΟΝΟ

Υλικά:

- Ρολόι καρπού

Διαδικασία:

Βήμα 1: Καθ' όλη τη διάρκεια της ημέρας, ζητήστε από τον μαθητή να μαντέψει τι ώρα είναι χωρίς να κοιτάξει το ρολόι του.
Βήμα 2: Ξεκινήστε με το να μαντέψει την διάρκεια σε ώρες και μετά σε ώρες και λεπτά.
Βήμα 3: Μόλις ο μαθητής μαντέψει την ώρα, ζητήστε του να εντοπίσει τη θέση του ήλιου (χωρίς να κοιτά κατευθείαν τον ήλιο), στη συνέχεια να κοιτάξει το ρολόι για να δει πόσο κοντά είναι στην εκτίμησή του.

ΠΡΟΕΤΟΙΜΑΣΙΑ

Υλικά:

- Ρολόι

Διαδικασία:

Βήμα 1: Ζητήστε από τον μαθητή να καταγράψει καθετί που πρέπει να γίνει για να ετοιμαστεί για το σχολείο.
Βήμα 2: Να εκτιμήσει πόσο θα διαρκέσει η κάθε δραστηριότητα.

Βήμα 3: Χρονομετρήστε κάθε δραστηριότητα της διαδικασίας προετοιμα-σίας για να δείτε πόσο κοντά βρίσκεται η εκτίμηση του μαθητή.

Βήμα 4: Ο μαθητής αποφασίζει πόσος περισσότερος ή λιγότερος χρόνος απαιτείται για να ολοκληρωθούν οι διάφορες δραστηριότητες προετοιμασίας.

Βήμα 5: Αφήστε τον μαθητή να επιμηκύνει όλες τις δραστηριότητες για να διαρκέσουν περισσότερο χρόνο. Ζητήστε να εκτιμήσει πόσο περισσότερο χρόνο θα χρειαστεί.

Βήμα 6: Ο μαθητής πρέπει να συντομεύσει όλες τις δραστηριότητες για να διαρκέσουν λιγότερο χρόνο. Ζητήστε του να εκτιμήσει πόσο λιγότερο χρόνο θα χρειαστεί.

Βήμα 7: Αφήστε τον να συνθέσει τους χρόνους των διαφορετικών δραστηριοτήτων και να κάνει κάποιες πιο σύντομα και άλλες πιο αργά.

Σημείωση: Κάντε εξάσκηση σε αυτή τη δραστηριότητα τα Σαββατοκύριακα ή μετά το σχολείο, όχι το πρωί πριν πάει σχολείο.

Η πάντα αργοπορημένη Lucy

Η οικογένεια περίμενε από εκείνη ότι θα καθυστερεί πάντα, ακόμα και όταν ήταν στην ώρα της. Η πρωινή προετοιμασία πάντα τελείωνε με έναν καβγά για το ότι έκανε να καθυστερούν και όλοι οι υπόλοιποι. Όλα όσα προσπάθησαν οι γονείς της να της εξηγήσουν, της δημιούργησαν μεγαλύτερη σύγχυση. Πήρε την καθυστέρηση μαζί της ως ενήλικας και αυτό της έχει δημιουργήσει πολύ άγχος. Μια μέρα αποφάσισε να δοκιμάσει τις στρατηγικές σε αυτό το κεφάλαιο και μπόρεσε να διαχειριστεί καλύτερα την αργοπορία της. Τώρα είναι συχνότερα στην ώρα της και αισθάνεται καλύτερα για τον εαυτό της.

ΑΝΤΙΜΕΤΩΠΙΣΗ ΠΡΟΒΛΗΜΑΤΩΝ

Ο μαθητής που αντιμετωπίζει εξαιρετική δυσκολία με το χρόνο συνήθως την εμφανίζει πολύ πριν ξεκινήσει το σχολείο. Είναι το παιδί που ξυπνάει τελευταίο το πρωί και το τελευταίο που ετοιμάζεται όταν η οικογένεια είναι να πάει κάπου. Αυτό το παιδί μπορεί να αποσπάται εύκολα όταν ετοιμάζεται και μπορεί να βρεθεί να χάνεται στις σκέψεις του χωρίς να συνειδητοποιεί ότι ο χρόνος περνάει. Χάνει κάθε έννοια του χρόνου.

Οι περισσότεροι από τους καλούς μου φίλους και τα μέλη της οικογένειάς τους που συχνά καθυστερούν, έχουν παρόμοια χαρακτηριστικά. Μερικά από αυτά τα χαρακτηριστικά είναι:

- Πολύ υψηλή νοημοσύνη
- Προικισμένοι στη μουσική
- Δοτικοί και πάντα θέλουν να βοηθούν
- Ο χρόνος δεν αποτελεί προτεραιότητα
- Θα προτιμούσαν να σταματήσουν και να συνομιλήσουν με κάποιον παρά να ανησυχούν για το ρολόι
- Γίνονται νευρικοί ή ανήσυχοι όταν δεν πρέπει να καθυστερούν

Μερικοί μαθητές αντιλαμβάνονται τον χρόνο εύκολα, ενώ άλλοι το προσπαθούν για μια ζωή. Μερικοί γνωρίζουν ακριβώς πόσα λεπτά θα καθυστερήσουν. Μερικοί δεν έχουν ιδέα ότι πρόκειται να καθυστερήσουν.

Για τους μαθητές που καταλήγουν να ολοκληρώνουν μια δραστηριότητα πολύ νωρίς ή πολύ αργά, οι στρατηγικές και οι τεχνικές σε αυτό κεφάλαιο θα βελτιώσουν την ικανότητά τους να υπολογίζουν το χρόνο. Όσο πιο χρονοβόρα και πιο περίπλοκη είναι η διαδικασία, τόσο πιο δύσκολη είναι η εκτίμηση του χρόνου.

Οι μαθητές που δεν έχουν ιδέα για το αν θα αργήσουν ή όχι μπορεί να αντιμετωπίσουν μεγάλες δυσκολίες αργότερα στη

ΟΙ ΜΑΘΗΤΕΣ ΠΟΥ ΕΧΟΥΝ ΛΙΓΗ Ή ΚΑΘΟΛΟΥ ΙΔΕΑ ΓΙΑ ΤΟ ΑΝ ΘΑ ΑΡΓΗΣΟΥΝ ΜΠΟΡΕΙ ΝΑ ΑΝΤΙΜΕΤΩΠΙΣΟΥΝ ΜΕΓΑΛΕΣ ΔΥΣΚΟΛΙΕΣ ΣΤΗ ΖΩΗ ΤΟΥΣ.

ζωή τους. Κάποια μέρα, όταν θα είναι μόνοι τους, θα πρέπει να φτάσουν εγκαίρως σε ένα ραντεβού ή στις δουλειές τους. Στο μέλλον μπορεί να λογοδοτήσουν σε έναν διευθυντή που δίνει σημασία στην έγκαιρη προσέλευση και μπορεί να γίνει επικριτικός για πιθανή καθυστέρηση. Μόνο οι ακραίες συνέπειες για την αργοπορία τους έχουν επίδραση στα εσωτερικά ρολόγια τους. Αυτοί οι μαθητές χρειάζονται στρατηγικές για να τους βοηθήσουν να φτάνουν εγκαίρως στον προορισμό τους. Μερικές ιδέες είναι:

- Να υπάρχουν περισσότερα από ένα ξυπνητήρια, μακριά από το κρεβάτι
- Εκτιμήστε με ακρίβεια πόσος χρόνος απαιτείται για κάθε τμήμα της πρωινής προετοιμασίας
- Μην κοιτάτε εφαρμογές κοινωνικής δικτύωσης ή μην ελέγχετε το ηλεκτρονικό ταχυδρομείο σας προτού φύγετε για ένα ραντεβού
- Μην εκτελείτε μη προγραμματισμένες εργασίες κατά την προετοιμασία
- Κάνετε όσα πράγματα μπορείτε να κάνετε την προηγούμενη μέρα για να μειώσετε το χρόνο που χρειάζεται για να ετοιμαστείτε

ΠΕΡΙΛΗΨΗ

Όταν οι μαθητές προσδιορίζουν τις προτεραιότητές τους και στη συνέχεια τις μετατρέπουν σε στόχους, αναπτύσσουν δεξιότητες διαχείρισης χρόνου που θα διαρκέσουν μια ζωή. Οι ιδέες σε αυτό το κεφάλαιο αποκτούν αξία, όταν γίνονται οι κατάλληλες εργασίες στο σπίτι, προκειμένου να υποβοηθηθεί ο μαθητής να βρει ελεύθερο χρόνο για να αναπτύξει ειδικά ταλέντα. Είναι ένα θαυμάσιο δώρο που θα έχετε προσφέρει στον μαθητή σας, επιτρέποντάς του να ξεπεράσει τις προσδοκίες του.

ΕΠΑΝΑΛΗΨΗ

Οπτικές δεξιότητες

- Συνεργασία ματιών – Διόφθαλμη όραση
- Προσαρμογή – Εστίαση
- Χρονικός Εντοπισμός
- Χρονική Οργάνωση
- Χρονικός Προσανατολισμός

Χρόνος

- 10 με 15 λεπτά την ημέρα στις τεχνικές χρόνου
- Καθημερινή εφαρμογή των ασκήσεων χρόνου

Προπόνηση

- Χρησιμοποιήστε χρόνο στις καθημερινές συνομιλίες
- Εφαρμόστε θετική καθοδήγηση για να βοηθήσετε τους μαθητές να ανακαλύψουν πως να κατανοούν τον χρόνο

Στοιχεία

- Ρολόι καρπού
- Ξυπνητήρι δίπλα στο κρεβάτι
- Χρονόμετρο
- Ψηφιακές συσκευές

Ανάπτυξη Δεξιοτήτων

- Επωφεληθείτε από τις ελεύθερες ώρες που δίνονται στην τάξη
- Βεβαιωθείτε ότι η αίθουσα μελέτης είναι παραγωγική και δεν είναι μια ώρα για κοινωνικότητα

Πρακτική

- Εκτίμηση χρόνου
- Εκτίμηση χώρου
- Μαντεύοντας το χρόνο
- Προετοιμασία

Αντιμετώπιση προβλημάτων

- Για μαθητές που δεν μπορούν να κατανοήσουν ή να εκτιμήσουν το χρόνο σωστά, αναπτύξτε διάφορες στρατηγικές που θα τους βοηθήσουν κατάλληλα

10

ΜΕΙΝΕΤΕ ΟΡΓΑΝΩΜΕΝΟΙ
ΔΗΜΙΟΥΡΓΗΣΤΕ ΕΣΤΙΑΣΜΕΝΗ ΠΑΡΑΓΩΓΙΚΟΤΗΤΑ

Η οργάνωση δεν αφορά την τελειότητα. Έχει να κάνει με την αποτελεσματικότητα, τη μείωση του άγχους και του χάους, εξοικονομώντας χρόνο και χρήμα και βελτιώνοντας τη συνολική ποιότητα της ζωής σας.

— Christina Scalise

Οι μαθητές μπορούν να ξεπεράσουν τις προσδοκίες τους σε σχέση με την ικανότητα τους να μαθαίνουν, δημιουργώντας ένα χρονοδιάγραμμα. Αυτή η οργανωτική ικανότητα οδηγεί σε ποιοτικό, παραγωγικό χρόνο τόσο στην εργασία όσο και στο παιχνίδι. Τα *Μυστικά Όρασης* που παρουσιάζονται σε αυτό το βιβλίο θα καθοδηγήσουν τους προπονητές να βοηθήσουν τους μαθητές να το επιτύχουν. Οι τεχνικές που αναλύονται στα Κεφάλαια 4 έως 8 χρησιμοποιούνται για τη βελτίωση της ακαδημαϊκής απόδοσης των μαθητών και την οικοδόμηση αυτοπεποίθησής τους, ώστε να προοδεύουν σταθερά. Μπορεί να είναι δύσκολο να καταλάβουμε πώς να επιτύχουμε αυτές τις δραστηριότητες.

Σε αυτό το κεφάλαιο παρουσιάζεται ένα δοκιμασμένο σύστημα υποστήριξης των μαθητών και των προπονητών τους, για να είναι πιο παραγωγικοί. Για πάνω από 30 χρόνια, οι ασθενείς μου έχουν επιτύχει βελτιωμένη απόδοση στο σχολείο, λιγότερη εργασία ή διάβασμα στο σπίτι και καλύτερη βαθμολογία στις εξετάσεις τους. Είχα την ευχαρίστηση να τους δω να γίνονται επιτυχημένοι ενήλικες.

Ο Ralph Waldo Emerson είπε: «Ένα καλό σύστημα συντομεύει το δρόμο προς το στόχο». Το παρακάτω είναι ένα σύστημα που οι μαθητές μπορούν να ακολουθήσουν για να είναι καλύτερα οργανωμένοι και να μπορούν να ολοκληρώνουν την εργασία τους γρηγορότερα, ώστε να έχουν στη διάθεσή τους περισσότερο ποιοτικό χρόνο.

> ΜΕ ΚΑΛΕΣ ΟΡΓΑΝΩΤΙΚΕΣ ΙΚΑΝΟΤΗΤΕΣ, Ο ΜΑΘΗΤΗΣ ΣΑΣ ΘΑ ΕΧΕΙ ΠΕΡΙΣΣΟΤΕΡΟ ΠΑΡΑΓΩΓΙΚΟ ΧΡΟΝΟ ΝΑ ΚΑΝΕΙ ΤΑ ΠΡΑΓΜΑΤΑ ΠΟΥ ΕΠΙΘΥΜΕΙ ΝΑ ΚΑΝΕΙ. ΕΤΣΙ, ΘΑ ΕΧΕΙ ΜΙΑ ΠΙΟ ΘΕΤΙΚΗ ΣΤΑΣΗ ΑΠΕΝΑΝΤΙ ΣΕ ΟΡΙΣΜΕΝΕΣ ΕΡΓΑΣΙΕΣ Η ΔΡΑΣΤΗΡΙΟΤΗΤΕΣ ΤΩΝ *ΜΥΣΤΙΚΩΝ ΟΡΑΣΗΣ* ΠΟΥ ΕΙΝΑΙ ΠΙΟ ΔΥΣΚΟΛΕΣ.

Με καλές οργανωτικές ικανότητες ο μαθητής σας θα έχει περισσότερο παραγωγικό χρόνο να κάνει τα πράγματα που επιθυμεί να κάνει. Έτσι θα έχει μια πιο θετική στάση απέναντι σε ορισμένες εργασίες ή δραστηριότητες των *Μυστικών Όρασης* που είναι πιο δύσκολες. Για να χτίσετε την αυτοεκτίμησή του, επισημάνετε περιπτώσεις όπου η εφαρμογή των *Μυστικών Όρασης* έκανε μια εργασία πιο εύκολη και πιο σύντομη. Οι νέες του δεξιότητες θα του δώσουν χρόνο να αναπτύξει τους τομείς ενδιαφέροντός του. Θα αρχίσει να πετυχαίνει. Αυτό, με τη σειρά του, θα έχει την επίδραση χιονοστιβάδας στην αυτοπεποίθησή του. Και ο ίδιος και ο προπονητής του θα διαπιστώσουν ότι μπορεί να ξεπεράσει τις προσδοκίες και να είναι επιτυχής σε ό, τι επιλέγει να κάνει.

ΜΕΙΝΕΤΕ ΟΡΓΑΝΩΜΕΝΟΙ

ΟΠΤΙΚΕΣ ΔΕΞΙΟΤΗΤΕΣ ΓΙΑ ΤΗΝ ΟΡΓΑΝΩΣΗ

Οπτική δεξιότητα	Ορισμός
Συνεργασία Ματιών Διόφθαλμη Όραση	Η ικανότητα συνεργασίας των δύο ματιών, ώστε να στέλνουν το ίδιο μήνυμα στον εγκέφαλο την ίδια ώρα
Σακκαδικές Κινήσεις ματιών	Η ικανότητα να αλλάζει κάποιος την στόχευση των ματιών του με ακρίβεια από ένα σημείο σε ένα άλλο
Προσαρμογή - Εστίαση	Η ικανότητα να διατηρεί μια εικόνα σε εστίαση (καθαρή) όταν κοιτάει κοντά
Οπτική Συσχέτιση	Η ικανότητα συσχέτισης αντικειμένων και ιδεών
Οπτική Κατηγοριοποίηση	Η ομαδοποίηση όμοιων αντικειμένων και σκέψεων
Οπτικοποίηση	Η ικανότητα να βλέπει κάποιος εικόνες αντικειμένων στο μυαλό του με τα μάτια κλειστά
Οπτική Μνήμη	Η ικανότητα να ανακαλεί κάποιος κάτι που είδε πριν από κάποιο διάστημα
Χωροταξική Οργάνωση	Η ικανότητα κάποιου να ταξινομεί πληροφορίες
Χωροταξική Θέση	Πώς τα αντικείμενα στον περιβάλλοντα χώρο σχετίζονται το ένα με το άλλο
Οπτική Αναγνώριση, Αντιστοίχιση και Διάκριση Μεγέθους, Χώρου, Σχήματος	Η ικανότητα να αναγνωρίζει ομοιότητες και διαφορές σε αυτό που σκέφτεται ή βλέπει
Οπτική Διάκριση εικόνας - φόντου	Η ικανότητα να διατηρεί κάποιος την οπτική του προσήλωση σε ένα αντικείμενο, χωρίς να αφήνει τις γύρω πληροφορίες να τον μπερδέψουν

Συνεργασία Ματιών: Βοηθά την εκτίμηση θέσης των αντικειμένων.

Σακκαδικές Κινήσεις Ματιών: Επιτρέπει τη γρήγορη επισκόπηση μιας εργασίας.

Προσαρμογή: Ο μαθητής διατηρεί σε ολόκληρη τη διάρκεια της εργασίας του την εστίαση-προσοχή του.

Οπτική Συσχέτιση: Επιτρέπει στον μαθητή να συσχετίζει παρόμοιες εργασίες.

Οπτική Κατηγοριοποίηση: Επιτρέπει την ομαδοποίηση εργασιών.

Οπτικοποίηση: Δίνει στον μαθητή την ικανότητα να δει τη «μεγάλη εικόνα» σε αυτό που θέλει να κάνει.

Οπτική Μνήμη: Βοηθά στο να θυμάται ο μαθητής που βρίσκονται όλα όσα απαιτούνται για την εργασία.

Χωροταξική Οργάνωση: Βοηθά στην αντίληψη των μερών του συνόλου.

Χωροταξική Θέση: Δίνει πληροφόρηση για την χωροταξική θέση και σχέση των πραγμάτων.

Οπτική Αναγνώριση, Αντιστοίχιση και Διάκριση Μεγέθους, Χώρου, Σχήματος: Η ικανότητα παρατήρησης του τι ταιριάζει με κάτι άλλο και τι δεν ταιριάζει. Είναι μια χρήσιμη ικανότητα, όταν τακτοποιεί ο μαθητής ένα χώρο.

Οπτική Διάκριση εικόνας – Φόντου: Η ικανότητα του μαθητή να βλέπει εξαρχής το σύνολο της εργασίας που πρέπει να ολοκληρώσει και να καθορίζει από που πρέπει να ξεκινήσει.

ΧΡΟΝΟΣ

Κατά την ανάπτυξη δεξιοτήτων μάθησης, δουλέψτε τις δραστηριότητες για περίπου 20 λεπτά, στη συνέχεια κάντε ένα διάλειμμα με κινητική εκτόνωση. Θα κάνετε περισσότερη δουλειά, αν την οργανώσετε με μικρά βήματα, σε σχέση με το να προσπαθήσετε να τα κάνετε όλα μαζί. Ορισμένες δραστηριότητες μπορούν να μετατραπούν σε εβδομαδιαία οικογενειακή βραδιά παιχνιδιού. Διαθέστε 30 λεπτά την ημέρα για να εξασκηθείτε στην οργάνωση ενός πράγματος, όπως το σακίδιο, ένα συρτάρι, έναν φάκελο εργασίας, κλπ.

ΠΡΟΠΟΝΗΣΗ

Όταν βοηθάμε και καθοδηγούμε έναν μαθητή στην εφαρμογή των τεχνικών από τα *Μυστικά Όρασης* των κεφαλαίων 4 έως 8, μην έχετε άλλους συγγενείς-αδέλφια παρόντες. Ο ανταγωνισμός μεταξύ τους μπορεί να είναι αρνητικός, ειδικά όταν ο μαθητής ο οποίος χρειάζεται βοήθεια, δυσκολεύεται περισσότερο με τις δραστηριότητες.

Όταν ο μαθητής ξεκινά μια εργασία οργάνωσης, ρωτήστε τον πώς θα την χώριζε σε τμήματα για να την ολοκληρώσει, αντί να του πείτε πώς πρέπει να γίνει.

Το δωμάτιο του Αλέξη ήταν μονίμως ακατάστατο

Κάθε χώρος που ήταν καθορισμένος ως χώρος του Αλέξη ήταν άνω κάτω. Δεν θα μπορούσε ποτέ να βρει τίποτα. Όλα είχαν σκόνη πάνω τους. Έριχνε όλα του τα ρούχα στο πάτωμα και δεν είχε ιδέα ποια ήταν καθαρά ή βρώμικα. Δεν έφτιαχνε ποτέ του το κρεβάτι. Όταν πήγε στο πανεπιστήμιο, η μητέρα του δεν πήγαινε στο δωμάτιό του, επειδή ήταν πολύ ακατάστατο. Όλοι σχολίαζαν το χάος μέσα στο οποίο ζούσε. Κάποια μέρα αποφάσισε να αλλάξει και άρχισε να χρησιμοποιεί καλύτερες στρατηγικές οργάνωσης και σιγά-σιγά άρχισε να φροντίζει τον χώρο του. Αυτό είχε τεράστιο θετικό αντίκτυπο στη στάση του και ήταν λιγότερο στεναχωρημένος. Σταμάτησε να τοποθετεί σε λάθος μέρη τα πράγματα. Έμαθε ότι η ζωή είναι ευκολότερη όταν τα πράγματα είναι οργανωμένα.

ΣΤΟΙΧΕΙΑ

ΑΝΑΛΥΟΝΤΑΣ ΤΙΣ ΕΡΓΑΣΙΕΣ

Για να αναπτύξετε τις απαραίτητες δεξιότητες για τη μάθηση, επιλέξτε ένα θέμα τη φορά. Μην προσπαθήσετε να τα κάνετε όλα αμέσως. Επιλέξτε πρώτα το ευκολότερο θέμα για τον μαθητή σας, μετά το δεύτερο πιο εύκολο και ούτω καθεξής. Μερικές φορές είναι καλύτερο να δουλέψετε τις δραστηριότητες κατά τη διάρκεια του καλοκαιρινού διαλείμματος, όταν οι υποχρεώσεις σας είναι λιγότερες. Κάντε τις το πρωί, όταν ο μαθητής σας είναι ξεκούραστος. Δείτε στο Παράρτημα #4 πώς να χωρίσετε σε τμήματα και να ολοκληρώσετε τις δραστηριότητες στα κεφάλαια 4 έως 8.

ΠΑΡΑΚΟΛΟΥΘΗΣΤΕ ΤΑ ΠΑΝΤΑ

- Έχεις διάβασμα για το σπίτι;
- Ποιες είναι οι ασκήσεις σου για το σπίτι;
- Που είναι η εργασία σου;
- Παρέδωσες την εργασία σου;

Αυτές οι ερωτήσεις δεν είναι ασυνήθιστες από τον γονέα όταν είναι η ώρα να γίνουν τα μαθήματα στο σπίτι. Ας καθορίσουμε πρώτα τον τρόπο παρακολούθησης των εργασιών/ασκήσεων, οι οποίες μπορεί να είναι αρκετά απαιτητικές και κουραστικές για τους μαθητές, τους γονείς και τους δασκάλους. Όταν τα παιδιά μου πήγαιναν σχολείο, η διεύθυνση του σχολείου αποφάσισε ότι ο καλύτερος τρόπος για να είναι οι μαθητές οργανωμένοι είναι με τη χρήση ενός καθημερινού προγράμματος. Σε κάθε μαθητή δινόταν ένα πρόγραμμα που έπρεπε να ακολουθήσει. Με αυτόν τον τρόπο, η ευθύνη για τη γνώση και ολοκλήρωση των εργασιών και των ασκήσεων μεταφερόταν στον μαθητή, αποδεσμεύοντας όλους τους υπόλοιπους. Ο Andrew αποφάσισε ότι θα μπορούσε να κρατήσει τα πάντα στο μυαλό του, κάτι που δούλευε μέσα του τις περισσότερες φορές. Η Clarice θυμόταν πολύ καλά να εντάσσει στο πρόγραμμα όλες τις εργασίες και ασκήσεις της. Το υψηλό επίπεδο προσοχής στη λεπτομέρεια της Natalie καθιστούσε επίσης εύκολη, για κείνη, την καθημερινή χρήση του προγράμματος.

Οι άνθρωποι οργανώνουν τις σκέψεις τους και μαθαίνουν τα καθήκοντά τους με διαφορετικούς τρόπους. Έχοντας αυτό υπόψη, είναι κρίσιμο να καθορίσετε τι θα ταιριάξει στον δικό σας μαθητή. Προσωπικά, μου αρέσει να κοιτάζω τα ημερολόγια του μήνα κάθε φορά. Η οικογένειά μας κρατούσε ένα μηνιαίο ημερολόγιο στο ψυγείο, και είχαμε διαφορετικό χρώμα για τις δραστηριότητες κάθε μέλους της οικογένειας. Η εκ προοιμίου οργάνωση καθιστά ευκολότερο τον προγραμματισμό, μέχρι την οριστική ημερομηνία των δραστηριοτήτων και εργασιών. Έτσι, οι κάθε είδους εργασίες μπορούν να ξεκινούν νωρίτερα και να ολοκληρώνονται τμηματικά, κάθε φορά που υπάρχει ελεύθερος χρόνος. Συνεπώς, αποφεύγεται η κρίση της τελευταίας στιγμής και η παγίδα του πολύ λίγου χρόνου στον οποίο καλείται κάποιος να κάνει το σύνολο της εργασίας. Άλλοι μπορεί να προτιμούν καθημερινή ή εβδομαδιαία ατζέντα. Μάθετε τι δουλεύει καλύτερα για τον μαθητή σας.

Μια μεγάλη ποικιλία εφαρμογών ημερολογίου για ψηφιακές συσκευές είναι διαθέσιμη, οι οποίες παρέχουν διαφορετικούς τρόπους για να παρακολουθείτε τις εργασίες σας. Μερικές θα σας δώσουν καθημερινές υπενθυμίσεις και θα σας βοηθήσουν να χωρίσετε τις μεγάλες εργασίες σε μικρότερα τμήματα. Έτσι, μειώνετε το συναίσθημα της υπερφόρτωσης, που μπορεί να καταπνίξει τη διαδικασία έγκαιρης εκτέλεσης των εργασιών. Αν το σύστημα του μαθητή σας δεν λειτουργεί, βρείτε ένα διαφορετικό.

ΥΠΕΝΘΥΜΙΣΗ ΥΠΟΧΡΕΩΣΗΣ

Τι θα συμβεί αν ο μαθητής σας δεν καταγράψει την εργασία ή άσκησή του στο πρόγραμμα; Εκεί εισέρχεται η αποδοχή της υποχρέωσης. Ο δάσκαλος πρέπει να είναι μέλος της ομάδας. Πριν το τέλος του σχολικού ωραρίου, ζητήστε από τον δάσκαλο να υπογράψει με τα αρχικά του στο βιβλίο εργασιών, για να βεβαιωθείτε ότι οι εργασίες βρίσκονται στο πρόγραμμα. Όταν ο μαθητής έρθει σπίτι και το πρόγραμμά του έχει υπογραφεί, παίρνει κάποια ανταμοιβή που θυμήθηκε να ζητήσει από το δάσκαλο του να ελέγξει τη σωστή καταχώρηση των ασκήσεων. Μερικά παιδιά δεν μπορούν να το θυμούνται, επομένως ζητήστε από το δάσκαλο να βοηθήσει τον μαθητή σας. Με καθημερινό έλεγχο, ο μαθητής θα συνηθίσει το μοτίβο και θα αρχίσει να καταγράφει τις εργασίες του με συνέπεια.

ΠΑΡΑΔΟΣΗ ΤΩΝ ΑΣΚΗΣΕΩΝ ΓΙΑ ΤΟ ΣΠΙΤΙ

Το να βρίσκει ο μαθητής τις ασκήσεις που πρέπει να ολοκληρώσει και να παραδώσει, μπορεί μερικές φορές να αποτελούν ζήτημα για εκείνον. Σε αυτές τις περιπτώσεις, ο μαθητής θα πρέπει να αποφασίσει το καλύτερο μέρος που θα τις κρατά.

Μια πρόταση είναι ένας φάκελος ασκήσεων/εργασιών για το σπίτι. Πρέπει να είναι καλής ποιότητας, με ωραίο σχέδιο, που δεν θα μπορεί να χαθεί ή να μπερδευτεί με άλλους. Θα μπορούσατε να έχετε μια σημείωση – ΜΗΝ ΜΕ ΞΕΧΑΣΕΙΣ! Μερικοί φάκελοι έχουν θήκες, ώστε οι ολοκληρωμένες και οι μη ολοκληρωμένες ασκήσεις για το σπίτι να είναι όλες συγκεντρωμένες σε ένα μέρος. Μια άλλη σκέψη είναι η ξεχωριστή θέση στο σακίδιο.

Σε όλες τις ασκήσεις, η παρακολούθηση και η ανάληψη ευθύνης από τον μαθητή είναι σημαντικά στοιχεία, προκειμένου να του δημιουργηθεί το αίσθημα της συνήθειας. Η βοήθεια από τον δάσκαλο μπορεί να χρειαστεί για να είναι βέβαιο ότι όλες οι ασκήσεις βρίσκονται εντός του φακέλου στο τέλος του σχολικού ωραρίου. Ο γονέας, με τη σειρά του, πρέπει να ελέγξει αν οι ολοκληρωμένες ασκήσεις βρίσκονται στον φάκελο πριν τον βραδινό ύπνο. Οι μαθητές θα πρέπει να ελέγξουν και πάλι τον φάκελο το πρωί. Δώστε στον μαθητή σας μια ανταμοιβή αν όλες οι ολοκληρωμένες ασκήσεις είναι στη σωστή θέση.

Αν δεν είναι, ίσως να δημιουργηθεί από μέρους του μια τυπική συνέπεια.

ΕΛΕΥΘΕΡΟΣ ΧΡΟΝΟΣ

Μόλις το διάβασμα και οι ασκήσεις στο σπίτι ολοκληρώνονται σε πιο σύντομο χρονικό διάστημα, ο μαθητής θα αρχίσει να χτίζει την αυτοπεποίθησή του και να έχει περισσότερο ελεύθερο χρόνο. Όταν αυτό συμβεί, καθίστε μαζί με τον μαθητή σας και βοηθήστε τον να βάλει στόχους για το τι να κάνει στον ελεύθερό του χρόνο. Ίσως θέλει να βελτιώσει μια αθλητική επίδοση ή θέλει να διαβάσει ένα βιβλίο, εφόσον έχει αναπτύξει το ενδιαφέρον του για το διάβασμα ή θέλει να αφιερώσει περισσότερο χρόνο στους φίλους του. Όλα αυτά είναι μεγάλοι στόχοι για περαιτέρω ανάπτυξη της αυτοπεποίθησής του. Ακολουθώντας αυτούς τους στόχους, αναπτύσσει και καθιερώνει επίσης μια καλή ηθική γύρω από την εργασία. Η σκληρή εργασία και μελέτη για σύντομες χρονικές περιόδους πρέπει να ανταμείβεται με μια θετική δραστηριότητα. Κάντε μια λίστα θετικών ανταμοιβών που θα αρέσει στον μαθητή σας.

ΟΙ ΕΛΕΥΘΕΡΕΣ ΩΡΕΣ ΜΕΤΡΟΥΝ

Πέρα από την παρακολούθηση των ασκήσεών του, ενθαρρύνετε τον μαθητή σας να εκμεταλλευτεί τις ελεύθερες ώρες στην τάξη, όταν οι υπόλοιποι μπορεί να μην έχουν ακόμη ολοκληρώσει τις ασκήσεις τους. Βοηθήστε τον μαθητή να δημιουργήσει ένα σύστημα που θα του επιτρέπει να ασχολείται με μια άσκηση στο σπίτι κατά τη διάρκεια των ελεύθερων ωρών. Ζητήστε του να προσπαθήσει να κάνει πρώτα τις πιο σύντομες εργασίες. Έτσι, επιτυγχάνονται δύο πράγματα: δημιουργείται η αίσθηση κατάκτησης και μειώνεται ο αριθμός των βιβλίων που πρέπει ο μαθητής να φέρει στο σπίτι.

Μερικές φορές, οι δάσκαλοι δίνουν προαιρετικά επιπλέον δραστηριότητες. Εφόσον ολοκληρωθούν οι βασικές ασκήσεις και εργασίες, προτείνετε στο μαθητή σας να δοκιμάσει να ασχοληθεί με τις επιπλέον. Αφήστε τον να κάνει κάποια στο μάθημα που επιθυμεί. Η ολοκλήρωση των επιπλέον εργασιών μπορεί να βελτιώσει την αυτοπεποίθηση του μαθητή, τη στάση του δασκάλου απέναντί του και την βαθμολογία του.

ΑΝΑΠΤΥΞΗ ΟΡΓΑΝΩΤΙΚΩΝ ΔΕΞΙΟΤΗΤΩΝ ΟΡΓΑΝΩΝΟΝΤΑΣ ΤΟ ΔΩΜΑΤΙΟ ΤΟΥ ΜΑΘΗΤΗ

Υλικά:

- Ο χώρος του μαθητή

Διαδικασία:

Βήμα 1: Ο μαθητής πρέπει να βάλει «βαθμό τάξης» σε όλες τις περιοχές εντός του χώρου του. Τα ακόλουθα θα πρέπει τουλάχιστον να είναι στη λίστα:

- Κρεβάτι
- Ντουλάπα
- Συρτάρια
- Περιοχή μελέτης

Βήμα 2: Ο μαθητής πρέπει να αναδιοργανώσει τον χώρο που έλαβε τον καλύτερο βαθμό.
Βήμα 3: Συζητήστε την αλλαγμένη οργάνωση με τον μαθητή. Αφήστε τον να αποφασίσει αν θεωρεί ότι υπάρχει βελτίωση. Επαναλάβετε με τις αμέσως επόμενες σε βαθμολογία περιοχές μέχρι να αναδιοργανωθούν όλοι οι χώροι.

ATTRIBUTE BLOCKS

Αυτή η τεχνική συζητήθηκε λεπτομερώς στο κεφάλαιο 7. Ενισχύει τις έννοιες της κατηγοριοποίησης και της συσχέτισης.

PARQUETRY BLOCKS

Αυτή η τεχνική συζητήθηκε λεπτομερώς στο κεφάλαιο 7. Ενισχύει τις έννοιες της κατηγοριοποίησης και της συσχέτισης. Δώστε έμφαση στην παρατήρηση, την αντιστοίχιση και τον προσδιορισμό του χώρου ανάμεσα στα τουβλάκια. Αλλάξτε τα διαστήματα ανάμεσα στα τουβλάκια και ζητήστε από τον μαθητή να ταιριάξει τόσο τα τουβλάκια, όσο και την θέση που έχουν αυτά με ακρίβεια.

ΠΟΥ ΕΙΝΑΙ ΤΟ ΛΑΘΟΣ;

Υλικά:

- Ένα παιχνίδι «Τι είναι λάθος με την εικόνα» (για να βρείτε παραδείγματα μπορείτε να κάνετε σχετική αναζήτηση στο διαδίκτυο)

Διαδικασία:

Βήμα 1: Παίξτε το παιχνίδι.
Βήμα 2: Κάντε αναπαράσταση το παιχνίδι χρησιμοποιώντας ένα δωμάτιο του σπιτιού.
Βήμα 3: Τοποθετήστε 3 αντικείμενα σε λάθος σημείο.
Βήμα 4: Δείτε αν ο μαθητής μπορεί να καταλάβει ποια αντικείμενα είναι σε λάθος σημείο.
Βήμα 5: Αυξήστε τον αριθμό των αντικειμένων.

ΠΡΑΚΤΙΚΗ

ΣΑΚΙΔΙΟ ΠΛΑΤΗΣ

Υλικά:

- Σακίδιο πλάτης
- Είδη σε σακίδιο

Διαδικασία:

Βήμα 1: Ο χρόνος μπορεί να είναι ένας αρνητικός παράγοντας όταν ο μαθητής δεν μπορεί να οργανωθεί. Προσπαθήστε να βρείτε 30 λεπτά το απόγευμα, για να οργανώσει ο μαθητής το σακίδιο και τον φάκελο ασκήσεών του. Αρχικά, ο μαθητής πρέπει να αφαιρέσει όλα τα αντικείμενα και να βρει έναν τρόπο να τα βάλει πίσω πιο οργανωμένα. Χρησιμοποιήστε θετική καθοδήγηση, με τη χρήση ερωτήσεων.

Βήμα 2: Επαναλάβετε έως ότου η οργάνωση του σακιδίου γίνει σε διάστημα μικρότερο των 5 λεπτών, χωρίς καθόλου βοήθεια από εσάς.

ΠΡΟΓΡΑΜΜΑ

Υλικά:

- Ατζέντα – Ημερολόγιο
- Μαρκαδόροι
- Ένα ωραίο στυλό γραφής

Διαδικασία:

Βήμα 1: Ζητήστε από τον μαθητή να αποφασίσει ποια μορφή προγράμματος λειτουργεί καλύτερα: το καθημερινό, το εβδομαδιαίο ή το μηνιαίο.

Βήμα 2: Ζητήστε από τον μαθητή να κάνει μια λίστα με όλα όσα καταγράφονται στο πρόγραμμα.
Βήμα 3: Φτιάξτε τη λίστα σε κατηγορίες.
Βήμα 4: Ο μαθητής πρέπει να αποφασίσει με ποιο χρώμα θα τονίσει τις διαφορετικές κατηγορίες. Παραδείγματα κατηγοριών είναι: ασκήσεις, αθλητική προπόνηση, χρόνο διασκέδασης, ειδικές εκδηλώσεις.
Βήμα 5: Στο τέλος κάθε σχολικής ημέρας, ζητήστε από τον δάσκαλο να υπογράψει με τα αρχικά του κάθε φορά που οι ασκήσεις είναι σωστά καταχωρημένες στο πρόγραμμα.
Βήμα 6: Καθημερινά, ο προπονητής υπογράφει με τα αρχικά του ότι το πρόγραμμα είναι σωστό και όλες οι κατηγορίες ενημερωμένες.
Βήμα 7: Όταν οι ασκήσεις είναι πάντα σωστά καταγραμμένες για 90 ημέρες, τότε υπογράψτε εβδομαδιαία, μετά μηνιαία, και στη συνέχεια τριμηνιαία.

ΦΑΚΕΛΟΣ ΕΡΓΑΣΙΩΝ ΓΙΑ ΤΟ ΣΠΙΤΙ

Υλικά:

- Φάκελος εργασιών για το σπίτι

Διαδικασία:

Βήμα 1: Ο μαθητής επιλέγει έναν φάκελο που του αρέσει. Προτρέψτε τον να σιγουρευτεί ότι θα έχει χώρο για τις ολοκληρωμένες ασκήσεις και ξεχωριστό χώρο για τις ασκήσεις που πρέπει να γίνουν.
Βήμα 2: Προετοιμάστε τον μαθητή να μάθει να καταγράφει και να τοποθετεί κατάλληλα την ολοκληρωμένη και ημιτελή άσκηση στο πρόγραμμα.
Βήμα 3: Ζητήστε από τον μαθητή να σημειώνει στο πρόγραμμα (με ένα αναγνωριστικό σημάδι) κάθε φορά που ελέγχει τον φάκελο. Βεβαιωθείτε ότι ελέγχεται τουλάχιστον

τρεις φορές την ημέρα. Το πρωί, λίγο πριν τελειώσει το σχολείο και λίγο πριν τον ύπνο.

Βήμα 4: Ανταμείψτε καθημερινά τον μαθητή για τα τρία σημεία ελέγχου της προηγούμενης ημέρας. Δώστε επιπλέον ανταμοιβή αν υπάρχουν περισσότερα από τρία σημάδια ελέγχου.

ΝΤΟΥΛΑΠΙ ΣΧΟΛΕΙΟΥ ΚΑΙ ΓΡΑΦΕΙΟ

Υλικά:

- Το γραφείο του μαθητή
- Σχολικό ντουλάπι (αν έχει)
- Οργανωτικά υλικά

Διαδικασία:

Βήμα 1: Προγραμματίστε μια ώρα με τον μαθητή για να αναδιοργανώσει το ντουλάπι και / ή το γραφείο του. Καταγράψτε τις ώρες αυτές στο πρόγραμμα του μαθητή, ώστε να γνωρίζει πότε πρόκειται να υλοποιήσει τη συγκεκριμένη δραστηριότητα. Κάντε το στην αρχή και στη μέση κάθε τριμήνου. Αφήστε τον μαθητή να σχεδιάσει την οργάνωση. Προπονητές, μην αγγίζετε τίποτα! Αφήστε τον μαθητή να τα κάνει όλα. Να είστε ένας θετικός προπονητής, κάνοντας σωστές ερωτήσεις καθοδήγησης. Μην του πείτε τι να κάνει με τα αντικείμενα στο ντουλάπι και / ή το γραφείο.

Βήμα 2: Τραβήξτε μια φωτογραφία της τελικής διάταξης.

Βήμα 3: Μεγεθύνετε την εικόνα και τοποθετήστε την στον καθρέφτη του μπάνιου που χρησιμοποιεί ο μαθητής.

Βήμα 4: Μια φορά την εβδομάδα, ρωτήστε τον μαθητή πόσο κοντά είναι η εικόνα στο οργανωμένο γραφείο και / ή ντουλάπι.

Βήμα 5: Δώστε μια ανταμοιβή αν υπάρχει αντιστοίχιση του ντουλαπιού και / ή του γραφείου με την εικόνα, κατά τον τριμηνιαίο έλεγχο.

ΣΗΜΕΙΩΣΕΙΣ ΤΑΞΗΣ ΚΑΙ ΒΙΒΛΙΑ

Υλικά:

- Σημειώσεις τάξης
- Βιβλία τάξης
- Φάκελοι τάξης
- Ντοσιέ τάξης

Διαδικασία:

Βήμα 1: Ο μαθητής μπορεί να επιλέξει φακέλους και ντοσιέ που θα χρησιμοποιεί για κάθε τάξη.

Βήμα 2: Ζητήστε του να κάνει μια λίστα με κάθε βιβλίο, φάκελο, τετράδιο ή ντοσιέ που χρησιμοποιεί για κάθε τάξη.

Βήμα 3: Κρατήστε τη λίστα στο ημερολόγιο - πρόγραμμα.

Βήμα 4: Αν ο μαθητής μπορεί εύκολα να διατηρήσει το υλικό αυτό στο σημείο που ο ίδιος αποφάσισε ότι πρέπει να βρίσκεται, ζητήστε του να ελέγχει τη λίστα κάθε εβδομάδα. Σε περίπτωση που δεν μπορεί να κρατήσει τη σειρά των αντικειμένων, πρέπει ελέγχει τη λίστα καθημερινά, μέχρι να είναι όλα στη σωστή θέση κάθε φορά.

ΑΝΤΙΜΕΤΩΠΙΣΗ ΠΡΟΒΛΗΜΑΤΩΝ

Όταν η διαδικασία οργάνωσης είναι υπερβολικά απαιτητική, ο μαθητής αποκαρδιώνεται πριν ακόμη ξεκινήσει. Αυτό δημιουργεί μια διάθεση αποφυγής. Το βιβλίο *The Life-Changing Magic of Tidying Up: The Japanese Art of Decluttering and Organizing* της Marie Kondo εξηγεί πώς να ολοκληρώσετε πολύπλοκες δραστηριότητες, όταν κάτι τέτοιο μοιάζει αδύνατο.[41] Προτείνει την οργάνωση

> ΟΤΑΝ Η ΔΙΑΔΙΚΑΣΙΑ ΟΡΓΑΝΩΣΗΣ ΕΙΝΑΙ ΥΠΕΡΒΟΛΙΚΑ ΑΠΑΙΤΗΤΙΚΗ, Ο ΜΑΘΗΤΗΣ ΑΠΟΚΑΡΔΙΩΝΕΤΑΙ ΠΡΙΝ ΑΚΟΜΗ ΞΕΚΙΝΗΣΕΙ. ΑΥΤΟ ΔΗΜΙΟΥΡΓΕΙ ΜΙΑ ΔΙΑΘΕΣΗ ΑΠΟΦΥΓΗΣ.

παρόμοιων αντικειμένων την ίδια στιγμή. Για παράδειγμα, φτιάξτε όλα σας τα ρούχα μαζί. Δεν συνιστάται να τακτοποιείτε κάθε συρτάρι ξεχωριστά.

Στο κεφάλαιο 14 του βιβλίου της *See it, Say it, Do it!*, η Δρ Lynn Hellerstein περιγράφει πως να κάνεις τις εργασίες και δραστηριότητές σου εικόνα στο μυαλό σου.[42] Προτείνει, τον χωρισμό των εργασιών σε μικρά τμήματα. Το ξεκαθάρισμα από την λίστα υποχρεώσεων των λιγότερο σημαντικών εργασιών, μπορεί να γίνει με την φαντασίωση (σκέψη σε εικόνες) ότι τις πετάτε έξω από ένα παράθυρο. Αυτό βοηθά στο να αφαιρέσετε από το μυαλό του μαθητή το χάος, για να επικεντρωθεί στα σημαντικά θέματα.

ΠΕΡΙΛΗΨΗ

Για να βοηθήσετε τον μαθητή σας να ξεπεράσει τις προσδοκίες, καθοδηγήστε τον να είναι καλύτερα οργανωμένος. Κάντε το, γνωρίζοντας ποια συστήματα λειτουργούν καλύτερα για εκείνον. Ζητήστε βοήθεια από τους εκπαιδευτικούς όταν είναι απαραίτητο. Προπονήστε τον για την έξυπνη διαχείριση του ελεύθερου χρόνου, τόσο στο σπίτι όσο και στην τάξη. Βοηθήστε τον να συνειδητοποιήσει την επιτυχία και να βάλει στόχους, γεγονός που θα του δώσει αυτοπεποίθηση για να είναι επιτυχής σε ό,τι επιλέγει να κάνει.

Μόλις οι μαθητές μάθουν τα *Μυστικά Όρασης* στα Κεφάλαια 4 μέχρι 8, θα έχουν λιγότερο διάβασμα για το σπίτι και περισσότερο ελεύθερο χρόνο. Για να ξεκινήσετε την καθοδήγηση του μαθητή σας μέσω αυτών των δραστηριοτήτων, επικεντρωθείτε σε έναν τομέα κάθε φορά. Αφήστε τον μαθητή να επιλέξει το μάθημα που θέλει να βελτιώσει και με το οποίο θέλει να ξεκινήσει. Μπορεί να εκπλήξει τον προπονητή, αλλά οι περισσότεροι μαθητές επιλέγουν συνήθως το καλύτερο τους μάθημα πρώτα. Ο προπονητής μπορεί να προτιμά ο μαθητής να αρχίσει με το μάθημα που δεν πηγαίνει τόσο καλά. Ωστόσο, αν ξεκινήσει τελικώς με το πεδίο στο οποίο διαπρέπει, η επιτυχία του στην οργάνωση του πεδίου αυτού, θα τον κάνει να βλέπει με θετική ματιά τα πιο δύσκολα, για εκείνον, μαθήματα.

ΕΠΑΝΑΛΗΨΗ

Οπτικές δεξιότητες

- Σακκαδικές Κινήσεις Ματιών
- Συνεργασία Ματιών
- Εστίαση
- Συσχέτιση
- Κατηγοριοποίηση
- Οπτικοποίηση
- Οπτική μνήμη
- Χωροταξική οργάνωση
- Χωροταξική θέση

Χρόνος

- 20 λεπτά καθημερινά για την εξάσκηση των τεχνικών
- 30 λεπτά καθημερινά για να την οργάνωση κάποιου πράγματος

Προπόνηση

- Κάντε τις τεχνικές των *Μυστικών Όρασης* μέσω θετικής προσέγγισης
- Μην κάνετε τις τεχνικές με άλλους συγγενείς και αδέλφια. Κρατήστε το ένας-προς-έναν

Στοιχεία

- Αναλύοντας τις εργασίες

- Παρακολουθήστε τα πάντα
- Υπενθύμιση υποχρέωσης
- Παράδοση της εργασίας για το σπίτι
- Ελεύθερος χρόνος
- Οι ελεύθερες ώρες μετρούν

Ανάπτυξη Δεξιοτήτων

- Οργανώνοντας το δωμάτιο του μαθητή
- Attribute blocks
- Parquetry blocks
- Που είναι το λάθος;

Πρακτική

- Σακίδιο πλάτης
- Πρόγραμμα
- Φάκελος εργασιών για το σπίτι
- Ντουλάπι σχολείου και γραφείο
- Σημειώσεις τάξης και βιβλία

Αντιμετώπιση προβλημάτων

- Βιβλίο: Marie Kondo, *The Life-Changing Magic of Tidying Up: The Japanese Art of Decluttering and Organizing*
- Βιβλίο: Lynn Hellerstein, *See It. Say It. Do It!*

11

ΔΟΥΛΕΨΤΕ ΠΙΟ ΕΞΥΠΝΑ, ΟΧΙ ΠΙΟ ΣΚΛΗΡΑ
ΕΠΙΛΕΞΤΕ ΤΗ ΖΩΗ ΣΑΣ

Διαχειρίζομαι το χρόνο μου δίνοντας προτεραιότητα σε εργασίες,
εργάζομαι πιο έξυπνα και όχι πιο σκληρά,
αποφεύγοντας την αναβολή.

— Jeet Banerjee

Τα *Μυστικά Όρασης* για σχολική επιτυχία μαθαίνουν την έξυπνη εργασία, όχι την πιο σκληρή. Οι τεχνικές βοηθούν τους μαθητές να χρησιμοποιούν τις οπτικές τους δεξιότητες στο μέγιστο και να είναι οι ίδιοι πιο αποδοτικοί και αποτελεσματικοί στην ολοκλήρωση των εργασιών/ασκήσεών τους. Αυτό επιτρέπει στους μαθητές να ξεπεράσουν όχι μόνο τις προσδοκίες των γονέων και των εκπαιδευτικών τους, αλλά και τις δικές τους. Η αποδοτικότητα αυτή έχει θετική επίδραση στην αυτοπεποίθηση του μαθητή. Αυτό το κεφάλαιο θα δώσει τις τεχνικές που βοηθούν στην οικοδόμηση αυτοπεποίθησης στους μαθητές όταν δουλεύουν τις δραστηριότητες των Μυστικών Όρασης και για την καθημερινή τους ζωή.

ΟΠΤΙΚΕΣ ΔΕΞΙΟΤΗΤΕΣ ΑΝΤΙΛΗΨΗΣ ΘΕΣΗΣ ΚΑΙ ΣΩΜΑΤΟΣ:

Οπτική δεξιότητα	Ορισμός
Κινήσεις ματιών	Η ικανότητα διατήρησης της εστίασης κατά την παρακολούθηση ενός κινούμενου αντικειμένου και η ικανότητα αλλαγής εστίασης με ακρίβεια από ένα σημείο σε ένα άλλο
Προσαρμογή - Εστίαση	Η ικανότητα να κρατάμε μια εικόνα σε εστίαση (καθαρή) όταν κοιτάμε κοντά
Συνεργασία Ματιών Διόφθαλμη Όραση	Η ικανότητα συνεργασίας των δύο ματιών, ώστε να στέλνουν το ίδιο μήνυμα στον εγκέφαλο την ίδια ώρα
Χωρικός και Χρονικός Προσανατολισμός	Ο συγχρονισμός ανάμεσα σε μάτι-εγκέφαλο και περιβάλλον για την αντίληψη και διατήρηση της θέσης στο χώρο και στο χρόνο (εσωτερικό ρολόι)
Χωρική και Χρονική Οργάνωση	Η αντίληψη ματιού-εγκεφάλου σε σχέση με το πότε συμβαίνουν τα πράγματα γύρω μας και πως σχετίζονται
Οπτικοποίηση	Η ικανότητα να βλέπει κάποιος εικόνες αντικειμένων στο μυαλό του με τα μάτια κλειστά
Οπτική Μνήμη	Η ικανότητα να ανακαλεί κάποιος κάτι που είδε πριν από κάποιο διάστημα
Θέση Σώματος στο Χώρο	Το να γνωρίζεις που είναι το κέντρο του σώματος σου

Κινήσεις ματιών: Όταν οι κινήσεις των ματιών είναι δυσλειτουργικές και ανώριμες, είναι δύσκολο να επεξεργαστεί κάποιος ολόκληρο το περιβάλλον στο οποίο βρίσκεται, να κάνει ακριβείς εκτιμήσεις και να λάβει σωστές κινητικές ή άλλες αποφάσεις.

Προσαρμογή: Η διατήρηση της εστίασης και της συγκέντρωσης είναι σημαντική, ώστε να λειτουργεί η αντίληψη και η κατανόηση. Είναι απαραίτητη για τους μαθητές, ώστε να μπορούν να ολοκληρώσουν τις εργασίες/ασκήσεις τους με επιτυχία, ταχύτητα και άνεση.

Συνεργασία Ματιών: Η καλή συνεργασία των ματιών μειώνει το οπτικό στρες της παρατεταμένης κοντινής εργασίας. Επίσης, βοηθάει στην καλύτερη αντίληψη του βάθους πεδίου, επομένως και της θέσης του μαθητή στο χώρο.

Χωρικός και χρονικός προσανατολισμός: Αφορά τη γνώση του μαθητή της ποσότητας εργασίας και του χρόνου που θα χρειαστεί για την ολοκλήρωσή της. Έτσι, ο μαθητής αναπτύσσει την ικανότητα να λαμβάνει αποφάσεις και να σχεδιάζει τι μπορεί και τι δεν μπορεί να κάνει.

Χωρική και χρονική οργάνωση: Σχετίζεται με την εκτίμηση της οργάνωσης του χώρου και του χρόνου. Η ικανότητα σε αυτόν τον τομέα βοηθάει στις αποφάσεις σε πολλούς άλλους τομείς. Η έγκαιρη ολοκλήρωση ασκήσεων και εργασιών μπορεί να είναι πιο δύσκολη όταν υπάρχει άγχος.

Οπτικοποίηση: Το να βλέπει κάποιος τον εαυτό του με θετικό τρόπο βελτιώνει την αυτοπεποίθησή του.

Οπτική μνήμη: Συμβάλλει στην ενθύμηση ευχάριστων γεγονότων και θετικών καταστάσεων.

> ΤΟ ΝΑ ΚΑΤΑΛΑΒΑΙΝΕΙ ΚΑΠΟΙΟΣ ΠΟΥ ΒΡΙΣΚΕΤΑΙ ΕΙΝΑΙ ΣΗΜΑΝΤΙΚΟ ΓΙΑ ΤΗ ΣΥΣΧΕΤΙΣΗ ΤΟΥ ΜΕ ΤΟΥΣ ΑΛΛΟΥΣ ΚΑΙ ΤΑ ΑΝΤΙΚΕΙΜΕΝΑ ΣΤΟ ΧΩΡΟ.

Θέση Σώματος στο Χώρο: Το να καταλαβαίνει κάποιος πού βρίσκεται είναι σημαντικό στην συσχέτισή του με τους άλλους και τα αντικείμενα στο χώρο.

ΧΡΟΝΟΣ

Αφιερώστε περίπου 20 λεπτά την ημέρα δουλεύοντας τα *Μυστικά όρασης για σχολική επιτυχία*. Κάθε μέρα βρείτε πέντε πράγματα που ο μαθητής κάνει σωστά. Αφιερώστε χρόνο καταγράφοντάς τα λεπτομερώς και αφήστε μια φράση την ημέρα για να την ανακαλύψει ο μαθητής.

ΠΡΟΠΟΝΗΣΗ

Κανόνες αυτοπεποίθησης για τον προπονητή

1. Ρωτήστε, μην απαιτείτε, από τον μαθητή να εκτελέσει μια εργασία. (Προτάσεις: Κάντε μια ερώτηση σχετικά με την εργασία ή δραστηριότητα που θέλετε να κάνει ο μαθητής. Ρωτήστε, «Μήπως είναι το πιάτο του σκύλου άδειο;» αντί να πείτε, «Τάισε τον σκύλο». Ρωτήστε, «Πώς πάνε οι ασκήσεις σου;» αντί να πείτε, «Κάνε τα μαθήματά σου».)
2. Προσπαθήστε να επισημάνετε τα θετικά στην απόδοση του μαθητή, όχι τα λάθη. (Παράδειγμα: «Πέτυχες έξι στα εφτά γράμματα στην ορθογραφία της τάδε λέξης», αντί να πείτε «Έκανες λάθος στην ορθογραφία».)
3. Βοηθήστε τον μαθητή να ανακαλύψει πώς θα λύσει το πρόβλημά του ακούγοντάς τον να μιλάει γι' αυτό. Τότε, ρωτήστε τον τι πιστεύει ότι πρέπει να γίνει σχετικά με το πρόβλημα. Μην κάνετε υποδείξεις ως προς τον τρόπο επίλυσης του προβλήματος. Αντιθέτως, αφήστε τον να κάνει εκείνος προτάσεις.
4. Μην αποκαλείτε τον μαθητή σας με χαρακτηρισμούς όπως «ο έξυπνος», ή «ο καλλιτέχνης» ή οποιαδήποτε άλλη ταμπέλα. Καθορίζει τη νοοτροπία του και καταπνίγει την ικανότητά του να εργάζεται εντατικά για να επιτύχει οποιαδήποτε εργασία του ανατεθεί.[4343]
5. Μην συγκρίνετε τον μαθητή σας με άλλους μαθητές, ειδικά με τους φίλους ή τα αδέλφια του.
6. Μην επικρίνετε τον μαθητή ή τον/την αποκαλείτε με χαρακτηρισμούς, όπως «δεν είσαι τόσο έξυπνος» ή «δεν είσαι καλός στα μαθηματικά» ή «είσαι τεμπέλης».
7. Μην πείτε ότι ο μαθητής είναι ένας «καλός» ή «κακός» μαθητής. Αυτή η ταμπέλα δημιουργεί μια προσδοκία για την οποία αισθάνεται ότι θα πρέπει πάντα να ανταποκρίνεται. [43]

8. Όταν μιλάτε για μια ολοκληρωμένη δραστηριότητα, χρησιμοποιήστε πολλές λεπτομέρειες και μιλήστε για την προσπάθεια που κατέβαλλε ο μαθητής. Καλό είναι να αναφέρετε συχνά το πόσο επίμονα δούλεψε για την εργασία.

ΣΤΟΙΧΕΙΑ

ΧΑΡΑΚΤΗΡΙΣΤΙΚΑ

Δημιουργήστε μια λίστα με τα θετικά χαρακτηριστικά ή τα δυνατά σημεία του μαθητή. Κάντε τη λίστα μεγάλη. Χαρακτηριστικά προσωπικότητας, ειδικές ικανότητες στα αθλήματα και τα ενδιαφέροντα, ή λατρεία για τη φύση και τα ζώα είναι τομείς που μπορούν να συμπεριληφθούν.

ΣΤΑΣΗ - ΠΡΟΣΕΓΓΙΣΗ

Τόσο ο προπονητής όσο και ο μαθητής πρέπει να έχουν θετική στάση όταν υλοποιούν ευχάριστες, αλλά και δύσκολες δραστηριότητες. Η αρνητική σκέψη είναι σαν ένας μεγάλος τοίχος. Σας κλείνει. Σας εμποδίζει να πετύχετε στόχους, και σας φρενάρει από το να κινηθείτε μπροστά για να επιτύχετε τους στόχους ζωής. Αυτό ισχύει για τη μάθηση, τις σχέσεις και την εύρεση της ευτυχίας. Οι αρνητικές συμπεριφορές βλάπτουν την ικανότητα του μαθητή να αξιοποιεί πλήρως τις δυνατότητές του. Βρείτε έναν τρόπο να επισημαίνετε ο ένας στον άλλο τη στιγμή κατά την οποία η στάση σας είναι αρνητική. Δημιουργήστε τρόπους για να την αλλάξετε.

Ορισμένες ιδέες έχουν ως εξής:

- Κάντε ένα μικρό διάλειμμα και μιλήστε για την στάση του ενός και του άλλου.

- Κάντε το μαθησιακό χώρο πιο διασκεδαστικό. Χρησιμοποιήστε ιδέες από το Κεφάλαιο 2 του βιβλίου.
- Χρησιμοποιήστε φράσεις για να εμπνεύσετε το μαθητή.
- Φανταστείτε μια σκηνή ή ένα συμβάν που αποτελεί για σας θετική εμπειρία.
- Μην επιτρέπετε χρήση αρνητικών λέξεων.
- Καθορίστε ποιες είναι αρνητικές και ποιες θετικές σκέψεις.
- Προπονητές, πρέπει να είστε οι μεγαλύτεροι θαυμαστές του μαθητή.
- Να ανταμείβετε τη θετική συμπεριφορά και όχι να τιμωρείτε τις αρνητικές πράξεις.
- Βγάλτε το άλμπουμ φωτογραφιών του μαθητή και μιλήστε για το πόσο ευτυχισμένος/η ήσασταν όταν γεννήθηκε. Συζητήστε χαριτωμένα πράγματα που έκανε ως μωρό.

Η Denise ήταν στεναχωρημένη

Η Denise αισθανόταν άσχημα για τον εαυτό της. Δυσκολευόταν στο σχολείο. Οι γονείς της ήταν απογοητευμένοι από τις καθημερινές προκλήσεις που έπρεπε να αντιμετωπίσει για την ολοκλήρωση των μαθημάτων της. Εκείνη δεν ήταν περήφανη για την εμφάνισή της και δυσκολευόταν να κάνει φίλους. Φαινόταν να έχει αρνητική στάση για τα πάντα. Μια μέρα, οι γονείς της άρχισαν να αλλάζουν τον τρόπο με τον οποίο της μιλούσαν. Τότε, η Denise άρχισε να αλλάζει. Με την παρότρυνση των γονιών της, αισθάνθηκε καλύτερα για τον εαυτό της. Άρχισε να προσπαθεί περισσότερο στο σχολείο και να φροντίζει την εμφάνισή της. Άρχισε να κάνει φίλους, γεγονός που ήταν επίσης μια θετική εξέλιξη. Σιγά σιγά, άρχισε να επιτυγχάνει και στη συνέχεια να βελτιώνει τους βαθμούς της. Η τάξη της την ψήφισε ως το άτομο με τις μεγαλύτερες πιθανότητες για επιτυχία. Προχώρησε τη μελέτη της και εισήχθη στο πανεπιστήμιο.

ΑΝΑΠΤΥΞΗ ΔΕΞΙΟΤΗΤΩΝ

ΚΙΝΗΤΡΟ

Δώστε κίνητρο στον μαθητή σας σε θέματα που μπορεί να είναι πιο δύσκολα από άλλα, χρησιμοποιώντας με θετικό φορτίο φράσεις και λέξεις. Συσχετίστε αυτή τη συγκεκριμένη δεξιότητα με διάφορες δραστηριότητες της καθημερινότητας. Διαλέξτε ένα χόμπι που βοηθά στην ανάπτυξη αυτής της δεξιότητας. Καθοδηγήστε τον μαθητή σας να δημιουργήσει μια θετική στάση απέναντι στο συγκεκριμένο τομέα. Το κουμπί «αισθάνομαι καλά» αποτελεί τεράστιο πλεονέκτημα όταν προσπαθείτε να ολοκληρώσετε μια δύσκολη εργασία. Μόλις ξεπεραστεί η δυσκολία αυτή, πρέπει να δοθεί έμφαση στην επίμονη εργασία και μελέτη του μαθητή και στην επισήμανση όσων κατακτήθηκαν. Όταν οι εργασίες/ασκήσεις γίνονται ευκολότερες, συνεχίστε να διευκρινίζετε τα οφέλη της επίμονης προσπάθειας λέγοντας, «Θυμάσαι τότε που οι ασκήσεις ήταν πιο δύσκολες από ό,τι είναι τώρα; Είναι επειδή μελέτησες σωστά και τώρα απολαμβάνεις τα οφέλη».

ΠΡΟΤΕΡΑΙΟΤΗΤΕΣ

Για να παρακινήσετε έναν μαθητή να εκτιμήσει την οργάνωση και το χρόνο, αρχίστε καθορίζοντας τις προτεραιότητές του. Τι είναι σημαντικό για εκείνον; Τι θέλει να βελτιώσει στη ζωή του; Τι τον κάνει ευτυχισμένο και τι τον κάνει λυπημένο; Μιλήστε για το τι συμβαίνει όταν έχει περισσότερο χρόνο σε σχέση με όταν έχει λιγότερο. Ποια είναι τα χόμπι του και οι αθλητικές του δραστηριότητες; Θέλει να είναι σε θέση να περάσει περισσότερο χρόνο με οικογένεια και φίλους; Ζητήστε από τον μαθητή να περιγράψει πώς θα ήταν μια τέλεια ημέρα. Να σκεφτεί (σε εικόνες) τον εαυτό του να κάνει κάτι διασκεδαστικό. Η οπτικοποίηση (σκέψη σε εικόνες) συζητήθηκε στο Κεφάλαιο 5.

ΣΤΟΧΟΙ

Αφού καθοριστούν και συζητηθούν οι προτεραιότητες του μαθητή, ζητήστε του να τις καταγράψει ως στόχους. Βάλτε τις προτεραιότητες και τους στόχους σε σειρά, βάσει της μεγαλύτερης σημασίας που τους δίνει ο μαθητής. Παράδειγμα προτεραιότητας μπορεί να είναι, «Οι γονείς μου είναι οι πιο σημαντικοί άνθρωποι στη ζωή μου». Ένας στόχος που σχετίζεται με αυτή την προτεραιότητα μπορεί να είναι, «Θα ήθελα να περνώ περισσότερο χρόνο με τους γονείς μου».

Για να δημιουργήσετε μια θετική στάση σχετικά με την αξία του χρόνου, τοποθετήστε γραπτές φράσεις στο υπνοδωμάτιο του μαθητή και στο μπάνιο. Καθώς ξεκινά την ημέρα του, θα τα βλέπει ενώ ετοιμάζεται. Επίσης, μπορείτε να τις τοποθετήσετε στο φάκελο εργασιών, στο σακίδιο, στο δοχείο φαγητού και στο ντουλάπι. Παρακάτω θα βρείτε κάποιες φράσεις που περιλαμβάνουν κίνητρα και που μπορούν να εμπνεύσουν τον μαθητή σας να εκτιμήσει τον χρόνο του. Συμπεριλάβετε μερικά λεκτικά κίνητρα για να τον βοηθήσετε να αισθάνεται καλά με την προσπάθεια που κάνει για να βελτιώσει τον εαυτό του, να εξοικονομήσει χρόνο και να κάνει τη ζωή του ευκολότερη.

ΠΡΑΚΤΙΚΗ

ΘΕΤΙΚΗ ΣΚΕΨΗ

Εκμεταλλευτείτε κάθε ευκαιρία για να δημιουργήσετε κίνητρο και αυτοεκτίμηση στον μαθητή σας.

ΦΡΑΣΕΙΣ

Αφήστε φράσεις σε διάφορα σημεία στο σπίτι. Ακολουθούν μερικές ιδέες ανάλογα με το πεδίο δυσκολίας του μαθητή σας.

Χρόνος

«Κάθε δευτερόλεπτο είναι άπειρης αξίας», Jonathan Wolfgang von Goethe

Έμπνευση

«Αφήστε το χαμόγελό σας να αλλάξει τον κόσμο αλλά μην αφήσετε τον κόσμο να αλλάζει το χαμόγελό σας», Connor Franta

Εντατική προσπάθεια

«Όποιος δεν έκανε λάθος ποτέ, δεν δοκίμασε ποτέ κάτι καινούριο», Albert Einstein

Επιτυχία

- «Αν μπορείτε να το ονειρευτείτε, μπορείτε να το κάνετε», Walt Disney
- «Η μόνη φορά που βρίσκετε την λέξη επιτυχία πριν από τη δουλειά είναι στο λεξικό», May V. Smith
- «Οι επιτυχημένοι άνθρωποι κάνουν ό,τι οι μη επιτυχημένοι άνθρωποι δεν είναι πρόθυμοι να κάνουν», Jim Rohn
- «Η επιτυχία φαίνεται να συνδέεται με τη δράση. Οι επιτυχημένοι άνθρωποι συνεχίζουν να κινούνται. Κάνουν λάθη, αλλά δεν παραιτούνται», Conrad Hilton
- «Αν θέλετε πραγματικά να κάνετε κάτι, θα βρείτε τον τρόπο. Εάν δεν θέλετε, θα βρείτε μια δικαιολογία», Jim Rohn

Ορθογραφία

- «Να είστε καλοί στην ορθογραφία, αλλιώς θα θεωρήστε ότι είστε λιγότερο έξυπνοι απ' ό,τι είστε στην πραγματικότητα», Brenda Montecalvo
- «Όταν η ορθογραφία είναι τέλεια, είναι αόρατη. Αλλά όταν είναι ελλιπής, προκαλεί έντονα αρνητικούς συσχετισμούς», Marilyn vos Savant
- «Να είστε προσεκτικοί στην ορθογραφία σας. Η αυτόματη διόρθωση δεν είναι πάντα σωστή», Jesse Neo

Γραφή

- «Το γράψιμο είναι εύκολο. Το μόνο που έχετε να κάνετε είναι να διαγράψετε τις λανθασμένες λέξεις», Mark Twain
- «Το πιο δύσκολο κομμάτι της γραφής είναι ακριβώς πριν ξεκινήσετε», Ανώνυμος
- «Ξεκινήστε να γράφετε, δεν έχει σημασία τι. Το νερό δεν τρέχει μέχρι να ανοίξει η βρύση», Louis L'Amour
- «Το γράψιμο είναι σκέψη σε χαρτί», William Zinsser
- «Μπορεί να μην γράφετε καλά κάθε μέρα, αλλά μπορείτε πάντα να διορθώσετε μια κακή σελίδα. Δεν μπορείτε να διορθώσετε μια κενή σελίδα», Jodi Picoult

Μαθηματικά

- «Τα μαθηματικά και η φυσική είναι η ψυχή του μέλλοντος», Bob Becker
- «Δώσε μου έναν μεγάλο μοχλό και μια βάση να τον στηρίξω και θα κινήσω τη Γη», Αρχιμήδης

- «Η ουσία των μαθηματικών δεν είναι να κάνει τα απλά πράγματα περίπλοκα, αλλά να κάνει τα περίπλοκα πράγματα απλά», Stan Gudder
- «Σκεφτείτε έναν αριθμό. Διπλασιάστε τον. Προσθέστε έξι, στη συνέχεια διαιρέστε τον στη μέση. Αφαιρέστε τον αριθμό με τον οποίο ξεκινήσατε. Ο αριθμός σας είναι το τρία», Ανώνυμος
- «Τα μαθηματικά είναι σαν το παγωτό, με περισσότερες γεύσεις από όσες μπορείς να φανταστείς - και αν το μόνο που κάνετε είναι κλασικά μαθηματικά, είναι σαν να τρώτε παγωτό με γεύση μπρόκολο», Denise Gaskins

Ανάγνωση

- «Σήμερα ένας αναγνώστης, αύριο ένας ηγέτης», Margaret Fuller
- «Μόλις μάθετε να διαβάζετε, θα είστε για πάντα ελεύθεροι», Frederick Douglas
- «Η ανάγνωση είναι απαραίτητη για όσους αναζητούν την άνοδό τους πάνω από το συνηθισμένο», Jim Rohn
- «Αν δεν θέλετε να διαβάσετε, δεν έχετε βρει το σωστό βιβλίο», J.K. Rowling
- «Η ανάγνωση είναι ένα εισιτήριο έκπτωσης για παντού», Mary Schmich

ΜΥΣΤΙΚΑ ΟΡΑΣΗΣ

Οι δραστηριότητες γραφής στο Κεφάλαιο 4 έδειξαν στους μαθητές πώς να επιτύχουν μια πιο ευανάγνωστη καλλιγραφία. Με αυτή τη δεξιότητα, οι γραπτές ασκήσεις ολοκληρώνονται πιο γρήγορα και με μεγαλύτερη ευκολία. Η σκέψη του μαθητή εστιάζει στη σύνθεση και τη δομή του γραπτού και όχι στη δυσκολία γραφής. Ο μαθητής, εν τέλει, θα είναι υπερήφανος για το βελτιωμένο γραπτό του.

Οι δραστηριότητες σχετικά με την ορθογραφία στο Κεφάλαιο 5 έδειξαν πώς οι μαθητές μπορούν να γίνουν ορθογράφοι και ότι δεν χρειάζεται πολύς χρόνος για να μάθουν τη σωστή ορθογραφία των λέξεων. Το να πάρουν «Α» στα τεστ ορθογραφίας θα τους δώσει μεγαλύτερη αυτοπεποίθηση, ήδη από μικρή ηλικία. Αυτοί που είναι καλοί στην ορθογραφία ξοδεύουν λιγότερο χρόνο στο να ψάχνουν λέξεις, γεγονός που φέρνει καλύτερα αποτελέσματα στις γραπτές ασκήσεις τους. Δίνει επίσης μια καλύτερη πρώτη εντύπωση και δημιουργεί αυτοπεποίθηση που θα διαρκέσει για μια ζωή. Κάποια μέρα ο μαθητής ίσως ξεπεράσει κάθε προσδοκία.

Η έκθεση είναι μια ικανότητα που λίγοι μαθητές αναπτύσσουν καλά. Εφαρμόστε τις ιδέες στο Κεφάλαιο 6 για να αποκτήσει ο μαθητής επάρκεια στη σύνθεση εκθέσεων. Όταν θα έρθει η ώρα να συμπληρώσει μια αίτηση, για παράδειγμα, για την υποτροφία του, ο μαθητής αυτός θα έχει περισσότερες πιθανότητες επιτυχίας. Οι υποτροφίες συχνά απονέμονται με βάση την έκθεση που υποβάλλεται στην επιτροπή. Μπορούν οι μαθητές να μάθουν να γράφουν καλά; Ναι, μπορούν, και τους κάνει να αισθάνονται υπερήφανοι. Η δυνατότητα να γράφουν άριστες εκθέσεις δίνει στους μαθητές ένα επιπλέον πλεονέκτημα όταν ξεκινούν τις σπουδές τους. Οι καλοί συγγραφείς έχουν περισσότερη αυτοπεποίθηση και αισθάνονται καλύτερα για τον εαυτό τους. Έχουν περισσότερες ευκαιρίες στη ζωή. Μια μέρα, μπορεί να γίνουν διάσημοι συγγραφείς. Όλα είναι πιθανά. Είμαστε περιορισμένοι μόνο από τη φαντασία μας για το τι μπορεί να γίνει.

Ποιος θέλει να είναι ο τελευταίος που θα λύσει ένα πρόβλημα μαθηματικών; Ο μαθητής που τελειώνει τελευταίος, ίσως απογοητευτεί και σιγά σιγά να αναπτύξει έναν αρνητισμό απέναντι στα μαθηματικά. Όταν ένας μαθητής είναι αρνητικός με την ιδέα ενασχόλησης με μια άσκηση μαθηματικών, η στάση του αυτή εμποδίζει την εκμάθηση μαθηματικών εννοιών. Οι ιδέες μαθηματικών στο Κεφάλαιο 7 δείχνουν πώς να γίνουν αντιληπτές γρήγορα οι μαθηματικές έννοιες. Τα προτεινόμενα παιχνίδια συμβάλλουν στην ανάπτυξη καλύτερων οπτικών δεξιοτήτων στους μαθητές και στην καλύτερη αντίληψη εννοιών χώρου και αποστάσεων, καθώς και αξιολόγησης και υπολογισμού του χώρου με ευκολία. Σήμερα έχουμε κομπιουτεράκια που μας δίνουν τις απαντήσεις στις μαθηματικές πράξεις. Όταν δίνεται 10% έκπτωση σε μια αγορά σε κατάστημα, συχνά ο/η ταμίας δεν μπορεί να υπολογίσει την έκπτωση αν η ταμειακή μηχανή δεν το εμφανίσει. Τι γίνεται με το φιλοδώρημα σε ένα εστιατόριο; Πόσοι άνθρωποι πρέπει να χρησιμοποιήσουν μια αριθμομηχανή για να καθορίσουν το ποσό; Σε ένα ομαδικό δείπνο, το πρόσωπο που υπολογίζει το 15% του φιλοδωρήματος στο μυαλό του θεωρείται πιο έξυπνος. Πολλές ακριβοπληρωμένες θέσεις εργασίας απαιτούν καλές δεξιότητες μαθηματικών και κατανόηση των μαθηματικών εννοιών. Η χρήση των ιδεών στο κεφάλαιο μαθηματικών θα βοηθήσει τον μαθητή να πετύχει μια καλύτερη ζωή, με περισσότερες επιλογές. Δεν χρειάζεται να συμβιβαστεί με μια δουλειά που δεν θα του αρέσει. Μπορεί να επιτύχει την καριέρα των ονείρων του και να είναι ευτυχής.

Η ανάγνωση είναι η πιο σημαντική ακαδημαϊκή δεξιότητα που πρέπει να κάποιος να κατέχει, καθώς, σχεδόν ό,τι κάνει στην ζωή του, απαιτεί την ικανότητα ανάγνωσης και κατανόησης. Η δεξιότητα αυτή είναι πιο δύσκολη για έναν αδύναμο στην ανάγνωση μαθητή.

> Η ΑΝΑΓΝΩΣΗ ΕΙΝΑΙ Η ΠΙΟ ΣΗΜΑΝΤΙΚΗ ΑΚΑΔΗΜΑΪΚΗ ΔΕΞΙΟΤΗΤΑ ΠΟΥ ΠΡΕΠΕΙ ΝΑ ΚΑΠΟΙΟΣ ΝΑ ΚΑΤΕΧΕΙ ΚΑΘΩΣ ΣΧΕΔΟΝ Ο, ΤΙ ΚΑΝΕΙ ΣΤΗΝ ΖΩΗ ΤΟΥ ΑΠΑΙΤΕΙ ΤΗΝ ΙΚΑΝΟΤΗΤΑ ΑΝΑΓΝΩΣΗΣ ΚΑΙ ΚΑΤΑΝΟΗΣΗΣ.

Το ενδιαφέρον προς την ανάγνωση δίνει στον μαθητή μια δεξιότητα ζωής που τον βοηθά να ψυχαγωγείται, χωρίς να εξαρτάται από μια ψηφιακή συσκευή, και του επιτρέπει να μαθαίνει καθ' όλη τη διάρκεια της ζωής του. Τον κάνει να αισθάνεται καλά για τον εαυτό του και τις ικανότητές του, και μπορεί να τον ταξιδέψει οπουδήποτε θέλει να πάει, μέσα στο μυαλό του. Αν δεν γνωρίζει την απάντηση σε μια ερώτηση, μπορεί να διαβάσει μόνος του και να την βρει. Το να είναι καλός στην ανάγνωση οδηγεί σε περισσότερες δυνατότητες, καλύτερες θέσεις εργασίας, περισσότερη αγάπη για μάθηση και καλύτερη ζωή. Η ολοκλήρωση των δραστηριοτήτων ανάγνωσης στο κεφάλαιο 8 θα βοηθήσει τον μαθητή σας να ξεπεράσει τις προσδοκίες του.

ΑΝΤΙΜΕΤΩΠΙΣΗ ΠΡΟΒΛΗΜΑΤΩΝ

Μερικοί μαθητές που για πολλά χρόνια αγωνίζονταν για να πετύχουν, δεν έχουν πολλά κίνητρα για να συνεχίσουν να προσπαθούν. Ποιος θα μπορούσε να τους κατηγορήσει όταν όλες οι προσπάθειες ολοκλήρωσης ασκήσεων επιστρέφονται με κόκκινες από το στυλό διορθώσεις και με τους γονείς τους να τους επιπλήττουν επειδή δεν προσπαθούν αρκετά; Οι δάσκαλοι είναι απογοητευμένοι μαζί τους, επειδή κάθε προσπάθεια να τους διδάξουν δεν έχει αποδώσει. Σιγά-σιγά, αυτές οι καταστάσεις φθείρουν το κίνητρο των μαθητών για κάθε προσπάθεια και οι ίδιοι καταλήγουν να μην αισθάνονται καλά με τους εαυτούς τους.

Αυτοί οι μαθητές θέλουν να πετύχουν. Χρειάζονται έναν αισιόδοξο προπονητή, και χρειάζονται κάποιον να πιστέψει στην ικανότητά τους να προχωρήσουν και να βελτιωθούν.

Ανακαλύψτε τι αρέσει στον μαθητή σας ή τι τον ενδιαφέρει. Βρείτε χρόνο να χτίσετε δεξιότητες σε αυτόν τον τομέα, με τρόπο που να είναι διασκεδαστικός και να προκαλεί το ενδιαφέρον του μαθητή. Με αρκετή ενθάρρυνση από τον προπονητή του, θα βρει το πρώτο πάτημα στην κλίμακα που οδηγεί μακριά από το περιβάλλον αποτυχίας, και θα αρχίσει να κάνει πηγαίνει καλά σε έναν τομέα που τον ενδιαφέρει.

ΠΕΡΙΛΗΨΗ

Οι μαθητές που αναπτύσσουν καλές οπτικές δεξιότητες που σχετίζονται μεταξύ τους και βοηθούν την ομαλή διαδικασία της μάθησης, θα επιτύχουν στο σχολείο. Αυτή η επιτυχία θα οδηγήσει σε υπέροχες ευκαιρίες, μόλις ολοκληρωθεί η βασική τους εκπαίδευση. Η εφαρμογή των *Μυστικών Όρασης* που υπάρχουν σε αυτό το βιβλίο θα οδηγήσουν σε μια καλύτερη ζωή. Απολαύστε το μέλλον της μόρφωσης σας!

ΕΠΑΝΑΛΗΨΗ

Οπτικές δεξιότητες

- Κινήσεις ματιών
- Προσαρμογή - Εστίαση
- Συνεργασία Ματιών
- Διόφθαλμη Όραση
- Χωρικός και Χρονικός Προσανατολισμός
- Χωρική και Χρονική Οργάνωση
- Θέση Σώματος στο Χώρο

Χρόνος

- 20 λεπτά την ημέρα για τα Μυστικά Όρασης
- Πέντε θετικές φράσεις την ημέρα σχετικά με το τι ο μαθητής κάνει καλά
- Μια φράση την ημέρα που θα ανακαλύψει ο μαθητής

Προπόνηση

- Κάντε ερωτήσεις
- Δείξτε τι είναι σωστό
- Ενθαρρύνετε την αυτο-ανακάλυψη
- Πείτε όχι σε ταμπέλες
- Μην συγκρίνετε
- Καμία κριτική
- Μην δίνετε ονομασίες
- Λεπτομερής θαυμασμός

Στοιχεία

- Χαρακτηριστικά
- Στάσεις

Ανάπτυξη δεξιοτήτων

- Κίνητρο
- Προτεραιότητες
- Στόχοι

Πρακτική

- Θετική σκέψη
- Προσφορές για κίνητρα
- Δεξιότητες Μυστικών Όρασης
  - Χειρόγραφο
  - Ορθογραφία
  - Έκθεση
  - Μαθηματικά
  - Ανάγνωση

Αντιμετώπιση προβλημάτων

- Ανακαλύψτε ένα ενδιαφέρον του μαθητή και βρείτε χρόνο για να το αναπτύξετε
- Ενθαρρύνετε την προσπάθεια να μάθει μια νέα δεξιότητα

ΠΑΡΑΡΤΗΜΑΤΑ

ΠΑΡΑΡΤΗΜΑ #1
ΟΠΤΙΚΕΣ ΔΕΞΙΟΤΗΤΕΣ

- Οπτοκινητικές
  - Οφθαλμικές κινήσεις
    - Εστίαση
    - Οπτική παρακολούθηση
    - Σακκαδικές
  - Προσαρμογή
    - Ευελιξία
  - Σύγκλιση και Απόκλιση
    - Εύρος
    - Τοποθέτηση
    - Ευελιξία
- Οπτικές Αισθητηριακές
  - Οπτική Οξύτητα
    - Μακριά
    - Μεσαία απόσταση
    - Κοντά
  - Προσαρμογή
    - Εύρος
    - Τοποθέτηση

- Συγχώνευση
  - Πρώτος βαθμός
  - Δεύτερος βαθμός
  - Τρίτος βαθμός (Στερέοψη)
- Οπτικά Πεδία
  - Κεντρικό
  - Περιφερικό
  - Τυφλό σημείο
- Δεξιότητες Οπτικής Σκέψης
  - Αισθητηριακή Ολοκλήρωση
    - Οριοθέτηση
    - Οργάνωση
    - Χρόνος Αντίδρασης
    - Κεντρική / Περιφερική Οργάνωση
  - Δεξιότητες Αντίληψης
    - Πλευρίωση
    - Κατευθυντικότητα
    - Οπτικοποίηση
  - Γνωστικές Δεξιότητες
    - Οπτική Μνήμη
    - Κατηγοριοποίηση
    - Συσχέτιση
    - Φιγούρα – Φόντο
    - Οπτικό Κλείσιμο
    - Αναγνώριση
      - Μέγεθος
      - Σχήμα
      - Χώρος
    - Ταύτιση
      - Μέγεθος

- Σχήμα
- Χώρος
• Διάκριση
  - Μέγεθος
  - Σχήμα
  - Χώρος

ΠΑΡΑΡΤΗΜΑ #2
ΤΙ ΝΑ ΡΩΤΗΣΕΤΕ ΕΝΑΝ ΟΠΤΟΜΕΤΡΗ

Περίπου το 80% των παιδιών με μαθησιακές δυσκολίες έχουν αδύναμες ή δυσλειτουργικές οπτικές δεξιότητες παρά το γεγονός ότι μπορεί να έχουν καθαρή όραση (10/10) και να μην χρειάζονται γυαλιά μυωπίας, υπερμετρωπίας, αστιγματισμού. Ο οπτομέτρης που εξειδικεύεται σε αυτόν τον τομέα είναι σε θέση, μέσα από μια αναλυτική αξιολόγηση των οπτικών δεξιοτήτων, να καθορίσει ποιες δεξιότητες είναι δυσλειτουργικές ή αδύναμες και να προτείνει τρόπους αντιμετώπισης. Υπάρχουν πολλά σταθμισμένα τεστ και τεστ ποιοτικής παρατήρησης της απόδοσης. Η ανάλυση των δεξιοτήτων όρασης που σχετίζονται με την μάθηση μπορεί να διαρκέσει μέχρι και 2 ώρες (σε διαδοχικές συναντήσεις).

Για να βεβαιωθείτε ότι θα λάβετε την εξειδικευμένη φροντίδα που είναι απαραίτητη σε προβλήματα όρασης που σχετίζονται με τη μάθηση, μπορείτε να κάνετε τις παρακάτω ερωτήσεις στον ειδικό της όρασης:

1. Αν χρειαστεί, μπορείτε να προσθέσετε στην αξιολόγηση ενός μαθητή τεστ οπτικής, οπτοκινητικής και χωροταξικής αντίληψης;
2. Ελέγχετε τις οφθαλμικές κινήσεις, την εστίαση-προσαρμογή, τη σύγκλιση και τη συνεργασία των ματιών;

3. Πιστεύετε ότι οι οπτικές δεξιότητες, πέρα από την καθαρότητα της όρασης (οπτική οξύτητα), εμποδίζουν την απόδοση ενός παιδιού στο σχολείο (προσοχή, άθληση, μάθηση κ.α.) όταν δεν λειτουργούν ομαλά;
4. Παρέχετε οπτομετρικό vision therapy στο γραφείο σας;
5. Παραπέμπετε σε έναν οπτομέτρη που ειδικεύεται στον τομέα αυτό και παρέχει οπτομετρικό vision therapy όταν εντοπίσετε κάτι στην όραση ενός παιδιού που θα μπορούσε να εμποδίσει την απόδοση του στο σχολείο;
6. Πόσο διαρκεί ο έλεγχος της όρασης σε ένα παιδί που αντιμετωπίζει δυσκολίες στο σχολικό περιβάλλον;
7. Ελέγχετε την κοντινή όραση (εστίαση σε απόσταση ανάγνωσης γραφής) περισσότερο από τη μακρινή;
8. Έχετε εκπαιδευτεί – εξειδικευτεί στο vision therapy μέσα από μεταπτυχιακά σεμινάρια οπτομετρίας; Παρακολουθείτε τις εξελίξεις στον τομέα αυτό μέσα από συνέδρια και ημερίδες οπτομετρίας;

ΠΑΡΑΡΤΗΜΑ #3
ΠΟΙΕΣ ΔΕΞΙΟΤΗΤΕΣ ΑΞΙΟΛΟΓΟΥΝΤΑΙ

- Οπτικές Οξύτητες
- Συνεργασία Ματιών – Συγχώνευση
- Σύγκλιση
- Προσαρμογή - Εστίαση
- Οφθαλμικές κινήσεις στο χώρο
- Οφθαλμικές κινήσεις στο βιβλίο (οργάνωση και προσοχή)
- Περιφερική Όραση
- Οπτοκινητική Συνεργασία και Ταχύτητα
- Οπτική Αντίληψη
- Οπτικοποίηση και οπτική μνήμη
- Οπτική Χωροταξική Αντίληψη
- Ταχύτητα Οπτικής Αντίληψης

Αυτή είναι μια τυπική λίστα δεξιοτήτων που αναλύονται. Η επιλογή των τεστ γίνεται ανάλογα με τα συμπτώματα, τις ενδείξεις, τις αδυναμίες του μαθητή καθώς και σε σχέση με άλλες αξιολογήσεις ειδικών σε γνωστικό και μαθησιακό τομέα.

ΠΑΡΑΡΤΗΜΑ #4
ΠΡΟΓΡΑΜΜΑ ΜΥΣΤΙΚΩΝ ΟΡΑΣΗΣ 12 ΕΒΔΟΜΑΔΩΝ

Εβδομάδα 1	Χρόνος	Κεφάλαιο	Δραστηριότητες Ορθογραφίας
Ημέρα 1	2 ώρες	2	Ρύθμιση Χώρου Μελέτης
Ημέρα 2	10 λεπτά	5	Στοίβαξη κυπέλων
Ημέρα 2	15 λεπτά	5	Τεχνική Ορθογραφίας MONTECALVO 10 λέξεων
Ημέρα 3-5	10 λεπτά	5	Μνήμη parquetry blocks
Ημέρα 3-5	15 λεπτά	5	Τεχνική Ορθογραφίας MONTECALVO 10 λέξεων
Ημέρα 6	20 λεπτά	5	Εξάσκηση σε Τεστ Ορθογραφίας
Ημέρα 7			Χρόνος αφιερωμένος στην οικογένεια - παιχνίδι

Εβδομάδα 2	Χρόνος	Κεφάλαιο	Δραστηριότητες Ορθογραφίας
Ημέρα 1-5	20 λεπτά	5	Τεχνική Ορθογραφίας MONTECALVO (όλες)
Ημέρα 6	15 λεπτά	5	Εξάσκηση σε Τεστ Ορθογραφίας

Ημέρα 7			Χρόνος αφιερωμένος στην οικογένεια - παιχνίδι

Εβδομάδα 3	Χρόνος	Κεφάλαιο	Δραστηριότητες Ορθογραφίας
Ημέρα 1	15 λεπτά	5	Συνήθης Ανορθόγραφες Λέξεις
Ημέρα 2-3	20 λεπτά	5	Τεχνική Ορθογραφίας MONTECALVO (όλες)
Ημέρα 4	15 λεπτά	5	Εξάσκηση σε Τεστ Ορθογραφίας
Ημέρα 5	15 λεπτά	5	Συνήθης Ανορθόγραφες Λέξεις
Ημέρα 6	15 λεπτά	5	Εξάσκηση σε Τεστ Ορθογραφίας
Ημέρα 7			Χρόνος αφιερωμένος στην οικογένεια - παιχνίδι

Εβδομάδα 4	Χρόνος	Κεφάλαιο	Δραστηριότητες Μαθηματικών
Ημέρα 1	15 λεπτά	7	Μέτρηση Βημάτων, Βήμα 1-3
Ημέρα 1	15 λεπτά	7	Καταμέτρηση αντικειμένων
Ημέρα 2	15 λεπτά	7	Μέτρηση Βημάτων, Βήμα 1-3
Ημέρα 2	15 λεπτά	7	Παιχνίδι με ζάρι
Ημέρα 3	15 λεπτά	7	Μέτρηση Βημάτων, Βήμα 4
Ημέρα 3	15 λεπτά	7	100 τετράγωνα
Ημέρα 4	15 λεπτά	7	Μέτρηση Βημάτων, Βήμα 4
Ημέρα 4	15 λεπτά	7	Παζλ
Ημέρα 5	15 λεπτά	7	Μέτρηση Βημάτων, Βήμα 5
Ημέρα 5	15 λεπτά	7	Perfect 10 – Μαγικό κόλπο
Ημέρα 6	15 λεπτά	7	Μέτρηση Βημάτων, Βήμα 5
Ημέρα 6	15 λεπτά	7	Παιχνίδι με ζάρι

Ημέρα 7	15 λεπτά		Χρόνος αφιερωμένος στην οικογένεια - παιχνίδι

Εβδομάδα 5	Χρόνος	Κεφάλαιο	Δραστηριότητες Μαθηματικών
Ημέρα 1	15 λεπτά	7	Κίνηση Σώματος και Πολλαπλασιασμός
Ημέρα 1	15 λεπτά	7	Τεχνική Πολλ/σμού της Δρ Μ. Χ 2
Ημέρα 2	15 λεπτά	7	Παιχνίδι Γεωμετρίας
Ημέρα 2	15 λεπτά	7	Τεχνική Πολλ/σμού της Δρ Μ. Χ 5
Ημέρα 3	15 λεπτά	7	Κίνηση Σώματος και Πολλαπλασιασμός
Ημέρα 3	15 λεπτά	7	Τεχνική Πολλ/σμού της Δρ Μ. Χ 10
Ημέρα 4	15 λεπτά	7	Παιχνίδι Γεωμετρίας
Ημέρα 4	15 λεπτά	7	Τεχνική Πολλ/σμού της Δρ Μ. Χ 3
Ημέρα 5	15 λεπτά	7	Parquetry Blocks
Ημέρα 5	15 λεπτά	7	Τεχνική Πολλ/σμού της Δρ Μ. Χ 4
Ημέρα 6	15 λεπτά	7	Attribute Blocks
Ημέρα 6	15 λεπτά	7	Τεχνική Πολλ/σμού της Δρ Μ. Χ 6
Ημέρα 7			Χρόνος αφιερωμένος στην οικογένεια - παιχνίδι

Εβδομάδα 6	Χρόνος	Κεφάλαιο	Δραστηριότητες Μαθηματικών
Ημέρα 1	15 λεπτά	7	Αστέρια Μαθηματικών (2 – 4)

Ημέρα 1	15 λεπτά	7	Τεχνική Πολλ/σμού της Δρ Μ. Χ 7
Ημέρα 2	15 λεπτά	7	Αστέρια Μαθηματικών (5 – 7)
Ημέρα 2	15 λεπτά	7	Τεχνική Πολλ/σμού της Δρ Μ. Χ 8
Ημέρα 3	15 λεπτά	7	Αστέρια Μαθηματικών (8 – 9)
Ημέρα 3	15 λεπτά	7	Τεχνική Πολλ/σμού της Δρ Μ. Χ 9
Ημέρα 4	15 λεπτά	7	Αστέρια Μαθηματικών (2 – 9)
Ημέρα 4	15 λεπτά	7	Τεχνική Πολλ/σμού της Δρ Μ. Τυχαία Χ 2 – Χ 10
Ημέρα 5	15 λεπτά	7	Επιλέξτε ένα παιχνίδι κατασκευών
Ημέρα 5	15 λεπτά	7	Τεχνική Πολλ/σμού της Δρ Μ. Τυχαία Χ 2 – Χ 10
Ημέρα 6	15 λεπτά	7	Επιλέξτε ένα παιχνίδι κατασκευών
Ημέρα 6	15 λεπτά	7	Τεχνική Πολλ/σμού της Δρ Μ. Τυχαία Χ 2 – Χ 10
Ημέρα 7			Χρόνος αφιερωμένος στην οικογένεια - παιχνίδι

Εβδομάδα 7	**Χρόνος**	**Κεφάλαιο**	**Δραστηριότητες Γραφής**
Ημέρα 1	15 λεπτά	4	Τσαλάκωμα Χαρτιού
Ημέρα 1	15 λεπτά	4	Εκμάθηση των γραμμάτων α ως ζ
Ημέρα 2	15 λεπτά	4	Ανύψωση δακτύλων
Ημέρα 2	15 λεπτά	4	Εκμάθηση των γραμμάτων η ως μ
Ημέρα 3	15 λεπτά	4	Σχίσιμο Χαρτιού

Ημέρα 3	15 λεπτά	4	Εκμάθηση των γραμμάτων ν ως σ
Ημέρα 4	15 λεπτά	4	Πηλός με δάκτυλα
Ημέρα 4	15 λεπτά	4	Εκμάθηση των γραμμάτων τ ως ω
Ημέρα 5	15 λεπτά	4	Στριφογύρισμα μικρής ράβδου
Ημέρα 5	15 λεπτά	4	Εξάσκηση στη γραφή ολόκληρης της αλφαβήτου
Ημέρα 6	15 λεπτά	4	Ανακάτεμα Καρτών
Ημέρα 6	15 λεπτά	4	Εξάσκηση στη γραφή ολόκληρης της αλφαβήτου
Ημέρα 7			Χρόνος αφιερωμένος στην οικογένεια - παιχνίδι

Εβδομάδα 8	Χρόνος	Κεφάλαιο	Δραστηριότητες Έκθεσης
Ημέρα 1	15 λεπτά	6	Οπτική – Προφορική Περιγραφή
Ημέρα 1	15 λεπτά	6	Γραφή μιας πρότασης
Ημέρα 2	15 λεπτά	6	Αφήγηση Ιστορίας
Ημέρα 2	15 λεπτά	6	Γραφή μιας παραγράφου
Ημέρα 3	15 λεπτά	6	Χρήση ολοκληρωμένων προτάσεων
Ημέρα 3	15 λεπτά	6	Γραφή προτάσεων για ένα άγνωστο θέμα
Ημέρα 4	15 λεπτά	6	Περιγραφή αντικειμένων
Ημέρα 4	15 λεπτά	6	Γραφή παραγράφων για ένα άγνωστο θέμα
Ημέρα 5	15 λεπτά	6	Περιγραφή μιας δραστηριότητας
Ημέρα 5	15 λεπτά	6	Μια σελίδα προσωπικής ιστορίας
Ημέρα 6	15 λεπτά	6	Πρόσθεση επιθέτων και επιρρημάτων σε προτάσεις

Ημέρα 6	15 λεπτά	6	Οπτική – Προφορική Περιγραφή
Ημέρα 7			Χρόνος αφιερωμένος στην οικογένεια - παιχνίδι

Εβδομάδα 9	Χρόνος	Κεφάλαιο	Δραστηριότητες Έκθεσης
Ημέρα 1	15 λεπτά	6	Αφήγηση μια τρομακτικής ιστορίας
Ημέρα 1	15 λεπτά	6	Μετατροπή προτάσεων με ενδιαφέρον, σε τρομακτικές
Ημέρα 2	15 λεπτά	6	Αφήγηση μια αστείας ιστορίας
Ημέρα 2	15 λεπτά	6	Μετατροπή προτάσεων με ενδιαφέρον, σε αστείες
Ημέρα 3	15 λεπτά	6	Αφήγηση μιας περιγραφικής τρομακτικής ιστορίας
Ημέρα 3	15 λεπτά	6	Γραφή μιας τρομακτικής παραγράφου
Ημέρα 4	15 λεπτά	6	Αφήγηση μιας περιγραφικής αστείας ιστορίας
Ημέρα 4	15 λεπτά	6	Γραφή μιας αστείας παραγράφου
Ημέρα 5	20 λεπτά	6	Δημιουργία ενός περιοδικού - εφημερίδας
Ημέρα 6	20 λεπτά	6	Γραφή μιας σύντομης ιστορίας
Ημέρα 7			Χρόνος αφιερωμένος στην οικογένεια - παιχνίδι

Εβδομάδα 10	Χρόνος	Κεφάλαιο	Δραστηριότητες Ανάγνωσης - Κατανόησης
Ημέρα 1	15 λεπτά	8	Τεχνική Σύγχυσης λέξεων που μοιάζουν

Ημέρα 1	15 λεπτά	8	Σιωπηρή Ανάγνωση
Ημέρα 2	15 λεπτά	8	Προεπιλεγμένες Λέξεις
Ημέρα 2	15 λεπτά	8	Σιωπηρή Ανάγνωση
Ημέρα 3	15 λεπτά	8	Προεπιλεγμένες Ερωτήσεις
Ημέρα 3	15 λεπτά	8	Σιωπηρή Ανάγνωση
Ημέρα 4	15 λεπτά	8	Εκφραστική Ανάγνωση
Ημέρα 4	15 λεπτά	8	Σιωπηρή Ανάγνωση
Ημέρα 5	15 λεπτά	8	Εκφραστική Ανάγνωση
Ημέρα 6	15 λεπτά	8	Σιωπηρή Ανάγνωση
Ημέρα 7			Χρόνος αφιερωμένος στην οικογένεια - παιχνίδι

Εβδομάδα 11	Χρόνος	Κεφάλαιο	Δραστηριότητες Ανάγνωσης - Κατανόησης
Ημέρα 1	15 λεπτά	8	Τεχνική Σύγχυσης λέξεων που μοιάζουν
Ημέρα 1	15 λεπτά	8	Σιωπηρή Ανάγνωση
Ημέρα 2	15 λεπτά	8	Προεπιλεγμένες Λέξεις
Ημέρα 2	15 λεπτά	8	Σιωπηρή Ανάγνωση
Ημέρα 3	15 λεπτά	8	Προεπιλεγμένες Ερωτήσεις
Ημέρα 3	15 λεπτά	8	Σιωπηρή Ανάγνωση
Ημέρα 4	15 λεπτά	8	Εκφραστική Ανάγνωση
Ημέρα 4	15 λεπτά	8	Σιωπηρή Ανάγνωση
Ημέρα 5	15 λεπτά	8	Εκφραστική Ανάγνωση
Ημέρα 6	15 λεπτά	8	Σιωπηρή Ανάγνωση
Ημέρα 7			Χρόνος αφιερωμένος στην οικογένεια - παιχνίδι

Εβδομάδα 12	Χρόνος	Κεφάλαιο	Όλα τα θέματα
Ημέρα 1	15 λεπτά	4	Τσαλάκωμα Χαρτιού
Ημέρα 1	15 λεπτά	4	Γραφή ολόκληρης της αλφαβήτου

Ημέρα 2	30 λεπτά	5	Τεχνική Ορθογραφίας MONTECALVO
Ημέρα 3	15 λεπτά	6	Περιγραφή μιας δραστηριότητας
Ημέρα 3	15 λεπτά	6	Κείμενο για το περιοδικό
Ημέρα 4	15 λεπτά	7	Οποιαδήποτε δραστηριότητα κατασκευής
Ημέρα 4	15 λεπτά	7	Τεχνική Πολλ/σμού της Δρ Μ. Τυχαία Χ 2 – Χ 10
Ημέρα 5	15 λεπτά	8	Εκφραστική Ανάγνωση
Ημέρα 6	15 λεπτά	8	Σιωπηρή Ανάγνωση
Ημέρα 7			Χρόνος αφιερωμένος στην οικογένεια - παιχνίδι

ΒΙΒΛΙΟΓΡΑΦΙΚΕΣ ΑΝΑΦΟΡΕΣ

1. Yasukouchi, Kira and Ishibashi, Keita. "Non-Visual Effects of the Color Temperature of Fluorescent Lamps on Physiological Aspects in Humans." Journal of Physiological Anthropology and Applied Human Science 24, no. 1 (January 2005): 41–43.
2. Basso, M.R. "Neurobiological Relationships Between Ambient Lighting and the Startle Response to Acoustic Stress in Humans." International Journal of Neuroscience 110, no. 3–4 (January 1, 2001): 147–57.
3. Havas, Magda. "Health Concerns Associated with Energy Efficient Lighting and Their Electromagnetic Emissions." Scientific Committee on Emerging and Newly Identified Health Risks (SCENIHR), (June 2008).
4. Colman, R. S. et al. "The Effects of Fluorescent and Incandescent Illumination upon Repetitive Behaviors in Autistic Children." Journal of Autism and Childhood Schizophrenia 6, no. 2 (June 1976): 157–62.
5. "Fluorescent Lighting Flicker," Seattle Community Network, accessed September 15, 2014, http://www.scn.org/autistics/fluorescents.html.
6. Xiaofei, Fan et al. "Abnormal Transient Pupillary Light Reflex in Individuals with Autism Spectrum Disorders." Journal of Autism and Developmental Disorders 39, 216 no. 11 (November 2009): 1499–1508, doi:10.1007/s10803-009-0767-7.
7. Mott, M. S. et al. "Illuminating the Effects of Dynamic Lighting on Student Learning." SAGE Open 2, no. 2 (June 1, 2012), doi:10.1177/2158244012445585.
8. Hirsch, M. "A review of Darrell Boyd Harmon's experimental results." American Journal of Optometry Mar 37 (1960): 121-37.

9. Baker, Mitzi. "Music Moves Brain to Pay Attention." Stanford School of Medicine 01 Aug. 2007. Web. 03 Apr. 2014.
10. Christ, Scott. "20 Surprising, Science-backed Health Benefits of Music." USA Today. Gannett, 17 Dec. 2013.
11. Janata, Petr. "The Neural Architecture of Music-Evoked Autobiographical Memories." Cerebral Cortex 19 #11 (2009): 2579-2594.
12. www.ChangingMinds.org/explanations/perception/gestalt/figure_ground.htm Changing Works 2002-2019.
13. Brengman, Malaika. "The Impact of Colour In The Store Environment: An Environmental Psychological Approach." Doctoral Dissertation submitted to the Faculty of Economics and Business Administration in candidacy for the degree of Doctor in Applied Economic Sciences. Nov (2002) 242-258. Publisher: Universiteit Gent.
14. Mattila, S. A. and Wirtz, J. "Congruency of Scent and Music as a Driver of In-store Evaluations and Behaviour." Journal of Retailing 77:2 (2001).
15. Douce, Poels, Janssens and de Backer. "Smelling the Books: The Effect of Chocolate Scent on Purchase Related Behaviour in a Bookstore." Journal of Environmental Psychology 36 Dec (2013): 65-69. 217
16. Hedge, Sakr, and Agarwal. "Thermal Effects on Office Productivity." In Proceedings of the Human Factors and Ergonomics Society Annual Meeting, Vol 49 #8 (2005): 823-827, and in "Linking Environmental Conditions to Productivity." Psychological Sciences 34 Sept (2005) Cornell University 34 759-764.
17. Benton, David and Burgess, Naomi. "The Effect of the Consumption of Water on the Memory and Attention of Children." Appetite. 53(1) June (2009): 143-6.
18. Benton, David. "Dehydration Influences Mood and Cognition: A Plausible Hypothesis?" Nutrients. 2011 May, 3(5): 555–573.
19. Jabr, Ferris. "Why Your Brain Needs More Downtime." Scientific American Mind Oct (2013).
20. Fuller, Lehman, Hicks, and Novick. "Bedtime Use of Technology and Associated Sleep Problems in Children." Global Pediatric Health 4 (2017).

21. Qiu, Wang, Singh and Lin. "Racial Disparities in Uncorrected and Undercorrected Refractive Error in the United States." Investigative Ophthalmology & Visual Science 55(10) 2014:6996-7005.
22. Guhl, Peter. Conversation on Facebook.
23. Kranowitz, Carol. "The Out of Sync Child. Recognizing and Coping with Sensory Processing Disorder." Penguin Books 2005: 256.
24. James, Karin. "The Role of Sensorimotor Learning in the Perception of Letter-like Forms: Tracking the causes of Neural Specialization for Letters." Cognitive Neuropsychology 26(1) 2009: 91-100.
25. James, Karlin H. and Engelhardt, Laura. "The Effects of Handwriting Experience on Functional Brain Development 218 in Pre-literate Children." Trends in Neuroscience and Education 1(1) 2012: 32-42.
26. Faber, Adele and Mazlish, Elaine. "How To Talk So Kids Will Listen & Listen So Kids Will Talk." Simon & Schuster, Inc. 1980.
27. Harmon, Daryll Boyd. "The Co-ordinated Classroom." Grand Rapids, MI, American Seating Company, 1951:1-7.
28. Gaser, C. and Schlaug, G. "Brain Structures Differ Between Musicians and Non-Musicians." Journal of Neuroscience 23(27) 2003: 9249-9245.
29. Rawlinson, Graham. "The Significance of Letter Position in Word Recognition." PhD Thesis Nottingham Univ. 1976.
30. Dubach, Isabelle. "World-First Brain Imaging Study to Understand Mind Blindness." June 25, 2018 University of New South Wales.
31. Hubel, D.H. and Wiesel, T.N. "Stereoscopic Vision in macaque monkey. Cells sensitive to binocular depth in area 18 of the macaque monkey cortex." Nature 225 1970:41–42.
32. Baron, Rea, and Daniels. "Effects of Indoor Lighting on the Performance of Cognitive Tasks and Interpersonal Behaviors: The Potential Mediating Role of Positive Affect." Motivation and Emotion 16, no.1 (March1, 1992): 1-33.
33. Kim GH, Kim HI, Paik SS, Jung SW, Kang S, Kim IB. Functional and morphological evaluation of blue light-emitting diode-induced retinal degeneration in mice. Graefes Arch Clin Exp Ophthalmol. 2016; 254(4):705–716.

34. Yasukouchi, Akira and Ishibashi, Keita. "Non-Visual Effects of the Color Temperature of Fluorescent Lamps on Physiological Aspects in Humans." Journal of Physiological Anthropology and Applied Human Science 24, no. 1 (January 2005): 41–43. 219.
35. Baker, Mitzi. "Music Moves Brain to Pay Attention." Stanford School of Medicine 01 Aug. 2007. Web 03 Apr. 2014.
36. Cousins, Carrie. "Serif vs. Sans Serif Font: Is One Really Better Than the Other?" 2018 desingshack.net/articles/topography/serif-vs-serif-vs-sans-serif-font-is-one-really-better-than-the-other.
37. Riesenhuber, Maximillean. "In the brain, one area sees familiar words as pictures, another sounds out words." Science Daily. 9 June 2016. Georgetown University Medical Center. www.sciencedaily.com/ releases/2016/06/160609093644.htm.
38. Hiebert, Elfrieda, Reutzel, D Ray. "Revisiting Silent Reading: New Directions for Teachers and Researchers" 2010 International Reading Association, Newark, DE.
39. www.bloomberg.com/news/articles/2018-12-10/screen-time-changes-structure-of-kids-brain-60-min-says. NIH Study Probes Impact of Heavy Screen Time on Young Brains. Lisa Lee, Dec. 9, 2018 7:00 pm EST.
40. www.nimh.nif.gov/research/research funded-by-nimh/researchinitiatives/adolescent-brain-cognitivedevelopment-abcd-study.shtml, Dr. Gayla Dowling, www. abcdstudy.org.
41. Kondo, Marie. "The Life-changing Magic of Tidying Up: Japanese Art of Decluttering and Organizing." 2011Ten Speed Press, Berkeley.
42. Hellerstein, Lynn F. "See It. Say It. Do It." 2012 HiClear, Centennial, Colorado.
43. Dweck, Carol S. "Mindset: The New Psychology of Success." 2016 Ballantine Books, New York p 80-81.

ΣΧΕΤΙΚΑ ΜΕ ΤΗ ΣΥΓΓΡΑΦΕΑ

Η Brenda Montecalvo, OD, FCOVD, FAAO, FCSO, παθιασμένη και περιζήτητη διεθνώς ομιλήτρια. Ως οπτομέτρης, ειδικεύεται στο vision therapy και προπονεί μαθητές σε όλες τις ηλικίες για το πως να γίνουν επιτυχημένοι στο σχολικό περιβάλλον. Με έντονη επιθυμία να αλλάξει ζωές, ο Δρ. Montecalvo χρησιμοποιεί τις γνώσεις της για να βοηθήσει τους ασθενείς της να είναι πιο αποτελεσματικοί στη μάθηση. Αποφοίτησε με διάκριση από το Pacific Πανεπιστημιακό Κολλέγιο Οπτομετρίας και παρέχει οπτομετρία πρωτοβάθμιας φροντίδας ιδιωτικά για πάνω από 35 χρόνια.

Η Δρ Montecalvo παρουσιάζει τα Σεμινάρια Cedarville για το Οπτομετρικό Vision Therapy (OVT), και διδάσκει τα Μυστικά Όρασης της για σχολική επιτυχία σε διεθνές κοινό. Επίσης, δίνει διαλέξεις στους τομείς της Νευρο-Οπτομετρικής Αποκατάστασης, τον στραβισμό, την αμβλυωπία, την συνταγογράφηση θεραπευτικών γυαλιών, την προληπτική φροντίδα όρασης και την διαχείριση της πρακτικής.

Είναι συν-συγγραφέας της Αμερικανικής Ένωσης Οπτομετρών (AOA) στο Brain Injury Electronic Resource Manual, και έχει συγγραφικό έργο πάνω σε διάφορους τομείς της Οπτομετρίας.

Η Δρ Montecalvo έχει διατελέσει πρόεδρος της AOA στο τμήμα Αποκατάστασης της όρασης και είναι μέλος της Επιτροπής Εκπαίδευσης. Είναι πρώην Πρόεδρος της Ένωσης Οπτομετρών του Ohio, πρώην Πρόεδρος του Νεύρο-Οπτομετρικής Ένωσης Αποκατάστασης (NORA),

Συμπρόεδρος του John Streff Invitational Lens Symposium και διαχειρίστρια του Vision Leads Foundation. Υπήρξε αναπληρωματική κλινική καθηγήτρια για το Western Κολλέγιο Οπτομετρίας και για το Πανεπιστημιακό Κολλέγιο Οπτομετρίας του Ohio.

Η Δρ Montecalvo είναι Fellow του College of Optometrists in Vision Development, Fellow της Αμερικανικής Ακαδημίας Οπτομετρίας, Fellow του College of Syntonic Optometry, και έχει επιτύχει το επίπεδο δεξιοτήτων ΙΙ του NORA.

Τα ενδιαφέροντα του Δρ Montecalvo περιλαμβάνουν την απόλαυση του χρόνου μαζί με τα τρία ενήλικα παιδιά της, και είναι ενεργή στην τοπική εκκλησία, στην κηπουρική, και στη λειτουργία ενός αγροκτήματος αλόγων με τον σύζυγό της Anthony.

ΣΧΕΤΙΚΑ ΜΕ ΤΟΝ ΥΠΕΥΘΥΝΟ ΤΗΣ ΕΛΛΗΝΙΚΗΣ ΕΚΔΟΣΗΣ - ΜΕΤΑΦΡΑΣΗΣ

Τη μετάφραση και επιμέλεια της ελληνικής έκδοσης του βιβλίου ανέλαβε ο Φώτης Βελισσαράκος, Αναπτυξιακός Οπτομέτρης FCOVD. Από το 2000 ως σήμερα, έχει αφιερώσει την επιστημονική και επαγγελματική του σταδιοδρομία αποκλειστικά στον τομέα της εξειδικευμένης οπτομετρικής φροντίδας και του Vision Therapy – Vision Training. Το 2003 ίδρυσε το ιδιωτικό του γραφείο στην Ελλάδα (Αθήνα) και έκτοτε έχει ολοκληρώσει επιτυχώς εκατοντάδες προγράμματα vision therapy σε περιπτώσεις παιδιών με δυσκολίες στο σχολείο που οφείλονται εν μέρει ή εξ ολοκλήρου σε οπτική δυσλειτουργία καθώς και σε περιπτώσεις παιδιών και ενηλίκων με στραβισμό, αμβλυωπία, δυσλειτουργίες διόφθαλμης όρασης, αναπτυξιακών και νευρολογικών προβλημάτων. Ασχολείται επίσης με την αθλητική όραση, τομέας που αποτέλεσε και το αρχικό ερέθισμα για την εξειδίκευση στον τομέα της αναπτυξιακής Οπτομετρίας και το Vision Therapy.

Η εκπαίδευση του ξεκίνησε με την παρακολούθηση μεταπτυχιακών σεμιναρίων διάρκειας 200 ωρών στην Κοπεγχάγη (Δανία) την περίοδο 2000-2002 και συνεχίστηκε με προσωπική μελέτη, συνεργασία με συναδέλφους στο εξωτερικό και διαρκή συμμετοχή σε συνέδρια και σεμινάρια Οπτομετρίας.

Η επίσημη πιστοποίηση των θεωρητικών και πρακτικών γνώσεων του επήλθε τον Απρίλιο του 2019 κατά την διάρκεια του συνεδρίου του *College of Optometrists in Vision Development*

(COVD) στο Kansas City MI, όπου του απονεμήθηκε ο τίτλος του Fellow (FCOVD – Board Certified in Vision Development and Vision Therapy).

Το 2009 βρέθηκε στο Idaho, ΗΠΑ (Special Olympics World Winter Games) όπου εκπαιδεύτηκε ως κλινικός διευθυντής του εθελοντικού προγράμματος Healthy Athletes των Special Olympics για την κλινική Opening Eyes.

Από το 2013 επιμελείται και παρουσιάζει εκπαιδευτικά και ενημερωτικά σεμινάρια οπτομετρίας γύρω από τους τομείς εξειδίκευσης του και διοργανώνει σεμινάρια με διεθνώς καταξιωμένους οπτομέτρες.

ΚΑΝΤΕ ΤΟ ΕΠΟΜΕΝΟ ΣΑΣ ΒΗΜΑ

Η Dr. Brenda Montecalvo κατανοεί ότι οι δυσκολίες κατά τη διάρκεια των χρόνων μάθησης μπορούν να οδηγήσουν σε μια ζωή χαμηλής αυτοεκτίμησης. Έχει δει πόσο η κακή απόδοση μπορεί να μειώσει την αίσθηση της ατομικής αξίας. Ακούει άτομα να μιλούν για εμπόδια στην επιτυχία ή λόγους που δεν μπορούν να κάνουν ό, τι θέλουν να κάνουν. Έχει παρατηρήσει ότι ακόμα και όταν ως ενήλικες φτάσουν στην επιτυχία, μπορεί να φέρουν το βάρος της κακής απόδοσης σε όλη τους τη ζωή.

Η Δρ Montecalvo πιστεύει πραγματικά ότι με Καλύτερη Όραση, οι άνθρωποι μπορούν να έχουν Καλύτερες Ζωές και θα μπορέσουν να συμβάλουν σε έναν Καλύτερο Κόσμο ®. Η ίδια μπορεί να βοηθήσει μόνο έναν περιορισμένο αριθμό ανθρώπων, αλλά χιλιάδες μπορούν να ωφεληθούν από τα *Μυστικά Όρασης για Σχολική Επιτυχία*. Γι' αυτό ζητάει τη βοήθεια σας. Μοιραστείτε τα *Μυστικά Όρασης για Σχολική Επιτυχία* με άλλους, και σκεφτείτε τη διαφορά που θα μπορούσατε να κάνετε με τις ιδέες που περιέχονται σε αυτό το βιβλίο!

Πώς να ξεκινήσετε;

- Είστε έτοιμοι να πετύχετε αποτελέσματα και δεν μπορείτε να περιμένετε για να ξεκινήσετε;
- Θέλετε να διευκολύνετε τη ζωή του μαθητή σας;
- Πιστεύετε ότι θα μπορείτε να βοηθήσετε άλλους που αγωνίζονται;

Επισκεφτείτε το www.BrendaMontecalvo.com, συμπληρώστε την φόρμα και ξεκινήστε μια συνεργασία για να βοηθήσετε περισσότερους μαθητές.

Στο Facebook, ζητήστε να συμμετάσχετε στο Vision Aces για να συνδεθείτε με ανθρώπους που θέλουν να αναλάβουν δράση και να βοηθήσουν άλλους να ωφεληθούν από το Μυστικά Όρασης.

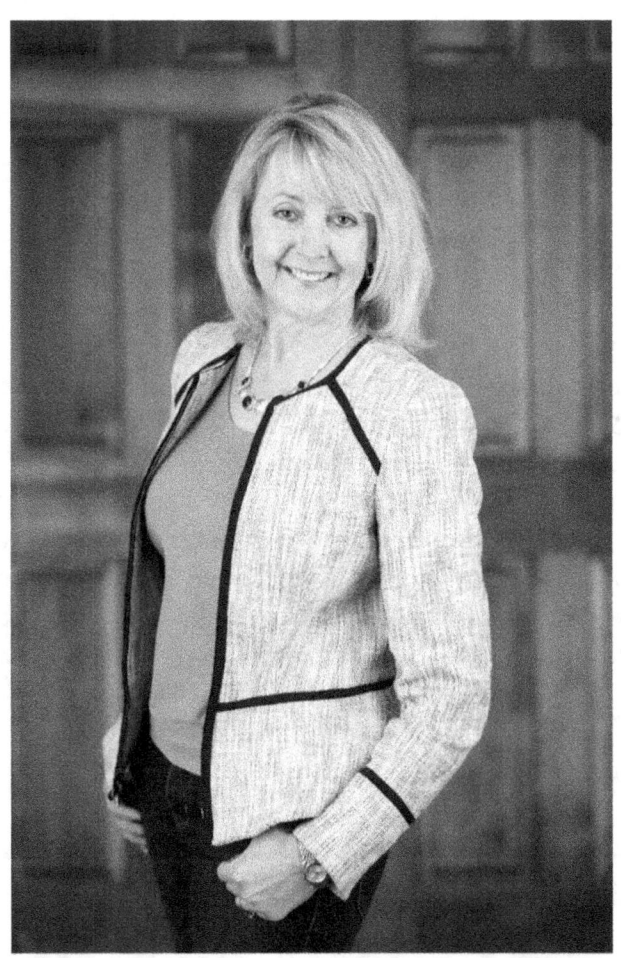

Συγγραφέας, ομιλήτρια, προπονήτρια κινήτρων

www.ingramcontent.com/pod-product-compliance
Lightning Source LLC
LaVergne TN
LVHW011809060526
838200LV00053B/3710